KB273956

이것이 **토종 엉겅퀴다**

이것이 토종 엉겅퀴다

발행일	2025년 4월 23일

지은이	경찬호		
펴낸이	손형국		
펴낸곳	(주)북랩		
편집인	선일영	편집	김현아, 배진용, 김다빈, 김부경
디자인	이현수, 김민하, 임진형, 안유경	제작	박기성, 구성우, 이창영, 배상진
마케팅	김회란, 박진관		
출판등록	2004. 12. 1(제2012-000051호)		
주소	서울특별시 금천구 가산디지털 1로 168, 우림라이온스밸리 B동 B111호, B113~115호		
홈페이지	www.book.co.kr		
전화번호	(02)2026-5777	팩스	(02)3159-9637

ISBN	979-11-7224-600-6 03520 (종이책)	979-11-7224-601-3 05520 (전자책)	

(주)북랩 성공출판의 파트너

북랩 홈페이지와 패밀리 사이트에서 다양한 출판 솔루션을 만나 보세요!

홈페이지 book.co.kr • **블로그** blog.naver.com/essaybook • **출판문의** text@book.co.kr

작가 연락처 문의 ▸ ask.book.co.kr

작가 연락처는 개인정보이므로 북랩에서 알려드릴 수 없습니다.

치유와 건강을 이끄는 토종 약초의 재발견

이것이 토종 엉겅퀴다

This is Native thistle

경찬호 지음

"온 세상 약초 중 하늘이 내린 약재, 그 이름은 엉겅퀴!"

울릉도부터 지리산까지, 10년 넘게 산야를 누빈 저자의 명쾌한 결론

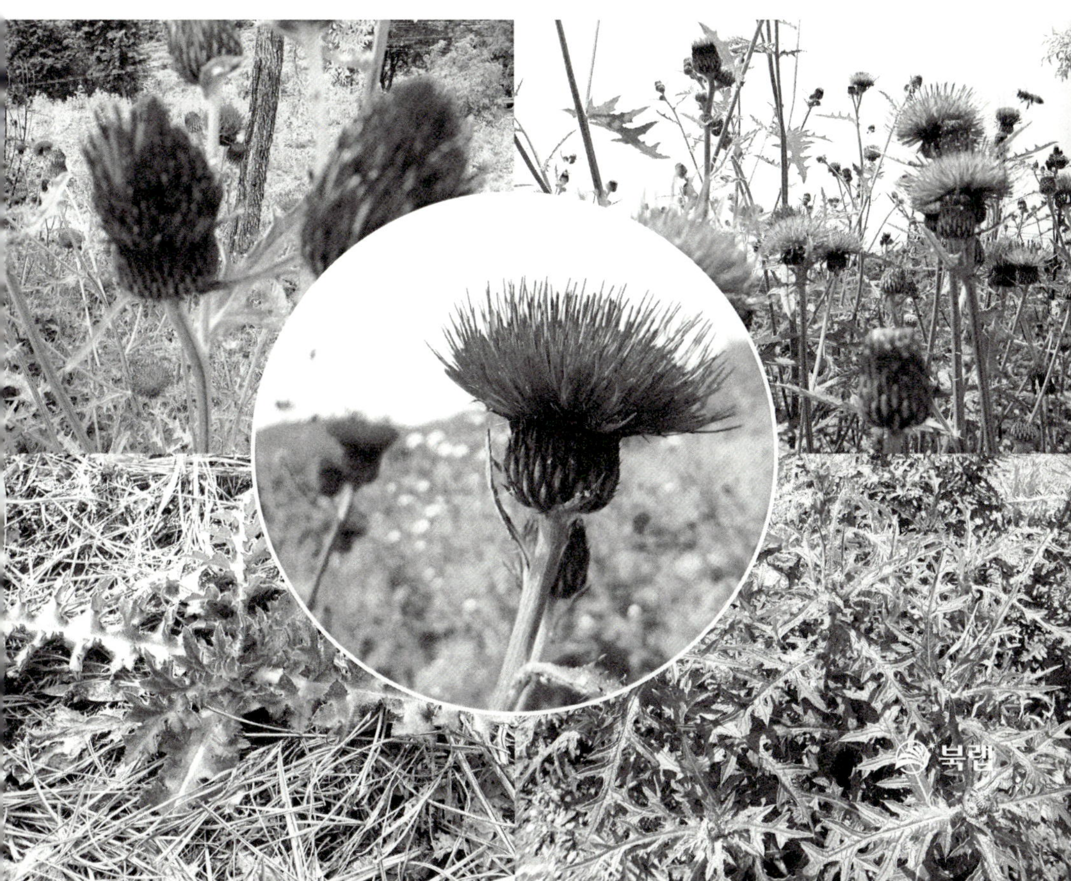

북랩

먼저 이번에 『이것이 토종 엉겅퀴다』를 출간하는 친구에게 진심 어린 축하를 드린다.

저자와는 인생 후반기에 만난 동갑 친구로 서로 케미가 통하다 보니 친한 친구가 되었다. 만난 계기는 논산의 고향마을 뒷동산에 모신 조상의 산소에 벌초를 갔다가, 마침 산책 중이던 그와 만나게 되었고, 통성명에 이어 대화 중에 같은 갑장인 것을 확인하고 친구로 가깝게 지내기로 하였다. 마침 친구는 가족과 떨어져서 제가 태어난 이곳 마을에서 기거하며 토종 엉겅퀴에 대한 연구와 저술을 하고 있는 중이라고 하였다.

친구는 십수 년 전부터 엉겅퀴를 연구하였으며, 몇 년 전에는 『이것이 엉겅퀴다(2021)』를 출간하였고, 그 후로 이곳으로 옮겨와 오늘 출간하는 『이것이 토종 엉겅퀴다』의 저술에 매진하고 있다고 하였다.

어렸을 때 보아온 엉겅퀴에 대하여 친구로부터 건강에도 좋고,

특히 피를 맑게 해주는 약초라는 얘기를 들으니 감회도 새롭고 관심도 깊어졌다. 친구가 전해준 책을 보니, 엉경퀴가 이렇게 좋은 약초라는 것도 알게 되고 관심도 갖게 되었다. 덕분에 식장산 밑 세천에 있는 시골집 정원에도 이제 토종 엉경퀴 몇 포기가 자리를 잡고 있다.

그 후 가끔 만나 대화 중에 친구가 울릉도에 자생하는 물엉경퀴를 직접 확인하고 싶은데, 기회가 없다는 말을 하였다. 마침 저의 사회친목모임에서 울릉도 산행의 기회가 생겨, 모임에 청을 넣어 친구도 함께 동행하기로 하였다. 모임 덕분에 2박 3일 동안 친구는 울릉도 전역에서 자생하는 물엉경퀴의 생태관찰과 사진 등의 자료를 수집하고 돌아올 수 있었다. 친구는 토종 엉경퀴만큼은 자신이 직접 제주도를 비롯하여 울릉도, 청산도 등의 섬지방과 지리산, 덕유산, 조령산 등 산야를 누비며, 직접 확인하고 촬영하여 책에 담았다고 하였다.

또한 토종 엉경퀴 종류에 대한 서적은 친구의 책이 최초이며, 오직 토종 엉경퀴만을 깊이 기술한 것은 이번에 출간하는『이것이 토종 엉경퀴다』가 유일하다고 하였다. 모쪼록 나이 들어서도 하고 싶어 했던 일을 하며, 열심히 저술하는 열정에 존경을 보낸다. 앞으로 더욱 건강하게 저술하는 친구의 모습을 바라볼 수 있기를 기대해 본다. 끝으로 나의 친구 경찬호의 출간 책『이것이 토종 엉경퀴다』에 많은 관심과 홍보를 부탁드린다.

2025년 2월

대전에 사는 친구 송용각

우리 사회에서 그다지 관심을 받지 않고 있던, 우리나라 산야에 자생하고 있는 엉겅퀴들에 대하여 생태를 살피고 자료를 수집하여 최초로 『이것이 엉겅퀴다』를 펴낸 필자가 그 중 우리나라 고유종인 토종 엉겅퀴만을 하나씩 뽑아내어 자세하게 담은 『이것이 토종 엉겅퀴다』를 이번에 출간하게 되었다. 이렇게 필자가 엉겅퀴에 집착하는 이유는 그동안 등한시와 천대로 무관심이었던 엉겅퀴에 필(feel)이 꽂혀 사는 남자로 변신하여, 우리 토종 엉겅퀴를 밝은 세상으로 이끌어내어 많은 관심과 사랑을 받게 하고 싶은 마음에서이다.

엉겅퀴는 양지바른 초지에서 서식하는 이차초원식생을 대표하는 여러해살이 키가 큰 초본(高莖草本)으로 '조물주가 내린 약초'이다. 필자는 이 책을 쓰려고 자료조사를 하면서 참으로 토종 엉겅퀴가 새삼 좋은 약초란 인식이 더욱 깊게 박혔다. 따라서 온 세상 약초류 중에서도 하늘이 내린 약재 중 약재가 바로 '엉겅퀴'라고 필자

는 믿는다. 그만큼 우리 사는 주변에 있는 엉겅퀴는 신비하고 영험
(miracle)한 약재이다.

문명이 최고조로 발전된 현대사회에서 신약(의약품)으로 유독 범
람하고 있는 것이 바로 합성신약이다. 불과 몇십 년 전만 해도 신
약 하면 약용식물에서 획득한 천연물신약이 대세였었는데, 어느
때부터인가 합성신약(여러 가지 화학물질을 적절히 배합하여 새로 발명한
약)이 대세를 이루고 있다. 그런데 그 대세만큼이나 부작용이 큰 것
도 사실이다. 필자의 생각에는 합성신약 범람의 이유로, 부작용이
적고 인체에 해가 덜한 천연물신약은 확보에 시간이 오래 걸리고,
대량생산도 어려울뿐더러 가격도 고가이기 때문이 아닌가 생각된
다. 그러나 그에 비해 재료확보 환경이 수월한 합성신약이 의약품
의 주를 이루고 있는 것은 어찌 보면 당연하다 할 것이다. 그렇지
만 언젠가는 약용식물을 의약품으로 사용함에 있어 유효성분이 확
실한 경우는 저렴하게 대량으로 생산이 가능할 때 필시 경쟁력이
있는 천연물신약 즉 천연의약품이 될 거라 본다. 필자는 그 식물이
'엉겅퀴'일 것이라고 자신한다. 따라서 향후 천연신약물로도 엉겅
퀴에 들어있는 성분들은 인류에 크게 이바지할 것이라 의심치 않
는다.

특히 서양사람들에게 유럽의 불로초라 불리며 귀족채소로 각광
받고 있는 엉겅퀴와 비슷한 모양의 '아티초크(artichoke)'가 있는데,
우리 토종 엉겅퀴도 이와 견주어 절대 밀리지 않는다고 필자는 생
각한다.

대도시 도심에서 태어난 사람들과 도시화가 급속하게 진행된

   이것이 토종 엉겅퀴다(This is Native Thistle)

1990년대 이후 출생한 독자들에게는 생소한 낱말이 된 것 같은 단어가 '엉겅퀴'이다. 도시화나 산업화가 일어나지 않았던 시대인 1950~60년대 우리나라 국민들의 취사와 난방을 위해서 주로 사용하던 것이 산에 있는 나무와 검불이었다. 그로 인하여 숲이 많이 파괴되었고, 산야들이 거의 벌거숭이었다. 그 벌거숭이 산에는 토종 엉겅퀴를 비롯하여 여러 식물이 지천으로 자생하였다. 그러나 취사 난방이 가스나 전기로 대체되었고, 또 산림녹화사업의 성공으로 숲이 밀림처럼 우거져, 현재는 지표식물에 가까운 엉겅퀴들이 발아하지 못하여 지금은 토종 엉겅퀴를 찾기 힘든 세상이 되었다. 간혹 임도가나 벌초가 된 묘소 주변에서 눈에 띌 뿐이다. 그것도 등산객이나 약초꾼들이 보이는 대로 채취를 해가는 바람에 해가 갈수록 우리 인간들 주변에서 급속히 사라지는 추세라 보호가 시급한 실정이다.

2021년에 필자가 출간한 서적에 따른 효과인지는 몰라도 주변의 꽤 많은 사람들이 엉겅퀴에 대하여 관심이 많다. 물론 건강에 좋은 약초이기에 그런 면도 있겠지만, 관심들이 증폭된다는 것은 엉겅퀴를 연구하는 한 사람으로서도 매우 반갑고 기분이 매우 좋다. 그런데 높은 관심과는 달리 엉겅퀴들의 종류에 대해서 잘 구별하지 못 하는 것 같아 매우 안타까웠다. 주변에 보이는 엉겅퀴를 모두 토종 엉겅퀴로 알고 있으니 말이다. 심지어 방가지똥도 토종 엉겅퀴라 말하는 사람이 있을 정도이다. 물론 우리나라 전역의 산과 들에서 자생하고 있는 엉겅퀴의 종류가 수십 종이 되다보니 해당 전문가가 아닌 이상 그럴 만도 하겠다는 생각은 든다.

에피소드 하나 소개해 보면, 어느 날 모르는 번호의 전화를 받았다. 나이가 좀 들어 보이는 목소리의 여자분이었는데, 필자가 씨앗에 관심이 있는 것 같아서 전화를 하였단다. 무슨 씨앗이 있느냐?고 물으니 모든 씨앗들이 있고 그것을 통신판매로 하고 있단다. 그래서 혹시 엉경퀴 씨도 있느냐고 물었다. 있다고 대답이 왔다. 그래서 무슨 엉경퀴의 씨앗이냐고 물었더니 그냥 토종 엉경퀴 씨란다. 필자가 생각하기엔 그 여자분의 지역이 강원도와 접경인 경기도 용문 부근이라 아마도 지느러미엉경퀴 씨인 것 같은데… 그런 것은 모른다고 하였다. 이는 필자에게 우리 토종 엉경퀴만을 다뤄서 일반 독자들 모두가 알기 쉽고 구분하기 쉽게 활용토록 하자는 결심을 더욱 부채질하였고, 『이것이 토종 엉경퀴다』의 출간에 더욱 매진하게 되었다.

　일반적인 사람들은 재물을 탐하고 성적인 쾌락을 탐하며, 음식의 맛을 즐기며, 명예를 추구하고 습관적으로 잠을 자는 등의 감각적인 욕망을 추구하는 것을 행복이라고 생각한다. 엉경퀴에 푹 빠져 있던 시절, 2017년 쯤이었던가? 영양에서 있었던 일이다. 어릴 때 아래윗집으로 붙어 있던 시골집에서 유년을 같이 보낸 동생뻘의 지인이 있었다. 각자 다른 대처생활로 소식을 몰랐었는데, 반백년만에 소식이 연결되어 후배가 필자 있는 곳을 찾아왔다. 허름한 토담집에서 글을 쓰고 있는 필자를 보고 "이런 곳에 형이 살 줄은 몰랐다. 외양간도 이보담 낫겠다"라고 한마디 하여 필자를 실소케 한 일이 있었다. 대처에서 금전적으로 나름 큰 성공(?)을 이룬 후배가, 오랜만에 보는 고향형의 누추한 생활상에 안타까운 마음에서

튀어나온 말이었겠지만…. 그 말을 필자는 귓등으로 날렸던 기억이 있다. 후배는 절대로 모를 것이다. 시멘트와 철근이 뒤섞여 부식하는 냄새가 아닌 돌과 황토가 어울려져 향긋한 시골 향과 순박한 농부의 누군가가 살았던 삶이 스며 나오는 이 오두막이 필자의 머릿속을 청아하게 하여 터닝 포인트를 저술로 승화하고 있는 줄을…. 필자는 "아우야, 자네가 알던 내가 집과 생활의 편리성 등에 안주하려 했으면 서울에서 이 산골 동리로 들어왔겠어. 난 오직 엉겅퀴 연구하고 책으로 남기는 것 외엔 관심이 없어"라고 했더니 쯔쯔쯔 혀를 찼던 기억이 있다. 어찌 필자와 고향 후배의 생각이 같겠는가…. 누군가는 말한다. 한낱 '엉겅퀴' 하나 갖고 인생을 보낸다고, 얼마나 할 일이 많은데…. 근데 난 그 하나만으로 인생을 마치고 싶다.

고수(高手)들에는 그들만의 몰입하는 능력이 있다. 어느 순간 모든 것을 버리고 그 주제에 몰입한다. 미친 듯이 그것만을 공부하고 거기에 미쳐 지낸다. 그러면서 고수가 된다. 바로 불광불급(不狂不及)이다. 필자도 언젠간 엉겅퀴 고수가 될 수 있으려나…. 엉겅퀴에 반해 푹 빠진 세월이 얼만데….

필자의 좀 더 욕심 희망은 뿌리에서부터 줄기, 잎, 꽃, 씨에 이르기까지 어느 하나 버릴 것이 없는 인류건강에 가장 유익한 식물인 엉겅퀴 탑재선별기를 만드는 것이다. 이는 엉겅퀴의 종류별 특징(형태, 색상, 가시 형태 및 크기, 잎 모양, 줄기 형태, 꽃송이 모습, 꽃송이 색깔, 꽃술의 모습 등)인 엉겅퀴의 미세한 부분까지 인공지능인 AI에게 입력하여 AI 기능이 탑재된 선별기 하나만 가지고 야생식물탐험에 나

가면 막힘없이 엉겅퀴를 구별할 수 있고, 또 지식을 습득할 수 있는 자료기가 될 것이기 때문이다.

이 책에서 소개하고 있는 내용은 저자가 2021년도에 펴낸『이것이 엉겅퀴다』란 제목으로 출간했던 책에서 우리 고유의 토종 엉겅퀴 종류만을 떼어 내어 보다 디테일하게 파고들었다. 전보다 더 현장에서의 관찰과 설명과 사진 등을 많이 곁들여 보다 알기 쉽고 찾기 쉽게 서술을 하였다. 토종과 외래종 구분과 비슷한 토종 간의 품종을 구별하는데 있어 보다 확실한 방법이 된다면, 이 책을 출간하는 의미로 충분하다고 생각한다. 이 책은 크게 7장으로 이루어져 있다. Ⅰ장에는 토종 엉겅퀴란 무엇인지를, Ⅱ장에는 토종 엉겅퀴의 성분 및 쓰임새를, Ⅲ장에서는 토종 엉겅퀴는 어떤 것이 있는지 살핀다. Ⅳ장에서 토종 엉겅퀴 간의 차이 구분을 이야기하고, Ⅴ장에서는 토종 엉겅퀴에 발생하는 병과 충은 무엇인지 살펴본다. Ⅵ장에서는 토종 엉겅퀴의 재배 방법에 대해 서술하였으며 마지막 Ⅶ장은 토종 엉겅퀴의 활성을 위한 필자의 제언으로 구성하였다.

끝으로 토종 엉겅퀴에 대하여 힘닿는 데까지 논문 등 문서나 현장 사실을 바탕으로 기술하였으나, 혹 미비한 사항이나 부족한 사항은 독자들의 넓은 아량을 바라며, 잘못되거나 틀린 사항이 있을 시에는 꼭 필자에게 지적해 줄 것을 기대한다. 특히 토종 엉겅퀴 관련 희귀사진 사용을 흔쾌히 허락하여 주신 안진홍 박사님과 천광일 박사님을 비롯한 여러분들에게 진심의 감사를 드리고, 예쁘게 출간해 준 ㈜북랩에도 감사드린다.

그리고 언제나 필자를 묵묵히 응원해 준 아내와 두 딸에게도 고

마음을 전하며 항시 어떠한 일이 있더라도 어려운 식탐에 기꺼이
동행해 준 50년 지기 친구 송삼호에게 감사를 표하고 싶다.

2025년 이른 봄

엉겅퀴 연구가 경찬호

차례

제 I 장   토종 엉겅퀴란 무엇인가?

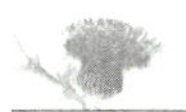

제VI장 토종 엉겅퀴의 재배 방법은?

제Ⅶ장　토종 엉겅퀴의 활성을 위한 필자의 제언

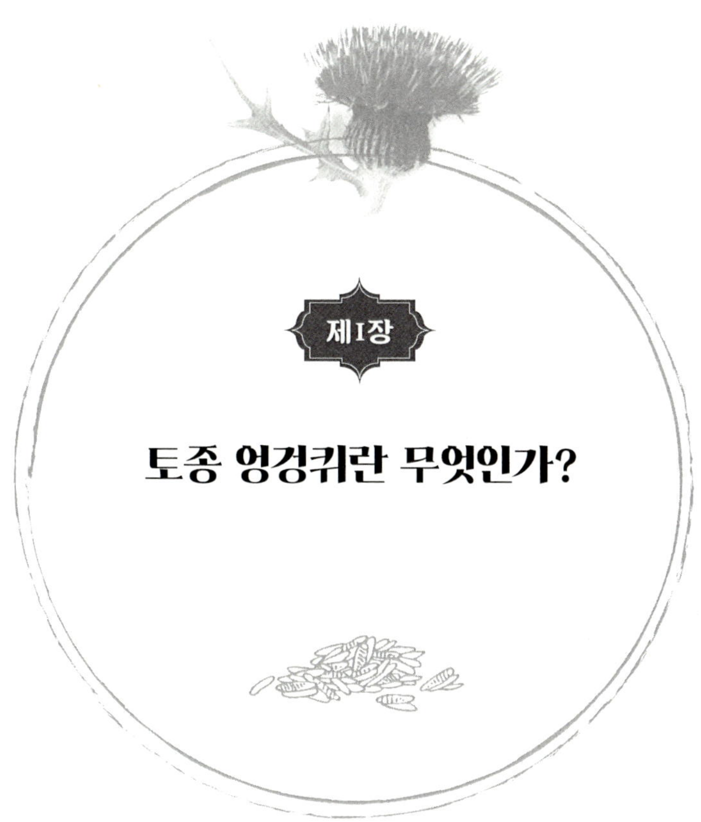

제1장

토종 엉겅퀴란 무엇인가?

1.
토종 엉겅퀴의 정의 및 명칭

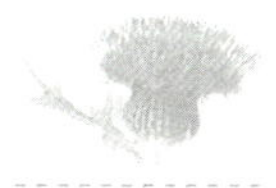

가. 정의

토종 식물이라 할 때 토종(土種: native)이란 본디 그 지역에 국한된 독특한 성격을 그대로 지니고 나거나 자라는 식물 등의 종자 즉 토박이 종을 의미한다고 할 수 있다. 따라서 토종 엉겅퀴(native thistle)는 '우리나라 국토에서 싹트고 자란 내한성 다년생 또는 2년생 초본의 엉겅퀴다'라고 정의할 수 있겠다. 그러나 이런 토종 엉겅퀴는 산업발달에 따른 개발로 인해 파괴된 자생지와 약재나 나물로 활용할 수 있다는 이유로 남획되어, 현재는 거의 멸종 단계에 와 있다.

나. 명칭

1) 엉겅퀴의 명칭 변이 내력

우리나라 국토에서 자라는 토종 엉겅퀴의 명칭은 언제부터였을까? '엉겅퀴'란 이름으로 언제부터 불리어 왔는지? 그 변이(變移) 내력에 대하여 자세히 살펴보자. 엉겅퀴와 관련한 어휘로 가장 먼저 볼 수 있는 것은 『향약채취월령(鄕藥採取月令-1431)』과 『향약집성방(鄕藥集成方-1433)』에 나오는 '大居塞'이다. 그리고 엉겅퀴에 대한 우리나라의 최초 한글 문헌은 1489년(성종 20년) 윤호, 임원준, 허종 등의 학자에 의해 간행된 『구급간이방(救急簡易方)』에 나오는 '대거싀' 즉 '한거싀'이다. 이때 '한'은 '大'를 훈독(訓讀: 한자의 뜻을 새겨읽음)한 것으로 '크다'를 의미하며, '거싀'는 '居塞'를 음독(音讀: 한자를 음으로 읽음)한 것이다. '가시'는 '가싀'의 형태로 15세기 문헌에 처음 나타난다. 이때 '가싀(薊)'는 한자 '계(薊)' 자가 가진 '굳은 가시'를 일컫는 말로써, 아카시아나무처럼 목본식물 종의 가시(刺)와는 다른 의미를 가진 풀에 나 있는 가시(薊) 같은 구조를 의미한다. 그러므로 엉겅퀴의 옛 이름인 한거싀는 '큰 가시가 있는 것(大薊)'이라는 의미를 갖는다. 즉 엉겅퀴의 잎끝에 큰 가시가 있는 것이 향약명의 기반이 된 것이다. 이후 17세기 문헌에 '항가싀'로 나타나는데, 이때 '항'은 '한거싀'의 '한'과 관련이 있다. 이때 관형사 어미 'ㄴ'이 뒤에 오는 자음의 영향으로 'ㅇ'으로 변한 것이기 때문이다. 그 후 현대 어형으로 변한 '항가새'가 등장하고 20세기 초 사전류에서 항가새를 중심 표제어로 올려 놓고 있었으며, 엉겅퀴는 부표제어로 설명하고 있었다. 그러다가 1957년 편찬된『큰사전』에서부터 '엉겅퀴'를 중심 표제어로 설명하고 항가새는 엉겅퀴의 옛말로 기술하고 있다.

그럼 현대국어 어형인 '엉겅퀴'는 언제부터 사용되었을까? 이는 조선 중기 숙종 16년인 1690년 사역원(司譯院)에서 간행한 단어집인『역어류해(譯語類解)』에서 표기한 '엉것귀'이다. 이때 '엉'의 정체가 무엇인지 확실하지 않다. 다만 표준어와 방언의 음운대응을 통하여 '항 → 엉'의 변화가 가장 타당할 것이라는 장충덕 교수의 고찰(2007)에 필자도 전적으로 동감한다. 그리고 그 후 1824년경 조선 후기의 실학자 겸 어휘학자인 유희(柳僖)가 편찬한『물명류고(物名類考)』3권에서 '엉것귀'를 '엉겅퀴'로 기재한 후 현대인 지금까지도 '엉겅퀴'라는 이름으로 굳어져 불러오고 있다. 지방에 따라서는 엉겅퀴를 야홍화, 가시나물, 항가새, 엉거시, 산수방 등으로 불리기도 한다.

끝으로 이렇게 고증을 통해 나타난 엉겅퀴를 옛날부터 '피를 엉기게 하는 귀신풀'이라는 뜻을 가지고 있다는 유래로 잘못 와전되어 현재까지 가십으로 전해져 오고 있는데, 이를 필자를 포함하여 많은 사람들이 피를 엉기게 하는 약초가 엉겅퀴라고 믿고 있었다는 사실에 부끄럽기 그지없다. 이 책을 기화(奇貨)로 엉겅퀴의 진정한 뜻이 전파되길 바라 본다.

2) 엉겅퀴 개개의 식물명

각개 엉겅퀴의 이름에는 각각의 의미가 있는 것으로 보인다. 그 유래를 아는 것도 흥미와 더불어 그 엉겅퀴의 세계에 들어가는 지름길이다. 엉겅퀴 고유 이름의 유래는 크게 집단자생지가 어디냐에 의해 붙여 졌을 수도 있고, 또 생김새에 따라 명명되었을 수도 있다. 자생지역에 따른 이름으로는 동래엉겅퀴, 정영엉겅퀴 등을 들 수 있고, 형태(形態)에 따른 엉겅퀴 명으로는 바늘엉겅퀴, 가시엉겅퀴, 버들잎엉겅퀴 등이고 형상(形狀)에 따른 명명으로는 도깨비엉겅퀴를 들 수 있다.

3) 명칭에 대한 오류 탐구

엉겅퀴의 종류에 대한 각 명칭은 그 집단 자생지역의 지명을 이용하는 경우가 대부분이었다. 예를 들면 동래엉겅퀴, 점봉산엉겅퀴 등이 대표적이다. 그런데 특정 엉겅퀴에 대한 작명 시 그 지역의 명칭에 혼란을 느껴 잘못된 이름표를 받은 엉겅퀴가 있어 그 사례를 소개하고자 한다. 그 대표적인 엉겅퀴 이름이 바로 '정영엉경퀴'이다. 정영엉경퀴는 지리산 정령치에서 최초로 발견되어 정영엉경퀴로 이름이 붙여졌을 것이라고 하는 설(?)을 필자를 포함하여 많은 엉겅퀴 관심가가 믿고 있었다는 사실이다. 정령치(鄭嶺峙)는 산림청에 의해 '백두대간 생태 축 복원사업이 2016년에 완료된 곳'

으로 행정구역상 전북 남원시 주천면과 산내면을 잇는 백두대간 본줄기 고개이다.

먼저 '국가표준식물목록'에 등재된 '정영엉겅퀴'를 살펴보자. 국가표준식물목록에는 정영엉겅퀴의 학명으로 Cirsium chanroenic-um (L.) Nakai, 로 기재되어 있다. 이 중(L.)은 린네를 표시하는데 오류라고 한다. 그 이유로는 정영엉겅퀴의 명명이 린네(Linnaeus, 1707~1778)가 살았던 시기까지 올라가지 않을 것이기 때문이다고 한다.

그런데 왜 이런 현상이 발생하였을까? 의문에 필자가 찾아본 바로는 린네의 제자 중 툰베리(Thunberg, 1743~1828)가 일본에 머물 때 일본에서 새롭게 발견한 식물표본을 본국으로 보내면 린네가 여기에 이름을 지었기에, 유독 일본의 식물들에 명명자로 이 린네(L.)의 이름이 많다고 한다. 그런데 린네 사후에도 린네의 이름을 붙인 것은 제자들의 충성의 발로(?)가 아니었을까 하는 추측이다. 그래서 우리나라의 엉겅퀴에도 그 영향이 있었지 않나 싶은 게 필자의 생각인데, 그래도 이해는 어렵다.

좀 더 정영엉겅퀴에 대한 자세한 기록이 바로 'Bot. Mag. (Tokyo) 26: 368 (1912)'이다. 이는 일본에서 발간된『식물학잡지(植物學雜誌)』라는 학회지에 나온 기록으로 숫자 26은 26권이란 뜻이고 368은 페이지 숫자라 한다. 더 찾아 들어가면 정영엉겅퀴의 학명이 등장하는데, 나카이 다케노신(Nakai, 中井猛之進, 1882~1952)이 신종으로 명명한 기록이 있다. Corea가 나오고, monte Chanryong이라는 단어가 나오고, 1902. (T. Uchiyama)라는 기록이다. 채집자는 우치야마이고 1902년에 채집했으며, monte는 '산(山)'을 의미하니까, 정영엉경퀴의 종소명인 chanroenicum도 이곳에서 나온 것이다. 그럼 Chanryong산은 도대체 어느 지역에 있는 산이란 말인가? 종소명 chanroenicum은 '경북 정령산의'이란 뜻이다. 지리산 정령치가 아니고 경북 정령산일 게다. 아마도 지명이 Nakai 이후 잘못 사용된 것들로 보인다. 문경(聞慶)이 한자가 잘못되어 開慶(개경)으로 적은 경우가 있고, 鳥嶺의 조령산(鳥嶺山)을 頂嶺山으로 한자를 잘못 사용해서 빚은 혼선일 것 같다고 한다.

정영엉경퀴의 학명이 Cirsium chanroenicum (Nakai) Nakai 로 Chanryong산은 바로 頂嶺山(정령산)이고, 이건 鳥嶺山(조령산)의 오기였을 것이라 한다. 이를 발견한 서울대 장진성 교수는 일제시대 학명 기재문에 나와 있는 우리나라 지명을 책『한반도 식물지명 사전. 2015-장진성, 김휘, 장계선 공저』국립수목원 발간에서 주장하였다. 그리고 정영엉경퀴란 이름이 처음 등록된 것은『우리나라의 식물자원. 1969, 이창복 저』에서부터 였다. 사실 '조령엉경퀴'가 되어야 했는데, '정영엉경퀴'가 되었다고 한다. 따라서 정영엉경퀴 이름의 유래는 최초의 채집지인 '조령산'을 잘못 기재한 '정영산 (monte Chanryong)'에서 나온 것이라 하였다. 현재까지는 정영엉경퀴 학명을 정명으로 인정하고 있다. 그리고 또한 한번 정한 학명을 바꾸는 것이 사실상 불가능에 가깝다고 한다. 하지만, 차후 이의 시

정과 조치는 필자 같은 사람들보다 전문가인 식물학자들의 소임이
라 한다면 너무한 것일까?

2.
토종 엉겅퀴의 생김새 및 특징

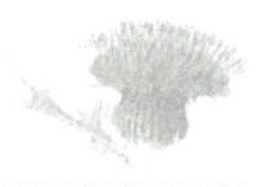

토종 엉겅퀴 개별 세세한 생김새 및 특징에 대해서는 제Ⅲ장에 자세히 서술되어 있으므로, 본 항에서는 토종 엉겅퀴의 생김새와 특징으로 분리하여 전체적인 사항만을 서술하였다.

가. 생김새

위의 정의에서 언급하였듯이 토종 엉겅퀴는 우리나라 전역의 산과 들에서 자라는 쌍자엽식물 초롱꽃목 국화과의 여러해살이풀 또는 두해살이풀이다. 두해살이풀로 보는 이유로는 2년 차가 넘어가면 90% 이상이 위에서부터 고사하며, 간혹 뿌리와 대궁이 시작하는 지점에서 측눈이 생겨 나오지만 그 양은 거의 10% 미만이기 때문이다.

전체적인 생김새는 오똑하게 솟은 적당한 키에 꽃이 필 때에는 그윽한 향과 멋진 자태에 저절로 감탄이 나온다. 그러나 잎끝에 날카로운 가시가 돋는 관계로 좀 접근하기 어려운 형상이 토종 엉경퀴들이다. 주로 이른 봄철에 발아하여 성장하다가 겨울을 지나 이듬해인 5월 중순서부터 만개하는 보라색, 분홍색 또는 흰색의 화려한 꽃머리를 선보여 약초 및 밀원 식물로 각광받고 있다.

나. 특징

줄기인 대궁은 곧게 직립하고 줄기에 가시가 없이 매끈하며, 여린 솜털이 줄기 전체를 감싸나 위로 갈수록 엷어지거나 없어지고 세로로 종선이 생겨난다. 색깔은 짙은 녹갈색 내지 홍갈색이고 위로 갈수록 엷어진다. 대궁 속은 성글거나 비어 있다.

뿌리는 긴 방추형(紡錘形)으로 보통 모여서 나거나 구부러져 있으며, 2년생의 경우에는 뿌리 겉피 속에 심이 생기며 목질화되어 단단해진다.

꽃은 수십~수백 개의 5열된 통꽃(토종 엉경퀴가 통꽃에 속하는 이유는 꽃송이 자체가 하나의 꽃이 아니고 각각 씨를 맺는 여러 개의 통꽃들이 모여서 하나의 꽃송이로 보이는 군집채)의 합판화관(合瓣花冠)으로 총포 안에서 방사상칭(放射相稱)의 관상화인 두상화로 원줄기와 가지 끝에 달린다. 수술이 먼저 나오고 암술이 나중에 발달하는 웅예선숙(雄蕊先

熟)이다. 이는 자가수분을 방지하기 위한 방책으로 보인다. 수술은 5개인데 각 수술의 꽃밥이 하나로 협착하는 집약웅예(集藥雄蕊)이다. 암술은 자주색이며 꽃 밖으로 자라고 암술머리는 둘로 갈라지며 통꽃잎 밖으로 길게 나온다. 수술은 꽃잎 길이보다 짧다. 토종 엉겅퀴처럼 두상꽃차례를 이루는 국화과 식물의 전형적인 총포는 총포엽의 색깔 및 형태가 안팎 2층으로 명확히 구별된다. 이때 녹색으로 바깥쪽에 위치하는 것을 외총포엽(外總苞葉: outer phyllaries), 녹색을 띠지 않고 안쪽에 위치하는 것을 내총포엽(內總苞葉: inner phyllaries)라고 한다.

특히 토종 엉겅퀴의 총포에는 끈적끈적한 점액질이 나오는 것이 가장 대표적인 특징으로 볼 수 있다.

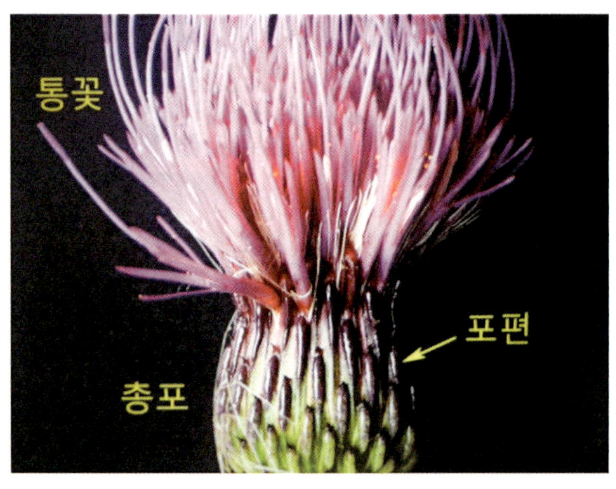

토종 엉겅퀴 꽃의 형태(자료: 한국식물학회, 안진흥 박사)

3.
토종 엉겅퀴의 분류 및 학명과 품종 수

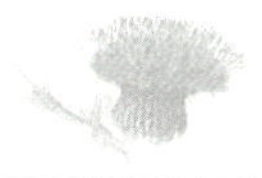

가. 분류

우리나라에서 토종 엉겅퀴만을 따로 분류한 식물전문학자들은 현재까지 없다. 다만 토종, 외래종을 불문하고 자생하고 있는 엉경퀴를 특징별 분류가 전부이다. 그리고 최초로 우리나라의 자생 엉경퀴를 분류하고 학명을 달아준 사람들도 불행하게도 우리 대한민국의 식물분류학자들이 아닌 외국 학자들이었다. 그러다 70년대 이후로 국내의 학자들이 분류에 참여하게 되어 오늘에 이르고 있다.

좀 더 들어가 보면, 우리나라 자생엉경퀴의 분류는 1901년에 러시아 식물분류학자인 Palibin이 Conspectus Florae Korea에 Cnicus Japonicus (DC) Maximovic을 처음으로 보고한 이래, 1923년에 일본인 학자인 Nakai가 25종으로 분류하였다.

이후 1956년도에 Chung가 8종으로 분류를, 1974년에 Park는 11종으로, 1980년도에 T.Lee는 15종으로, 1996년도에 W.Lee는 11종으로, 그리고 같은 해 Y.Lee는 19종으로 학자들에 따라 종수도 달리 분류하였다. 가장 최근 들어 분류한 학자로는 송미장과 김현의 16종(2007년)과 배영민의 17종(2015년)이다. 필자의 생각으로는 학자에 따라 그 시기에서 확인된 품종만으로 분류나 구분을 달리한 것이 아닌가 하는 생각이 들었다.

1) 엉겅퀴 분류 현황

엉겅퀴 분류를 학자들의 발표 논문 등을 근거로 분류 품종들을 좀 더 자세히 살펴보았다.

먼저 나카이는 25종을 15종 10변종으로 분류하였는데, 15종의 종명은 개엉겅퀴·고려엉겅퀴·도깨비엉겅퀴·동래엉겅퀴·물엉겅퀴·바늘엉겅퀴·버들잎엉겅퀴·서양가시엉겅퀴·점봉산엉겅퀴·정영엉겅퀴·제주엉겅퀴·좁은잎엉겅퀴·카나다엉겅퀴·큰엉겅퀴·흰잎엉겅퀴이고, 10변종으로는 가는정영엉겅퀴·가시엉겅퀴·민흰잎엉겅퀴·엉겅퀴·흰가시엉겅퀴·흰고려엉겅퀴·흰꽃잎엉겅퀴·흰도깨비엉겅퀴·흰바늘엉겅퀴·흰잎고려엉겅퀴이다. 나카이가 분류한 종류의 특이점은 완전 외래종인 서양가시엉겅퀴와 카나다엉겅퀴가 포함되어 있다는 점이다. 또한 자생엉겅퀴 중 개엉겅퀴·점봉산엉겅퀴·

제주엉겅퀴 등 3종은, 현재 자료를 찾을 수 없으며, 실물도 아직까지 발견된 사례가 없다.

다음으로 1956년도에 Chung이 8종을 7종 1변종으로 분류하였다. 7종은 가시엉겅퀴·고려엉겅퀴·도깨비엉겅퀴·바늘엉겅퀴·큰엉겅퀴·흰잎엉겅퀴·흰꽃엉겅퀴이고, 1변종은 엉겅퀴이다. 특이점은 '엉겅퀴'를 변종으로 분류하였다는 것이다.

다음은 1974년에 Park의 11종이며, 이 11종을 8종 2변종 1품종으로 분류를 하였다. 8종은 고려엉겅퀴·도깨비엉겅퀴·바늘엉겅퀴·물엉겅퀴·꽃엉겅퀴·엉겅퀴·큰엉겅퀴·c-tanakae이고, 2변종은 가시꽃엉겅퀴와 var alpicola, 1품종은 흰큰엉겅퀴로 분류를 하였다. 이 분류 특징을 살펴보면, '엉겅퀴'를 기본종으로 하였다는 것이다. 그리고 꽃엉겅퀴, c-tanakae와 변종의 가시꽃엉겅퀴, var alpicola의 종은 필자가 아무리 찾아봐도 자료도 없고 실물도 찾을 수가 없었다.

1980년도에 T. Lee는 15종(9종 4변종 2품종)으로 분류를 하였으며, 9종은 고려엉겅퀴·도깨비엉겅퀴·동래엉겅퀴·물엉겅퀴·바늘엉경퀴·버들잎엉겅퀴·정영엉겅퀴·큰엉겅퀴·흰잎엉겅퀴이고, 4변종은 엉겅퀴·좁은잎엉겅퀴·가시엉겅퀴·흰잎고려엉겅퀴이고, 2품종은 흰가시엉겅퀴·흰바늘엉겅퀴이다. 이 학자는 좁은잎엉겅퀴를 변종으로 보았다.

1996년도에 W. Lee는 11종(7종 3변종 1품종)으로 분류를 하였다. 7종은 큰엉겅퀴·도깨비엉겅퀴·동래엉겅퀴·물엉겅퀴·바늘엉겅퀴·고려엉겅퀴·흰잎엉겅퀴이고, 3변종은 엉겅퀴·가시엉겅퀴·흰잎고려엉겅퀴이고, 1품종은 좁은잎엉겅퀴이다. 그리고 같은 해 Y. Lee는 19종(10종 5변종 4품종)으로 분류를 하였다. 10종은 큰엉겅퀴·도깨비엉겅퀴·동래엉겅퀴·물엉겅퀴·바늘엉겅퀴·고려엉겅퀴·흰잎엉겅퀴·버들잎엉겅퀴·엉겅퀴·정영엉겅퀴이고, 5변종은 좁은잎엉겅퀴·가시엉겅퀴·흰잎고려엉겅퀴·깃잎고려엉겅퀴·깃잎정영엉겅퀴이고, 4품종은 흰가시엉겅퀴·흰도깨비엉겅퀴·흰바늘엉겅퀴·흰고려엉겅퀴이다.

가장 최근의 엉겅퀴 분류는 2007년도에 송미장과 김현의 16종(8종 3변종 5품종)이다. 8종은 큰엉겅퀴·도깨비엉겅퀴·물엉겅퀴·바늘엉겅퀴·고려엉겅퀴·민흰잎엉겅퀴·버들잎엉겅퀴·엉겅퀴이고, 3변종은 가시엉겅퀴·흰잎고려엉겅퀴·깃잎고려엉겅퀴이고, 5품종은 흰큰엉겅퀴·흰바늘엉겅퀴·흰도깨비엉겅퀴·흰가시엉겅퀴·흰고려엉겅퀴이다.

그리고 분류 마지막은 2015년도 배영민으로 그는 17종(9종 3변종 5품종)으로 분류하였다. 9종은 큰엉겅퀴·도깨비엉겅퀴·물엉겅퀴·바늘엉겅퀴·고려엉겅퀴·흰잎엉겅퀴·버들잎엉겅퀴·엉겅퀴·정영엉겅퀴이고, 3변종은 가시엉겅퀴·흰잎고려엉겅퀴·깃잎고려엉겅퀴이고, 5품종은 흰큰엉겅퀴·흰바늘엉겅퀴·흰도깨비엉겅퀴·흰가시엉경귀·흰고려엉경귀이다.

배영민의 분류 특징은 기본종에서 민흰잎엉경귀를 제외시키고 대신 정영엉경귀와 흰잎엉경귀를 포함시켰다는 점이다.

2) 엉경귀 분류와 의문점

우리나라 자생엉경귀에 대해 최초 분류를 한 Nakai의 1923년 25종과 가장 최근의 분류인 2015년 배영인의 17종을 대비 분석하여 보았다. 두 학자의 분류에 약 90여 년의 시차가 존재한다. 그에 따른 환경변화 및 지형변화로 인하여 불가피 사라지거나 생겨나는 종이 대두될 수도 있었을 것이다. 필자가 대비하여 본 결과, 최근의 분류에서는 개엉경귀·동래엉경귀·서양가시엉경귀·점봉산엉경귀·제주엉경귀·카나다엉경귀·사향엉경귀 등 7개종이 제외된 것이 눈에 띈다. 7개 종 중 현 시점에서 4개종은 자생이 확인되었고, 자료가 아예 없거나 실물을 확인하지 못한 3종으로는 개엉경귀, 점봉산엉경귀, 제주엉경귀가 있으며, 이들은 아마도 주변 환경변화로 인하여 멸종되지 않았나 하는 것이 필자의 생각이다.

다만 이 종들 중 토종 엉경귀인 동래엉경귀는 2021년 6월경 국립세종수목원의 희귀특산식물관에서 개체가 자라고 있는 것을 확인하고 관리자에게 문의한 바, 2019년경에 부산 금정산에서 채종하여 번식 중이란 설명을 듣고 확신하여, 필자는 멸종 품목에서 제외하였음을 밝힌다. 그 후 필자도 부산 금정산식탐에서 자생을 확인한 바 있고 씨앗을 채종하여 현 거주지에서 발아시켜 키우며 관찰 중에 있다.

그리고 외래종으로서 수입금지 품목임에도 불구하고 해외 직구매 등으로 일명 밀크시슬로 불리는 종인 '흰무늬엉겅퀴'도 더러 재배하고 있었다. 또한 분류에는 없었던 외래종인 '사향엉겅퀴'도 2021년 10월 중순경 울산 북구 옥천암 부근에서 지인의 도움을 받아 필자가 확인하였고, 또 '서양가시엉겅퀴'도 경북 영천의 국도변에서 자생을 확인하였다.

이렇듯 토종인 동래엉겅퀴와 외래종들인 서양가시엉겅퀴, 카나다엉겅퀴, 사향엉겅퀴, 흰무늬엉겅퀴 등 5종류는 현재 전국에서 자생이 확인되고 있다. 필자는 현시점에서 볼 때 엉겅퀴의 분류에 의문점을 떨쳐버릴 수가 없다. 그리고 엉겅퀴 분류학자들의 현시점에서 서식지가 확인된 종들의 수와 품종이 분류에 참고되기를 바라 본다.

나. 학명

우리나라에 자생하는 엉겅퀴에게 부여된 이름인 학명도 토종이냐 외래종이냐를 따져서 학명을 붙여준 것이 아니고, 그 개개의 생김새 및 자생지에 따라 학명을 부여한 것으로 보인다. 그렇게 학명을 부여하여 준 이들도 우리나라 학자들이 아닌 다른 나라 학자들이었다. 이에 필자는 학명에 관하여 학명분류의 변천 과정, 분류학명이 다른 이유, 학명에 외국인명이 사용된 사유, 학명이 명명되는 과정, 백과 및 도감에서의 학명표기 실사례로 구분 지어 살펴보았다.

1) 학명분류의 변천 과정

단일 품종인 '엉겅퀴'에 대한 학명을 살펴보면 시대에 따라 조금씩 변모했음을 알 수 있다. 그런데 왜 그렇게 변모가 되었는지에 대한 자료와 사유는 아쉽게도 아직 습득하지 못하였다. 필자는 토종인 엉겅퀴의 학명분류 변천 과정에 대하여 좀 더 자세한 내력을 연구한 「한국산 엉겅퀴군의 수리분류학적 연구(2007)」에서 수록한 기준으로 살펴보았다.

한반도에 자생하는 '엉겅퀴'는 Cirsium japonicum (De Candolle,1837), Cirsium maackii (Maximowicz,1859), Cirsium littorale var. ussuriense (Regel,1861), Cirsium maackii (Nakai,1909), Cirsium japonicum var. ussuriense (Nakai,1911), Cirsium japonicum var. ussuriense (Matsumura,1912), Cirsium maackii (Kitamura,1937), Cirsium japonicum var. ussuriense (Kitamura,1944), Cirsium japonicum var. ussuriense (T.Lee,1980), Cirsium maackii (Shih,1987), Cirsium maackii (Y.Lee,1996), Cirsium japonicum var. ussuriense (W.Lee,1996), Cirsium japonicum var. japonicum (송미장·김현, 2007)로 학명이 변천되어 현재에 이르고 있다.

2) 분류 학명이 다른 이유

엉겅퀴가 같은 종(種)임에도 학자에 따라 분류가 바뀌게 된 사유로는 잎의 두께, 건조 시의 색깔, 총포의 점액성 정도, 화서의 형태 등, 형질로 분류 시 적용 방법의 차이 때문이 아닐까 하는 생각이다.

예를 들면 Cirsium maackii로의 분류에서는 잎이 두껍고 건조 시 잎의 색깔이 검은색을 띠며 거미줄 같은 털이 밀생하고 총포에 점액성이 많으며 두상화서는 직립하거나 약간 늘어진다고 보고 있다. 반면 Cirsium japonicum로의 분류는 Cirsium maackii의 분류보다 잎이 얇고 건조시 잎의 색깔이 녹색을 띠며 거미줄 같은 털이 성기고 총포에 점액성이 다소 적으며 두상화서는 직립한다는 특성으로 구분하였다. 그러나 잎의 두께는 생육지의 환경에 따라 다소 차이가 있을 뿐 종 수준의 분류군으로 구별하기는 적합하지 아니하고, 건조한 잎의 색깔도 건조상황에 따라 달라질 수 있어 종을 구분하는 데는 부적절하다고 하는 평가이다.

현재는 Cirsium japonicum로 사용이 주를 이루고 있으며, 필자도 가장 최근에 발표한「한국산엉겅퀴군식물의 수리분류학적연구

(송미장·김현, 2006)」와 「외부형태형질에 의한 한국산엉겅퀴속의 분류학적 연구(송미장·김현, 2007)」에 적극 공감하는 바이다.

3) 학명에 외국인명이 사용된 사유

우리나라 토종 엉겅퀴의 학명에는 유달리 일본인 학자인 나카이(Nakai: 1923년 명명)의 이름과 키타무라(Kitamura: 1937년 명명), 마키노(Makino)의 이름, 그리고 러시아의 식물학자인 막시모비치(Maximovicz) 등 외국인 학자들의 이름이 서로 품종에 따라 학명 뒤에 박혀있다.

좀 더 예시를 들어보면, 가시엉겅퀴(키타무라), 고려엉겅퀴(나카이), 물엉겅퀴(마키노), 엉겅퀴(막시모비치) 등이다. 이처럼 우리나라를 비롯하여 동아시아에서 발견할 수 있는 동식물들에는 대개 일본을 뜻하는 'japonic'이라는 명칭이 붙은 것을 확인할 수 있다. 이는 19~20세기 당시, 아시아에서는 유일하게 근대화에 성공해 서구와 교류를 하였고, 또한 동물이나 식물에 대한 연구를 거듭하던 나라가 일본(日本: Japan) 뿐이었기 때문이다. 따라서 이때 일본의 학자들이 우리나라에서 자생하는 대부분에 식물의 학명을 선점해 버렸지 않았나 하는 생각이다.

우리 입장에서 볼 때는 아쉽고 유쾌하지 않은 일이지만, 일제강점기 시대 일본은 당시 식물자원의 중요성을 깨닫고 점령지인 한국에서 총체적 식물자원에 대한 조사에 들어갔었다. 초대 코이시카와식물원의 원장이자 동경대 교수 마쯔무라 진조(松村任三: 1856~1928)의 제자였던 나카이 다케노신(中井猛之進: 1882~1952)은 1908년부터 한국에서 본격적인 식물 채집 활동을 하였다. 그는 한국의 자생식물을 처음으로 근대적인 분류법에 따라 총체적으로 분류하였고, 이후 동경대 교수로 재직하면서 다수의 1세대 한국인 식물학자들을 양성했다는 긍정적인 평가도 받고 있다. 하지만, 그는 수많은 한국 식물을 국제학회에 발표하면서 자신의 이름과 한국에서의 식물 채집에 도움을 주었던 일본인의 이름을 넣기도 하였다. 국내 자생식물 중 학명에 나카이(Nakai)라는 이름이 종종 보이는 것이 그런 연유라고 한다. 비근한 예로 한국에서만 발견되는 특산식물인 금강초롱꽃의 학명이 'Hanabusaya asiatica Nakai'인 것은 국제학회에 금강초롱꽃을 발표하면서 한국에서의 식물 채집을 적극적으로 도운 조선초대공사 하나부사 요시타다(花房義質: 1842~1917)의 이름과 자신의 이름을 붙였기 때문이다. 한국 특산식물의 명명법에 있어서 불유쾌한 일이 생긴 배경의 뒷면에는 이렇게 동경대 코이시카와식물원이 있었다고 한다. 우리 토종인 엉겅퀴의 학명도 'Cirsium japonicum var. maackii(Maxim.) Matsum.'으로 되어 있는 것이 바로 그 일환이라고 볼 수 있다.

4) 학명이 명명되는 과정

　식물분류학의 아버지라 일컬어지는 린네(Linnaeus: 1707~1778)가 처음으로 생물의 종(種: species)과 속(屬: genus)을 정의하는 원리를 만들었다. 그의 저서『자연의 체계(Systema Naturae: 1735)』에서 린네는 식물을 7천7백여 종으로 분류하였다.

　또한 그는 라틴어로 종의 속명(屬名: Opabinia)과 종명(種名: regalis)을 차례로 표기하는 '이명법(二名法)'을 통해 체계적으로 분류하고, 각각에 고유한 학술적 이름인 학명(學名: scientific name)을 붙이는 원칙을 수립하여 식물학 발전에 크게 기여하였으며, 그 분류체계와 학명은 현재까지 거의 그대로 쓰이고 있다. 종에 대한 학명은 2개의 이름 즉 속명(屬名)과 종소명(種小名)으로 구성되며, 일반적으로 뒤에 그 종의 명명자(命名者)를 적는다. 이때 속명은 대문자로 시작하고 종명은 소문자로 시작하며 명명자는 대문자로 시작한다. 토종가시엉겅퀴의 학명을 예로 들면, Cirsium japonicum var. spinosissimum Kitamura이다.

　학명은 일단 논문에 최초로 기재되기만 하면, 유효한 이름이 되는 것이라고 한다. 다만 학명이 한번 정해졌더라도 이후 연구에 따라 속이 바뀌거나 종이 아종으로 바뀌어 분류가 서로 통합되는 등의 변동이 있을 경우에는 학명이 바뀌고, 기존 학명은 이명(異名: synonym)으로 된다. 학명이 바뀐 이후로는 이명을 쓰지 않고 바뀐 학명을 쓰지만, 오래된 문헌에는 이명이 기록되어 있는 경우가 많아 이명을 통해서도 학명을 찾을 수 있도록, 보통 생물 데이터베이스(database)에는 정식학명과 함께 기존에 쓰이던 이명도 함께 기록한다.

또한 식물 명명자도 '식물 명명자 목록(Authors of Plant Names)'에 따라 축약하여 적는 것이 허용된다. 예를 들어 린네가 명명한 학명이라면, 동물분류학에서는 반드시 'Linnaeus'로 해야 하지만, 식물분류학에서는 'L.'로 축약할 수 있다. 하지만 'Nakai'를 'Nak.'으로 하는 등, 마음대로 축약해서는 안 되고 식물 명명자 목록에서 정한 대로만 할 수 있다.

그리고 종 분류군에서 변이가 심한 다형종의 경우에 각각의 분화된 종을 명명해야 할 때가 있다. 식물분류학에서는 변종명이나 품종명을 추가한다. 이때는 변종명을 종명+'var.'+변종명, 품종명은 종명+'f.'+품종명 형태로 표기한다. 예를 들어 정영엉겅퀴의 경우 Cirsium chanroenicum (L.) Nakai의 변종인 가는정영엉겅퀴는 Cirsium chanroenicum var. lanceolata Kitamura로, 지느러미엉겅퀴 (Carduus crispus L.)의 품종인 흰지느러미엉겅퀴는 Carduus crispus f. albus (Makino) Hara로 표기하는 식이다. 그리고 항시 명명의 규칙과 지침은 '국제식물명명규약'을 따라야 한다.

5) 백과 및 도감에서의 학명표기 실사례

    현재 우리나라의 공적기관 및 민간협회의 백과와 도감 및 사전에서의 '토종 엉겅퀴'의 학명을 표기하고 있는 사례들을 찾아보았더니, 아래와 같이 10여 기관 등에서 통일되지 않고 사용하는 현황을 확인할 수 있었다. 나름의 사유가 있겠지만, 필자의 생각은 가급적이면 빠른 시일 내에 단일품종에 통일된 단일학명으로 표기되었으면 하는 바람이다.

< 두산백과 >

Cirsium japonicum Fisch. ex DC. var. maackii (Maxim.) Matsum.

< 위키백과 >

Cirsium japonicum var. maackii (Maxim.) Matsum. 1912

< 다음백과 >

Cirsium japonicum var. ussuriense

< 한국식물학회 식물학백과 >

Cirsium japonicum Fisch. ex DC. var. maackii(Maxim.) Matsum.

< 국립수목원 (국가생물종지식정보) >

Cirsium japonicum var. maackii (Maxim.) Matsum.

< 국립생물자원관 (생물다양성정보) >

Cirsium japonicum Fisch ex DC.

< 국립중앙과학관: 식물도감 >

Cirsium japonicum var. ussuriense (Regel) Kitam. (1944)

< 우리식물생태도감(한국학술정보) >

Cirsium japonicum var. maackii (Maxim.) Matsu

< 익생양술대전 >

Cirsium japonicum var. ussuriense

< 꽃과 나무 사전 >

Cirsium spp.

< 민속 특산식물사전 >

Cirsium japonicum var. ussuriense Kitamura

< 야생화백과사전 >

Cirsium japonicum var. maackii (Maxim.) Matsum.

다. 종류

우리나라에 자생하고 있는 엉겅퀴 종류는 토종과 외래종, 유사 종까지 합하면 약 30여 종류가 된다. 이는 세계에 자생하고 있는 엉겅퀴 종류인 약 250~300여 종의 약 12%~10% 정도로 우리 국토의 자생엉겅퀴가 차지하는 부분이다. 우리의 좁은 국토를 생각하면 꽤나 많은 종류가 우리나라에 자생하고 있다. 그중 토종(土種: 본디 그 지역에서 나거나 자라는 종자)이라고 할 수 있는 엉겅퀴의 숫자는 정확한 통계가 나온 적이 없지만, 대략 10여 종으로 파악하고 있다. 이는 외래에서 들어와 토착화된 외래종을 제외한 순수 토종 엉겅퀴만을 의미한다는 뜻이다. 필자는 현 실생활에 나물로 널리 쓰이고 있는 우리나라에서는 울릉도에만 자생하는 '물엉겅퀴'를 추가하여 토종 엉겅퀴의 품종 수를 15종으로 하였음을 밝힌다.

1) 종 선정 방법

  현재까지 토종 엉겅퀴만을 별도로 구분한 학자들은 없었다. 그
것은 종을 따질 때 아종이냐? 아니면 같은 종 내에서의 변종이냐?
를 정하는 것은 식물학자들로서도 매우 어려운 일이다. 연구학자
들에 따라 분류군의 한계 모호와 동정의 지난 등에 따른 다양한 견
해의 정리로 인하여 다소간에 차이가 존재하는 것도 사실이다. 그
러나 잎의 형태와 가시의 형질(잎의 폭, 엽두의 각, 가시의 길이)과 관련
있는 변이의 폭에 따라 종으로 구분하는 방법은 대동소이하다. 필
자는 토종 엉겅퀴의 종 선정을 가장 최근의 연구자료인「외부형태
형질에 의한 한국산 엉겅퀴속의 분류학적 연구(송미장·김현, 2007)」
에서 분류한 것을 참고로 하였다.

2) 종 선정 기준

  분류기준으로 잎의 형태와 크기, 가시의 길이, 꽃의 색깔 등을 주
요 분류기준으로 삼아 '기본종'은 식별형질에서 1개의 본종을, 변
이양상에 따라 변이 폭이 큰 것을 '변종'으로, 특이하게 흰 꽃이 피
는 것을 '품종'으로 분류한 것을 기준 삼았다.

3) 종 서술 기준

필자는 현재 대한민국 국토 안에서 자생하고 있는 토종 엉겅퀴라 칭할 수 있는 종만을 가나다순으로 정리하였으며, 종별로는 학명, 과명, 이명, 원산지, 종분류, 분포 및 서식지, 대표적 특징을 요약 정리하였고, 본문에서 전체 형태, 잎, 줄기, 꽃, 열매, 뿌리, 성분, 기타 등으로 구분 지어 정리하였다. 또한 생김새 등 형태에 대해서는 사진 등을 곁들여 최대한 자세하게 설명될 수 있도록 노력하였다. 특히 종들의 특징 등 특이사항도 언급하여, 산행 등 실제 실물과 조우하였을 때, 보다 쉽게 구분을 참고할 수 있도록 하였다. 그리고 토종 엉겅퀴 기본종에서 파생된 변종이나 품종 엉겅퀴들도 모두 그 토종 엉겅퀴 기본종 밑으로 분류하여 정리하였다.

4) 토종 엉겅퀴의 종류별 명단

현재 우리나라의 자생식물들을 수록하고 있는 정부의 공식기관은 산림청 산하 국립수목원의 '국가생물종지식정보시스템(NATURE)'과 '국가표준식물목록(KPNIC)'이 있다. 이들 조직에 등재된 엉겅퀴 관련 식물들을 살펴보면, 토종 엉겅퀴와 외래종엉겅퀴를 합쳐 국가생물종지식정보시스템에 21종과 국가표준식물목록에 13종이 등재되어 있는데, 그중 토종 엉겅퀴로 칭할수 있는 종들은 국가생물종시스템에 9종과 국가표준식물목록에 8종이 등재되어 있을 뿐이다. 그 종들을 나열하여 보면 국가생물종지식정보 시스템에 엉겅퀴, 가시엉겅퀴, 바늘엉겅퀴, 고려엉겅퀴, 물엉겅퀴, 동래엉겅퀴, 흰잎엉겅퀴, 흰잎고려엉겅퀴, 정령엉겅퀴 등이고, 국가표준식물목록의 엉겅퀴, 가시엉겅퀴, 바늘엉겅퀴, 고려엉겅퀴, 물엉겅퀴, 동래엉겅퀴, 흰잎엉겅퀴, 흰잎고려엉겅퀴 등이다.

그러나 식물학자들이 분류한 토종 엉겅퀴의 종류에 더하여 필자는 기본종 7종과 그에 따른 변종 4종, 그리고 품종 4종을 합쳐 현재 자생하고 있는 15종을 선정하였다.

먼저 가시엉겅퀴는 2종류로 품종에서는 흰가시엉겅퀴가 있고 변종으로 가시엉겅퀴가 있다. 고려엉겅퀴는 4종류로 기본종으로 고려엉겅퀴가 있고 품종에서는 흰고려엉겅퀴 그리고 변종으로 흰잎고려엉겅퀴와 깃잎고려엉겅퀴가 있다. 동래엉겅퀴, 물엉겅퀴, 엉겅퀴는 기본종이며, 바늘엉겅퀴는 2종류로 기본종인 바늘엉경퀴와 품종으로 흰바늘엉겅퀴가 있다. 또 기본종으로 흰잎엉겅퀴가 있다. 그리고 정영엉겅퀴는 2종류로 기본종인 정영엉겅퀴와 변종인 가는정영엉겅퀴가 있다. 그 외 아직 변종이 발견되지 않은 종으로는 동래엉겅퀴, 엉겅퀴, 흰잎엉겅퀴가 있다. 물엉겅퀴는 토종으로 분류되지는 않았지만, 우리나라 울릉도의 특산품인 관계로 필자는 말미에 포함시켜 보았다.

이외에 토종 엉겅퀴로 분류될 수 있는 종으로 문헌상으로는 나와 있으나, 자생지나 해당 종의 멸실 등으로 인하여 자료나 자생확인이 불가능한 종으로는 점봉산엉겅퀴, 제주엉겅퀴 등이 있는데, 토종 엉겅퀴의 수에는 포함하지 않았다.

필자는 학자들이 명명한 종류 중 흰색 꽃이 피는 것을 '흰'자를 붙인 것을 구별하고 알아보기 쉽게 '꽃' 자를 덧붙여 '흰꽃'으로 표기하였다. 예를 들면 '흰가시엉겅퀴 → 흰꽃가시엉겅퀴'이다.

토종 엉겅퀴종 수 15종을 나열해 보면 다음과 같다. (○안의 숫자는 순서를 표시한 것임)

◇ 가시엉겅퀴: 품종: 흰꽃가시엉겅퀴(흰가시엉겅퀴)①, 변종: 가시엉겅퀴②

◇ 고려엉겅퀴: 기본종: 고려엉겅퀴③, 품종: 흰꽃고려엉겅퀴(흰고려엉겅퀴)④, 변종: 흰잎고려엉겅퀴⑤, 깃잎고려엉겅퀴⑥

◇ 동래엉겅퀴: 기본종: 동래엉겅퀴⑦

◇ 바늘엉겅퀴: 기본종: 바늘엉겅퀴⑧, 품종: 흰꽃바늘엉겅퀴(흰바늘엉겅퀴)⑨

◇ 엉겅퀴: 기본종: 엉겅퀴⑩, 품종: 흰꽃엉겅퀴(흰엉겅퀴)⑪

◇ 정영엉겅퀴: 기본종: 정영엉겅퀴⑫, 변종: 가는정영엉겅퀴⑬

◇ 흰잎엉겅퀴: 기본종: 흰잎엉겅퀴⑭

◇ 물엉겅퀴: 기본종: 물엉겅퀴⑮

5) 종별 세부 내역

  토종 엉겅퀴라 일컬어지는 15종에 대하여 학명·과명·이명·원산지·종분류·분포·서식지·대표적 특징을 머리에 요약 정리하였다. 그리고 본문에서 전체 형태(total form)·잎(leaf)·줄기(stem)·꽃(flower)·열매(fruit)·뿌리(root)로 구분 지어 생태를 서술하였고, 그 외 활용·비슷한 종·관련 연구자료 등으로 쓰임새 및 기타 사항을 구분 지어 보다 알기 쉽게 사진을 곁들여 제Ⅲ장에서 최대한 자세하게 서술하였다.

4.
토종 엉겅퀴에 대한 전설과 꽃말

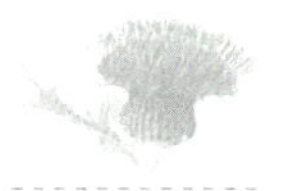

가. 전설

우리 토종 엉겅퀴에는 얽힌 이런저런 전설 이야기도 많다. 그중에서 몇 가지를 들어 보면, 먼저 좀 슬픈 전설이지만, 고려시대에 몽골의 침략으로 조정을 강화도로 옮기고 최후까지 항전할 때 침략한 몽골 병사에게 겁탈당한 여인이 자결한 자리에 피어난 꽃이 바로 엉겅퀴였다고 한다. 또 한 가지는 옛날 어느 산골에 법 없이도 살 만큼 착한 부부가 살고 있었다. 그러나 결혼한 지 5년이 지나도 아이는 생기지 않았다. 그러자 부인은 절에 가서 불공도 드려 보고 정화수 떠 놓고 빌어도 봤으나 소용이 없었다. 그러던 어느 날 밤 꿈에서 삼신할머니가 나타나 엉겅퀴꽃을 보여주면서 이 꽃 뿌리를 캐다가 달여서 남편에게 먹이라고 하고 사라졌다. 다음날 부인은 삼신할머니가 시키는 대로 하였더니 그 후 임신하였고 귀한 아들을 얻었다고 한다.

 이것이 토종 엉겅퀴다(This is Native Thistle)

나. 꽃말

　토종 엉겅퀴는 어느 약초보다도 품고 있는 성분들이 많다. 그래서 억센 가시로 중무장을 하여 스스로 보호하는지도 모르겠다. 아니면 자신을 만지는 사람에게 상처 줄까 두려워 붙여진 꽃말인지도 모르겠다. 하여튼 우리나라에서는 날카로운 가시로 무장한 모습이 근엄(謹嚴)하게 보여서인지 '근엄과 엄격(嚴格)'이라는 꽃말을 가지고 있으며, 아울러 고독하게 보였는지 '고독'이란 꽃말도 가지고 있다.

5.
토종 엉겅퀴의 지정 현황

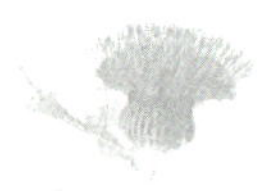

2024년 현재 우리나라의 행정관청에 의하여 우리나라에서 자생하는 엉겅퀴에 대한 분류 및 지정 내역을 살펴보면, 산림청의 특산식물종에 유일하게 제주도의 바늘엉겅퀴가 등재되어 있고, 또 희귀식물 중 위기종(EN)에 울릉도의 물엉겅퀴와 제주도의 바늘엉경퀴가 등재되어 있다.

그리고 희귀식물 중 자료부족종(DD)에는 버들잎엉겅퀴와 동래엉겅퀴가 등재되어 있음을 확인할 수 있다.

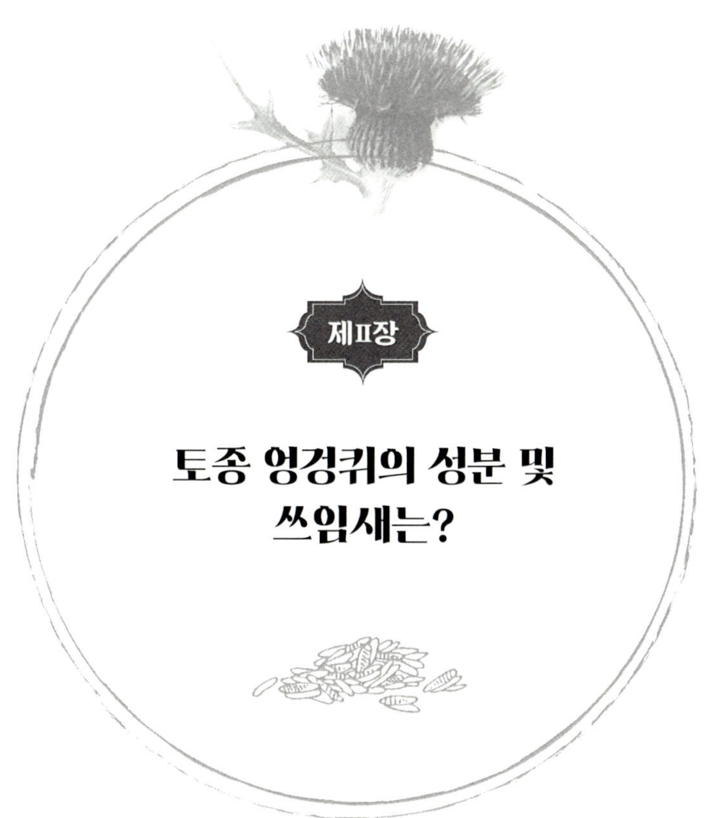

토종 엉겅퀴의 성분 및 쓰임새는?

1.
토종 엉겅퀴의 성분

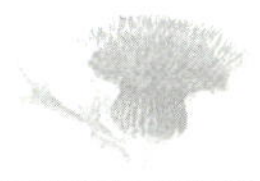

토종 엉겅퀴는 우리나라 산천 곳곳에서 나는 소중한 천연식물자원 중 하나로, 약용(藥用: medicinal)으로 활용할 수 있는 성분과 식용(食用: edible plant)으로 활용되는 성분 등 다양한 성분들이 있다고 알려져 있다. 또한 토종 엉겅퀴가 속한 엉겅퀴속(Cirsium) 식물에는 전초에 알칼로이드(alkaloid), 정유 성분 등 생리활성이 뛰어난 다양한 플라보노이드(Flavonoid) 성분이 함유되어 있다.

많은 학자가 저술한 엉겅퀴에 대한 연구논문 등 자료들을 살펴보면, 엉겅퀴속 식물에서 다양한 이차대사산물(二次代謝産物)이 보고되었는데, 그 가운데 생리활성이 뛰어난 아피게닌(apigenin), 루테올린(luteolin), 마리세틴(myricetin), 캠페(kaempferol), 펙톨리나린(pectolinarin), 5,7-dihydroxy -6,4'-dimethoxyflavone, hispidulin -7 -neoheperioside를 포함한 약 78종의 flavonoids가 확인되었다고 하였다.

Flavonoids는 flavan 핵 구조를 가진 저분자량의 폴리페놀화합물로 페놀이 3개의 A, B 및 C환의 기본구조로 구성되어 있는 diphenyl propane(C_6-C_3-C_6)의 기본탄소골격을 가지는 페놀(phenol)계 화합물의 총칭이다.

항암성과 항 돌연변이성을 가지는 플라보노이드는 플라보놀(flavonol)계의 케르세틴(quercetin), 캠페롤(kaempferol), 마리세틴(myricetin)과 플라보노(flavone)계의 아피게닌(apigenin), 루테올린(luteolin), 리모닌(limonin), 노밀린(nomilin) 등이 보고되었다.

특히 Apigenin은 암 예방 및 신경보호, 항염증, 항진경 및 항균작용 등의 생리활성이 있다고 보고하고 있다. 또한 엉겅퀴는 지질과 산화를 억제하고 glutathione reductase의 활성을 증가시켜 알코올 해독을 촉진시키므로 간 보호에 효과적이라고 한다. 플라보노이드는 특히 혈장의 LDL(low density lipoprotein) 내의 산화를 억제하여 동맥경화를 예방한다. LDL의 산화를 억제하는 천연항산화제로는 비타민E, 카로티노이드(Carotenoids), 카테킨(Catechin), Flavonoid 및 그 유도체 등이 알려져 있다.

안전성평가연구소(KIT)에 따르면, 가장 최근인 2024년도에는 자생 토종 엉겅퀴에서 위암 종양의 성장을 억제하는 성분인 '펙톨리나리게닌(Pectolinarigenin)'이라는 플라보노이드 성분을 경남바이오헬스연구지원센터 연구팀이 확인하여 국제 학술지 '분자생물리포

트'에 발표하였다 한다. 이는 향후 체내 독성 등 부작용을 일으키지 않는 위암 치료제 개발로 기대된다고 하였다.

식물체가 외부의 자극에 반응하여 생성하는 대사물질을 피토알렉신(phytoalexin)이라고 하는데, 엉겅퀴 및 관련된 식물들이 생성하는 phytoalexin으로 대표적인 것이 '실리마린(Silymarin)'이다. Silymarin은 실제로 실리빈(silybin), 이소실리빈(isosilybin), 실리디아닌(silydianin), 실리크리스틴(silychristin) 등의 혼합물을 일컬으며, 이 성분은 특히 엉겅퀴의 씨에 많이 함유되어 있는데, 바로 간의 해독작용과 항산화작용을 하는 글루타티온 성분의 증가 및 결핍을 예방한다고 한다. 또한 간을 손상시키는 효소의 생성을 방해하여 간세포를 보호하고 간염 수치를 낮추어주며, 간세포를 재생하여 직접적인 간 보호작용을 나타내는 것으로 밝혀지기도 하였다. 근래에 들어서는 엉겅퀴가 간질환뿐만 아니라, 폐질환, 당뇨 등 여러 요인에도 치료 및 예방의약 등으로의 활용도가 많은 학자의 연구를 통하여 증명되고 있다. 필자는 성분에 대해 좀 더 깊게 들어가기 위해 토종 엉겅퀴의 부위별 성분, 종별 성분, 성질로 구분하여 살펴보았다.

가. 부위별 성분

토종 엉겅퀴의 성분이 간과 근육, 콩팥과 뼈에 제일 이롭다고 하였다. 이는 약골(弱骨)을 강골(强骨)이 되게 하고, 간이 콩알만 한 사람을 담대(膽大)하게 만들어 준다고 한다. 간이 튼튼하면 근육이 튼튼해지고 신장이 튼튼하면 뼈가 튼튼해진다고 했다. 이런 이치를 옛글에서는 간주근(肝主筋)이고 신주골(腎主骨)이라고 표현하였듯이, 이는 곧 근육의 주인은 간이고, 뼈의 주인은 신장이라는 뜻을 내포한다는 뜻이다.

지금까지 밝혀진 성분들을 엉겅퀴의 부위별로 나누어 정리하여 보았다.

1) 전초

전초 특히 뿌리에는 알칼로이드(alkaloid), 정유(精油) 등의 성분을 많이 함유하고 있다. 그리고 부분적으로 꽃, 잎, 줄기에는 아피게닌(Apigenin)과 아카세틴(Acacetin)이란 성분이 많이 들어 있다. 실리마린 성분은 대체로 열매인 씨에 가장 많이 함유하고 있으며, 종에 따라서는 잎사귀나 줄기 등에서도 추출이 된다.

2) 뿌리

토종 엉겅퀴의 뿌리에는 알칼로이드, 정유 등 성분과 더불어 타라카스테린(taracasterin), 아세테이트(acetate), 스티그마스케롤(stig-

maskerol), 알파 또는베타 아말린(beta-amaline), 베타시토스테롤(betasi-
tosterol) 등이 많이 들어 있다.

3) 꽃, 잎, 줄기

토종 엉겅퀴의 꽃, 잎, 줄기에는 아피게닌(Apigenin)과 아카세틴
(Acacetin)이 많이 들어 있으며 silymarin 성분도 들어 있다. 꽃의 성
분에는 시르시마린(cirsimarin), 히스피둘린(hispidulin), 그리고 시르시
마리틴(cirsimaritin)이 있다. 특히 잎에서는 루테올린(luteolin)과 아피
게닌(apigenin) 그리고 히스피둘린(hispidulin)의 성분이 많이 들어 있
음이 밝혀졌다.

4) 씨

토종 엉겅퀴의 씨에는 실리마린(Silymarin)과 시나린(Cynarin), 나리
루틴(Narirutin) 등 지용성지방산(fatty acids)을 다량으로 함유하고 있
다고 알려져 있다.

실리마린은 원래 서양엉겅퀴인 밀크시슬(학명: 흰무늬엉겅퀴)의 씨
에서 추출한 성분이다. 근래에는 우리 여러 종류의 토종 엉겅퀴에
서도 추출하였다고 국내 여러 식물학자들의 논문에서 발표하고
있다.

실리 마린성분은 1968년 바그너(Wagner) 박사가 추출에 성공하여 밝혀졌다고 하며, $C_{25}H_{22}O_{10}$ 분자식을 갖는 실리빈(Silibin)을 비롯하여 실리디아닌(Silidanin), 실리크리스틴(Silichristine), 이소실리빈(isosilybin) 등 4가지 이성체를 실리마린이라고 한다.

흰무늬엉겅퀴(이명: 밀크시슬)에 약 4~6% 정도가 들어있고, 특히 씨앗에는 약 2% 정도가 있다고 한다.

또한 엉겅퀴 추출물인 '실리비닌(silybinin)'이 폐암의 진행을 획기적으로 막아준다는 사실을 미국콜로라도약학대학 Alpna Tyagi 박사팀이 발견(2011년)했다. 이 실리비닌은 실리마린을 구성하는 3대 성분(silidianin, silicristen. silybinin) 중 하나로 염증이 종양으로 이행되는 마지막 관문에 기여하는 효소를 제거함으로써 근본적으로 종양의 형성을 막는다고 한다.

실리마린의 4가지 이성체 분자식 모형

실리마린(Silymarin)은 1970년부터 간질환에 대한 임상시험을 실시하고 치료에 적용하여 현재에 이르고 있다. 또한 씨껍질에는 항염증에 강한 아피게닌(Apigenin)이 제일 많이 존재한다고 하여 무릎 관절염 치료에 활용이 기대된다.

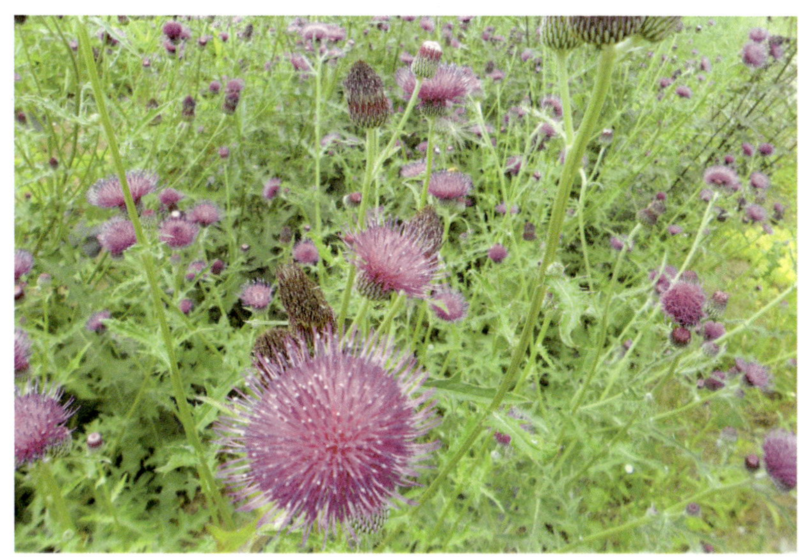

토종 엉겅퀴 재배 모습

5) 기타 성분들

토종 엉겅퀴의 기타 성분으로는 잎과 줄기, 뿌리에 섬유질, 단백질, 탄수화물, 지방, 회분, 무기질(철, 칼슘, 인, 칼륨)과 비타민(티아민, 니아신, 비타민C, 베타카로틴) 등이 고루 들어 있어서 음식 재료로도 아주 좋다고 한다. 특히 성분 중 철분과 비타민C가 있는데, 비타민C가 철분의 흡수를 돕는 역할을 하므로 최상의 약초가 아닐 수 없다. 이는 산야에 자생적으로 자란 것이나 사람들이 전답에 재배한 것이나 둘 다 약효나 영양성분에서는 별반 차이가 없다. 봄철이나 초여름에 가시가 연한 어린잎은 뜨거운 물로 살짝 데쳐서 쓴맛을 우려내고 나물로 무쳐 먹거나 조리해 먹을 수 있고, 가을에는 뿌리를 캐서 우엉처럼 조림을 만들거나 된장국에 넣어 끓여 먹을 수 있다.

나. 종별 성분

국내에서 자생하고 있는 토종 엉겅퀴 각각의 성분을 학자들에 의해서 연구하여 검증된 성분 내역은 제Ⅲ장의 품종별 세부 내역에 자세히 기록하였다.

다. 성질

토종 엉겅퀴는 줄기를 비롯하여 잎과 꽃까지는 냉한 성질을 가지고 있으나 뿌리는 온화한 성질을 품고 있다.

라. 성분연구 현황

우리나라 토종 엉겅퀴의 성분에 대하여 최초로 연구를 한 것은 1981년에 이용주, 유승조, 이병욱 박사에 의해 연구된 '엉겅퀴꽃의 성분연구'이다.

이 연구에서 taxaxasteryl acetate의 성분을 확인하였다고 하였다. 이를 시발로 이후 1983년도의 '바늘엉겅퀴의 flavonoid 성분연구' 등, 최근까지 꾸준하게 90여 편의 성분연구와 10여 편의 학위연구 논문이 나오고 있다. 앞으로도 성분에 대한 연구는 계속되리라 본다.

2.
토종 엉겅퀴의 쓰임새

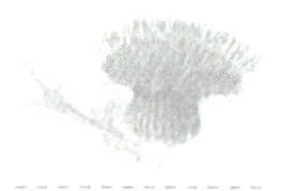

가. 약용식물의 쓰임 역사

토종 엉겅퀴처럼 약초에 있어 치료에 쓰이는 천연약물을 '본초(本草)'라 불렀다.

세계에서 엉겅퀴처럼 식물을 약용으로 활용하였던 시대도 오래되었고 쓰임도 다양하였다는 사실이 고전 등을 통하여 현재도 전해지고 있다. 특히 유럽에서의 약용식물의 쓰임 역사는 매우 오래되었다. 고대 그리스의 의사로 약리학자이자 식물학자였던 페다니우스 디오스코리데스(Dioscorides. 40~90)의 「De materia medica」가 대표적인 예이다. 그는 이로 인하여 '약리학의 아버지'라 불리우고 있다.

우리나라에도 약초들과 엉겅퀴의 쓰임에 관련된 옛 의서들이 전해지고 있다. 그중 몇 가지 책(冊)을 살펴보았다. 먼저 본초학(本草

學)의 권위서인「중수정화경사증류비용본초」로 이는 1098년 당신미(송나라 명의)가 저술하였다고 전해지는「경사증류비급본초」에 구종석이 지은「본초연의」를 합하여 1249년 장존혜가 편찬한 책을 근거로, 1443년 세종 시대에 유효통 등이 간행한 의약서인「향약집성방」과 1610년 허준이 저술한 의학서인「동의보감」을 비롯하여 저자 미상의 의서들인「의방합편」,「의휘」,「본초정화」,「별초단방」 등이 있다.

국외 의서로는 중국 한나라 말기의 작자미상의「명의별곡」을 비롯하여 당나라 진장기가 저술한「본초습유」와 명나라 시기인 1578년 저술한「본초강목」과 작자미상의「일화본초」가 있으며, 북한에서 간행한「동의학 사전」이 있다.

나. 엉겅퀴의 실생활 쓰임 사례

엉겅퀴의 쓰임에 대하여 별도로 예전이나 지금이나, 토종이냐 아니냐로 따져서 활용한 사례는 없다. 다만 옛날 한방에서는 엉겅퀴를 소계(小薊)냐 대계(大薊)냐로 구분한, 즉 조뱅이냐 엉겅퀴냐로 분리하여 활용한 사례만 존재할 뿐이다.

엉겅퀴를 비롯한 약용식물 개체의 부위별 쓰임을 보면 뿌리(根)가 약 35%, 줄기가 약 20%, 잎이 약 15%, 열매(씨)가 약 10~15%, 전초가 약 10~15%, 꽃이 약 1% 정도이다. 이는 거의 전 부위가 약용으로 쓰이고 있음을 확인할 수 있다.

필자는 엉겅퀴의 실생활 쓰임에 대하여 옛날과 오늘날로 시대 구분하여 서술하였다.

1) 옛날

전반적으로 엉겅퀴(大薊)는 지혈에 쓰이는 약초로서 제반 출혈, 즉 코피, 자궁출혈, 소변출혈 등에 고루 사용되었고, 장염 등에도 적용이 되는 약재이다. 다만 성질이 서늘(冷)하여 설사나, 한증(寒症)이 있는 경우는 사용 시 주의하여야 한다. 일반적으로 전초를 모두 약재로 사용하는데, 증상에 따라서 치료하는 약재라는 점이다. 엉겅퀴는 몇 가지 종류의 꽃 색깔이 있는데, 「동의보감」에는 '꽃이 노란색인 것을 황화지정(黃花地丁)이라 하고 자주색인 것을 자화지정(紫花地丁)이라고 한다'고 했다. 특히 엉겅퀴의 약용으로는 자색 꽃 엉겅퀴인 자화지정을 주로 사용한다고 하였다. 황화지정은 포공영(蒲公英)의 이명으로 사용되기도 하며, 꽃 색깔이 흰 흰꽃엉경퀴도 있다.

위에서 언급한 증상별 엉겅퀴의 쓰임에 대해 수록된 사항들을 각 의서에서 간략하게 발췌하여 보았다.

먼저 우리나라의 대표 의학서인 「동의보감(東醫寶鑑)」에 나와 있는 엉겅퀴 관련 내용을 아래와 같이 정리하였다.

① 基原: **국화과** 宿根草(큰 엉겅퀴)의 全草

② 性味: 凉 苦辛

③ 歸經: 心 肝 小腸 膀胱

④ 效能: 凉血止血 - 喀血 衄血 崩漏 尿血

　　破血消癰 - 腸癰 癰毒 瘰癧

⑤ 禁忌: 寒瘀陰疽, 胃弱泄瀉

⑥ 修治: 生用, 炒炭

그 외 증상별 처방 기록과 실제 활용 방법에 대해 각 고서에 나와 있는 사항을 간략하게 살펴보았다.

① 몸을 건강하게 한다

「향약집성방」에서는 다음과 같이 이야기한다.

'정(精)을 보(補)하고, 피를 보호한다. 살찌고 튼튼하게 한다'
'보양(補養)하거나 기(氣)를 내린다'

여기서 살찌고 튼튼하게 한다는 대목으로 보아 왜소한 사람에게 더 도움이 된다고 추측할 수 있다. 대계(엉겅퀴)와 소계(조뱅이)에 대 해서는 소계가 약의 효력이 약하기 때문에 대계처럼 '보양(保養)하

거나 기(氣)를 내리지는 못한다'고 언급하였다. 「본초정화」에서도
대계의 잎은 옹종(癰腫)을 치료하지만 소계는 혈병(血病)을 치료할
뿐이라고 말하며 두 식물의 약성을 대조하였다. 엉겅퀴가 더 약성
이 강하다는 뜻이다.

② 여성의 자궁출혈을 치료한다

「본초강목」에서는 '여자의 적백대하(赤白帶下)를 치료한다. 또 자
궁출혈로 하혈하는 증상을 주치한다'는 대목을 발견할 수 있다. 자
궁출혈을 붕루(崩漏), 부정기 자궁출혈을 혈붕(血崩)이라고 하며, 「별
초단방」에서는 '엉겅퀴는 붕루와 대하를 치료한다. 찧어서 즙을 내
어 먹는데 혈붕에는 뿌리 5냥, 냉대하에는 뿌리 3냥을 술로 달여서
먹는다'고 수록되어 있다. 술 외에 말린 잎이나 뿌리를 끓여 마시
는 것 역시 도움이 된다고도 하였다.

「명의별록(名義別錄)」에서는 '여자들의 적백(赤白) 대하(帶下)를 다스
리고 태아를 안정시킨다고 했으며, 또한 피를 토하거나 코피 나는
것을 그치게 하고 비위를 튼튼하게 하며 신장 기능을 튼튼하게 한
다'라고 했다.

「산보방(産寶方)」에는 '부인의 하혈에 엉겅퀴 뿌리를 즙으로 짜서
마시면 즉효가 있다'라고 쓰어 있다.

③ 코피를 멎게 한다

「본초강목」에서는 엉겅퀴의 지혈 작용에 대해 언급하고 있다. '토혈이나 코피를 멎게 한다', '어혈을 흩어 버리고, 혈통(血痛)을 다스린다'는 부분이 그것이다. 이는 엉겅퀴의 가장 대표적인 효능이기도 하다.

그런가 하면 「본초습유(本草拾遺)」에서는 '묵은 어혈을 없애고 새로운 피를 만들게 한다'고 하였으며, '심한 하혈이나 칼과 창에 다쳐서 피가 많이 날 때 생즙을 내어 따뜻하게 데워서 먹으면 효과가 좋다'는 내용을 찾을 수 있다.

북한에서 펴낸 「동의학사전」에서는 '열을 내리고 출혈을 멈추며 어혈을 삭이고 부스럼을 낫게 한다'라고 하였다.

④ 염증성장질환을 치료한다

「본초강목」에서는 '잎은 장옹(腸癰)과 배 속의 어혈을 치료한다'라고 했으며, 이때에는 생잎을 갈아서 술로 복용한다고 적혀 있다. 장옹(腸癰)이란 염증성장질환을 뜻한다. 충수돌기염, 만성장염, 크론병, 궤양성대장염, 게실염 등이 여기 속한다. 급만성염증이나 자가면역질환으로도 발생하는 병증으로 알려져 있다.

식적(食積), 담적(痰積), 염증성위장질환처럼 장뭉침 증상으로 인해 복부에 단단한 혹이 들어있는 것처럼 느껴질 때는 '엉겅퀴 뿌리를 가루 내어 물이나 술에 타서 많이 복용한다'고 「의휘」에 적혀 있다.

「일화본초(日華本草)」에서는 '엉겅퀴잎은 장옹(腸癰)을 다스리고 배 속에 있는 어혈을 풀어 준다'고 하였으며, '타박상을 입었을 때 생즙 내어 술과 함께 어린아이 오줌에 타서 먹으면 효과가 좋다'라고 하였다.

⑤ 상처를 잘 낫게 한다

앞서 말한 지혈 작용 외에도 외용제로 효과가 있다. 「본초강목」에서는 '악창(惡瘡)이나 개선(疥癬)에서는 소금과 함께 갈아서 환부를 덮어 준다'고 언급한다. 악창은 피부의 악성 궤양, 개선은 옴을 뜻하는데, 또한 엉겅퀴를 외용제로 활용하면 상처를 치료하면서도 피부가려움증에도 도움이 된다는 내용이 들어 있다.

「일화본초(日華本草)」에서는 '악창이나 옴에 날것을 소금과 함께 짓찧어 붙이면 잘 낫는다'라고 하였다.

⑥ 종기 치료에도 좋다

「의방합편」에서는 '엉겅퀴 뿌리와 홍화(紅花)씨를 고(膏)처럼 되게 곱게 갈아서, 종기 부위에 바르면 시원해지면서 막 생긴 종기는 가라앉고 고름이 찬 종기는 빨리 터진다'고 하였다.

고름을 '창'이라고 표현한 「의휘」에서는 '오랫동안 뒤 머리카락이 시작되는 부위에 창(瘡)이 생겼을 때는 엉겅퀴 뿌리를 질게 찧어 붙이면 낫는다'는 구절이 존재한다.

※ 옛 의서의 엉겅퀴 성질 표기에 대한 단상

엉겅퀴에 대해 옛 중국의 의학자들은 '성질이 서늘하다'라고 했고, 「동의보감(東醫寶鑑)」을 비롯하여 우리나라의 옛 의학서에 '성질이 차다'라고 적혀 있는데, 그 뜻을 필자는 잘 이해가 되질 않는다. 그 이유는 줄기 등 전초는 표기대로에 공감이 가지만, 뿌리의 성질은 아닌 것 같다. 한의에서 주로 사용하는 곳이 뿌리(根)인데, 겨울철에 엉겅퀴(大薊)의 뿌리를 캐 보면, 뿌리 근처의 땅이 적게 얼어 있고, 뿌리를 땅에서 캐내면 김이 모락모락 난다. 엉겅퀴 뿌리의 표면에는 지치처럼 붉은 색소가 묻어 있고 신선한 뿌리를 유리병에 넣고 물을 부어 놓고 3~4일쯤 두면 피처럼 붉은색이 나와 붉은 물이 된다. 엉겅퀴는 간을 따뜻하게 해 간을 치료하는 '온간지품(溫肝之品)'이란 말을 실감할 수 있기 때문이다.

또한 엉겅퀴를 늦가을이나 겨울철 땅이 얼기 전에 뿌리를 캐 보면 줄기와 뿌리가 붙은 밑동 속에 공간이 있고 그 속에 자잘한 벌레들이 많이 들어 있는데, 이는 벌레들이 따스하게 겨울을 나기 위한 공간이 아닐까 생각된다.

2) 오늘날

현대의학의 흐름과 방향은 치료의학에서 예방의학으로 가는 과정에 있다고 한다. 또한 최근 웰빙 붐과 건강에 대한 관심 고조로 친자연, 친환경약용식물의 수요가 증가하고 있는 추세이다. 그 가운데에서도 Flavonoids, Polyacotylone과 Silymarin 성분 등 생약 성분이 다량 함유된 것으로 알려진 엉겅퀴에 관심이 폭발적으로 높아지고 있다.

특히 생약 성분 중에 토종 엉겅퀴에 다량 함유된 Cirsimartin을 비롯해 항염증 작용을 하는 Cirsimarin과 Taxifolin, 간세포를 보호하는 Isosilybin 그리고 Pectolinarin 등 많은 유용(有用)성분이 들어 있다는 사실이다. 따라서 봄에 수확한 향기가 은은한 토종 엉겅퀴는 식용자원으로, 그리고 향기 특성이 강하고 화합물의 함량이 높은 여름이나 초가을에 수확한 엉겅퀴는 약용자원으로 활용하는 것이 효과적이라고 한다.

가) 현대의학에서의 쓰임새

① 치료에 쓰임

엉겅퀴에서 추출되는 펙토리나린(prctolinarin) 성분은 지혈작용이 있다. 혈관을 수축시키고 출혈시간을 단축한다. 동시에 고혈압, 심혈관질환, 고지혈증, 간섬유화, 당뇨병 치료에도 도움이 된다고 한다. 이때 모두 어혈을 제거하면서 혈압을 떨어뜨리는 결과를 가져오기 때문에 고혈압 환자에게는 특히 좋다고 한다.

그리고 엉겅퀴에서 추출하는 실리마린 성분은 간이 해독을 하면서 생기는 손상을 방지하는 항산화제로서, AST 또는 ALT 등 간 수치가 높을 때 병원의 의사들이 처방하는 것이다. 참고로 정상적인 간수치는 AST: 0~40 IU/L, ALT: 0~40 IU/L, GGT: 남자 11~63 IU/L, 여자 8~35 IU/L이라 한다. 즉 AST 및 ALT 등의 간 수치가 높다는 의미는 간세포가 손상되어 있을 가능성이 있으며, 이때 실리마린 성분이 간세포의 손상을 억제하여 간 수치가 복구된다고 한다. 그리고 실리마린 성분은 체내 유해한 활성산소(free radical)를 제거하여 간세포를 보호하고 미토콘드리아 내의 산화스트레스를 방지하는 효능이 있다고도 하였다.

이렇게 치료 약재로서 엉겅퀴는 간이 더욱 건강해질 수 있도록, 새로운 간세포의 생성과 활동을 돕는 것이다. 또한 암환자들에게는 항암제 치료 후 체내에 축적될 수 있는 독성분들을 신속히 제거하여 회복을 촉진하는 역할을 하는 한편, 염증을 치료하여 암의 진행을 막을 수 있도록 도와준다고 한다. 이렇게 엉겅퀴가 인간에게 유익한 성분을 함유하고 있음에도 아직 완벽하게 인간의 병에 적용하지 못하는 사유는 관련 연구 전문 인력의 부족 때문이 아닐까 하고 필자는 생각한다.

② 생약에 쓰임

최근에는 미국에서 엉겅퀴 추출물이 세포를 보호하고 종양의 성장을 억제하는 항산화제라는 것과 간세포 재생 및 보호 효과를 가진다는 사실을 밝혀냈고, 따라서 미국의 의약품안전처인 FDA에서도 간장약 원료 식물로 인정받은 것이 엉겅퀴다.

이웃 일본도 엉겅퀴를 정식 생약으로 인정하고, 활용하여 신경통 및 류마티즘에 유효한 약재인 'Wazokudan'이 개발되는 등 많은 제약회사들이 경쟁적으로 취급하고 있고, 독일도 만성간염이나 간경변, 지방간 환자들을 위한 치료약으로 사용하고 있다. 그밖에 이탈리아, 스페인, 인도네시아 등 여러 나라에서 의약품으로 인정하고 있는 등 앞으로도 엉겅퀴의 쓰임새는 날로 증가할 것이다.

우리나라에서도 근래에 '식품의약품안전처'에서, 엉겅퀴에서 추출한 '실리마린'과 헛개나무 열매에서 추출한 추출물 그리고 표고버섯추출물 등 3가지 품목을 의약품원료로 지정(指定)한 바 있다.

또한 '간 건강에 도움을 줄 수 있음'으로 2등급 건강기능식품으로 유일하게 인정받았으며, 간 건강을 위한 적정섭취량은 1일 130mg 이라고 제시하고 있다.

2024년 현재 간건강보조식품의 글로벌 시장은 약 11억 5,200만 달러(한화 약 1조 6천억 원)규모라고 한다. 향후 간염, 지방간, 간경변 등 다양한 간질환이 증가추세를 보여 계속 성장할 것으로 전망이 되고 있다. 특히 2013년도에 엉겅퀴의 실리마린 성분에 대한 독점적 사용권이 소멸함에 따라 의약품원료나 건강보조식품 등으로의 활용이 가파르게 증가하는 추세에 있기도 하다.

또한 토종 엉겅퀴에서 추출되는 글루타티온(Glutachion GSH) 성분은 피부과에서 비욘제 주사로 알려진 '백옥 주사'의 주성분으로 멜라닌생성을 억제하며 피부미용뿐만 아니라 노화 예방에도 도움이 되고 있다고 한다. 그리고 토종 엉겅퀴 생즙은 잃었던 정력에 새로운 효험을 볼 수 있다 하여 정력 보강제로도 활용되고 있다.

나) 실생활에서의 쓰임새

토종 엉겅퀴의 실생활에서의 활용도를 세분하여 약재용과 나물 등의 음식용, 차용, 녹즙용, 가공용, 그리고 밀원용과 기타 등으로 구분하여 서술하였다.

① 약재용

　약재용으로 활용하는 방법은 2년 차 토종 엉겅퀴를 6월 초 중순 경에 성장이 끝난 전초(줄기, 잎, 꽃송이)와 뿌리를 채취하여 세척 후 1~2㎝ 정도씩 잘라서 완전 건조 후 사용한다. 이때 완전히 결실된 송이는 씨앗만 채취하고, 꽃잎이 나오기 시작한 송이는 꽃송이 통째로 채취하여 건조한다. 토종 엉겅퀴의 특성상 냉한 성질을 가지고 있기 때문에 그 성질을 중화시키기 위해선 준비된 토종 엉겅퀴에 대추나 감초 또는 생강을 9:1 비율로 하여 건강원이나 가정에서 달여서 비닐 파우치에 넣어 보관하면 변질 없이 오랫동안 복용할 수 있다.

　건조된 송이는 한약제 분소에서 제분하고, 씨앗은 기름 방앗간에서 제분 (씨에 정유 성분이 있기 때문에 씨앗은 기름으로 짜서 복용하고, 껍질은 잘게 분쇄)하여 서로 혼합하여 티스푼으로 1스푼씩 수시로 복용하면 된다. 또 이것을 꿀에 개어서 복용하거나 다른 차에 혼합하여 먹어도 된다. 또한 환으로 만들어 먹어도 좋다.

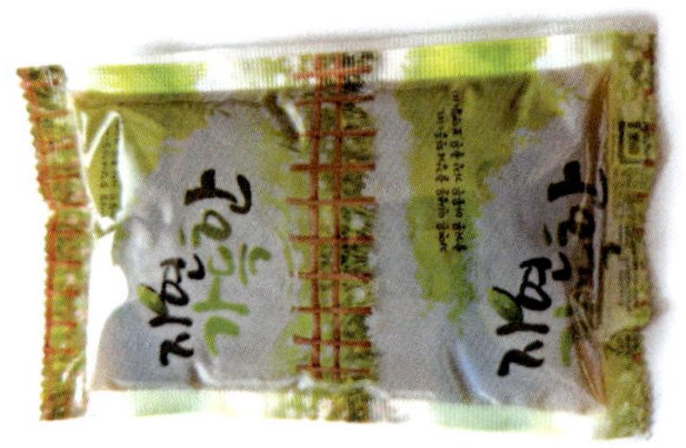

비닐 파우치에 담긴 모습

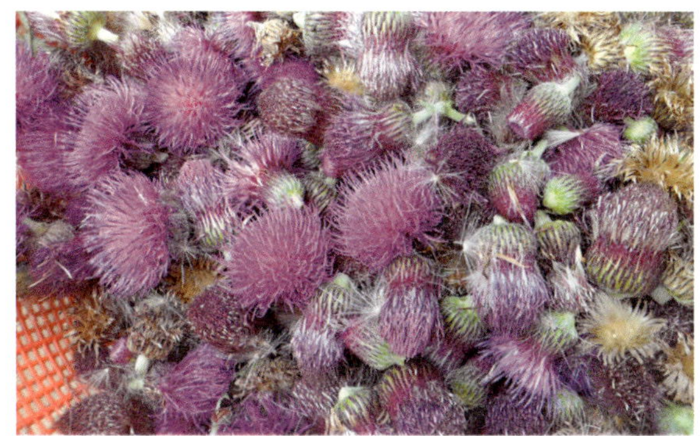

엉겅퀴 꽃송이 수확

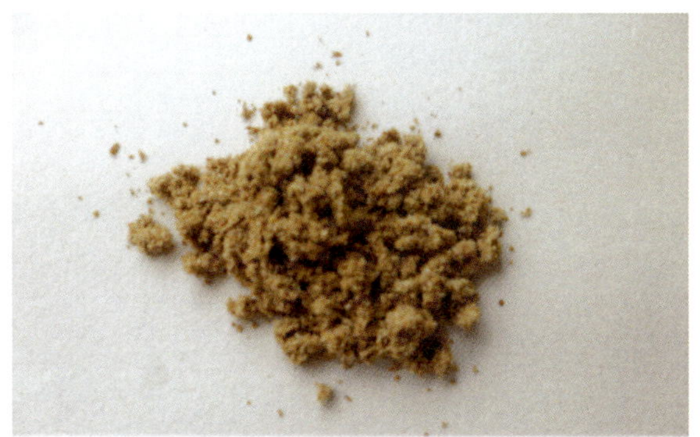

엉겅퀴 씨 제분된 모습

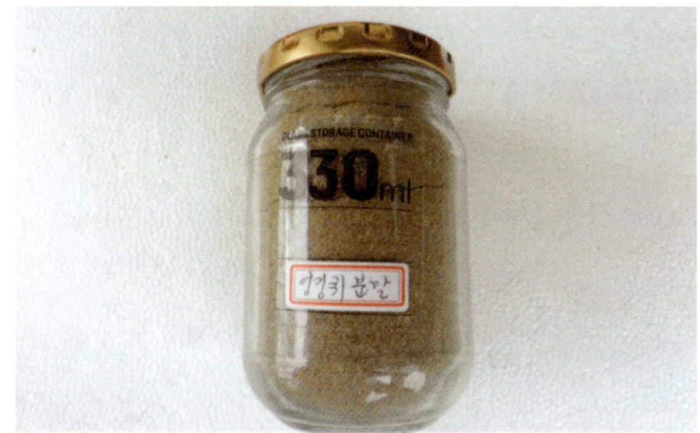

건조 엉겅퀴 꽃송이 제분

참고: 토종 엉겅퀴의 꽃송이와 씨앗의 채취는 매우 어렵다. 꽃송이에는 끈적임이 있기에 그 속에 들어있는 씨앗을 빼내기 위해서는 수작업 외에 별 방법이 없다.

② 식용

토종 엉겅퀴를 반찬용 나물로 사용할 때에는 이른 봄철에 올라온 연한 포기나 잎을 수확하여 일단 끓는 물에 살짝 데친 후 사용한다. 데치면 잎끝의 가시도 부드러워지고 식감도 좋다. 이런 재료로 활용할 수 있는 것이 엉겅퀴무침, 엉겅퀴된장국, 엉겅퀴비빔밥 등이다. 또한 요즈음 젊은이들에게 핫하게 어필되는 퓨전요리에 활용도 가능하다. 예를 들면 스무디에 토종 엉겅퀴 생잎을 첨가하여 색다른 맛을 낼 수 있고, 샐러드에 토종 엉겅퀴 생잎을 얇게 썰거나 다져서 올려주면 색감과 질감뿐만 아니라 약간 쓴맛이 새롭고 독특한 풍미를 더해주며, 다지거나 얇게 썬 토종 엉겅퀴 생잎을 볶음밥에 넣어 주면 색감과 만점의 영양식이 된다. 또 생 또는 익힌 토종 엉겅퀴 잎을 잘게 세절하여 피자 토핑으로 사용하면 독특한 맛과 바삭함을 더할 수 있다. 그리고 엉겅퀴를 건조(적외선건조기로 건조하면 본연의 색이 유지됨)하여 제분으로 분말화한 후 엉겅퀴 떡(시루떡, 인절미 등)과 반죽에 섞어 국수, 부침 등 다양한 요리로 활용할 수 있는 등 향후 토종 엉겅퀴를 활용한 음식 개발이 무궁무진할 것으로 예상된다.

이렇게 토종 엉겅퀴를 식용에 활용할 시 먼저 토종 엉겅퀴에 들

어있는 성분들을 알고 이용하면 더욱 토종 엉겅퀴의 식용에 믿음
이 갈 것이라 생각한다. 현재 농촌진흥청의 「국가표준식품성분표」
에 나와 있는 성분의 수치들을 살펴보면 아래와 같다.

엉겅퀴의 국가표준식품성분표

(단위: 100g)

구분		일반 건조 시	삶아서 건조 시
일반성분	칼로리(㎉)	267	279
	수분(g)	8.6	8
	단백질(g)	22.4	27.4
	지방(g)	1.6	2.2
	회분(g)	11.8	8.2
	탄수화물(g)	55.6	54.2
무기질	칼슘(mg)	435	156
	철(mg)	10.8	10.9
	인(mg)	290	330
	칼륨(mg)	1120	681
	나트륨(mg)	7	7
비타민	비타민A(μg)	19	17
	베타카로틴(μg)	226	207
	티아민(mg)	0.63	0.41
	리보플라빈(mg)	1.6	1.22
	니아신(mg)	2.7	2.4
	비타민C(mg)	8	6

(2024. 12. 31. 현재)

토종 엉겅퀴를 활용하여 만들 수 있는 음식들과 조리 방법을 다음과 같이 기술하여 보았다.

【 토종 엉겅퀴 음식 및 요리 방법 】

◇ 토종 엉겅퀴 밥

`재료`

쌀 300g, 토종 엉겅퀴 분말 10g, 건조 토종 엉겅퀴 50g

`조리 방법`

1. 깨끗이 씻은 쌀에 토종 엉겅퀴 분말을 넣고 물을 맞춘다.
2. 건조한 토종 엉겅퀴는 물에 불린 후 적당한 크기로 썰어 위에 올려 밥을 짓는다. 초록빛 윤기가 도는 향긋한 토종 엉경퀴 밥에는 토종 엉겅퀴 달인 물을 사용해 만든 양념간장이 제격이다.

◇ 토종 엉겅퀴 된장국

`재료`

토종 엉겅퀴 200g, 들깨가루 30g, 물 1.2ℓ, 된장 100g, 다진마늘 10g, 국간장

1. 토종 엉겅퀴는 잘 씻어 채반에 물기를 빼준다.
2. 적당한 크기의 냄비에 쌀뜨물 2/3정도 넣고 센 불에서 팔팔 끓여준다. 이때 토종 엉겅퀴와 된장, 다진 마늘을 넣고 팔팔 끓여준 다음 국간장으로 간을 한다.
3. 토종 엉겅퀴는 가위로 먹기 좋게 잘라준다.

참고: 토종 엉겅퀴로 국을 끓일 때는 날것을 끓는 물에 살짝 데쳐 낸 뒤 밀가루에 버무리면 토종 엉겅퀴의 좀 거친 식감을 없앨 수 있고, 또 토종 엉겅퀴 분말로 반죽한 수제비를 넣으면 향긋한 토종 엉겅퀴 향이 배가된다. 봄철의 토종 엉겅퀴는 부드럽고 향도 좋다.

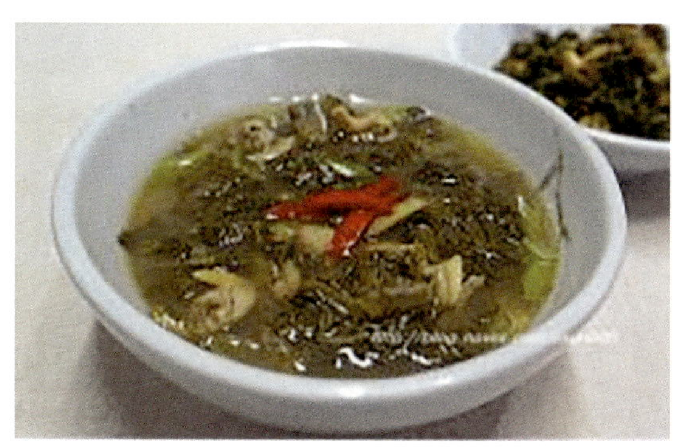

자료: 시골농부의 자연밥상

◇ 토종 엉겅퀴 해장국

토종 엉겅퀴 200g, 들깻가루 30g, 물 1.2ℓ, 된장 100g, 다진 마늘 20g, 소금 약간

1. 토종 엉겅퀴는 잘 다듬고 씻어 채반에 물기를 빼준다.
2. 냄비에 물을 붓고 된장과 들깻가루를 넣어 끓인다.
3. 토종 엉겅퀴와 다진 마늘을 넣고 소금으로 간을 하여 조금 더 끓인다.

◇ 토종 엉겅퀴 무침

토종 엉겅퀴 500g, 들깻가루 30g, 된장 100g, 다진 마늘 20g, 설탕 약간

1. 토종 엉겅퀴는 잘 다듬고 씻어 채반에 물기를 빼준다.
2. 끓는 물에 넣고 데쳐낸다.
3. 준비된 재료를 넣고 조물조물 무쳐낸다.

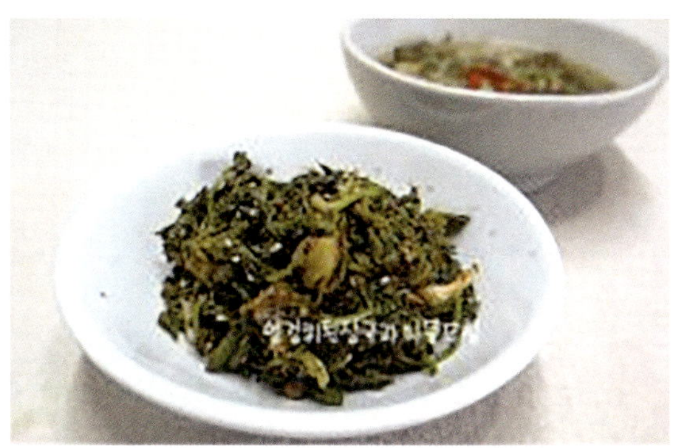

자료: 시골농부의 자연밥상

◇ 토종 엉겅퀴꽃 화전

재료

토종 엉겅퀴꽃 100g, 찹쌀가루 300g, 올리브유 500g, 소금, 설탕
약간씩

방법

1. 찹쌀가루를 익반죽한 뒤 동글납작하게 빚는다.

2. 후라이팬에 올리브유를 두르고 빚은 것을 올려 굽는다.

3. 그 위에 토종 엉겅퀴꽃을 올려 노릇노릇하게 구워내면 된다.

◇ 토종 엉겅퀴 식혜

토종 엉겅퀴 뿌리 달인 물 3ℓ, 찹쌀 500g, 엿길금 100g, 설탕 100g, 소금 약간

1. 토종 엉겅퀴 뿌리는 깨끗이 씻어 물을 넣고 달여 체에 걸러 국물은 식힌다.
2. 달인 물에 엿길금을 풀어 엿길금물을 우려낸다.
3. 쌀은 깨끗이 씻어 불린 후 고슬고슬하게 쪄서 식힌다.
4. 밥통에 고슬밥과 엿길금물을 섞어 보온에서 6시간 정도 삭힌다.
5. 밥알이 2~3알 떠오르면 냄비에 옮겨 담고 설탕을 넣어 끓인다.

◇ 토종 엉겅퀴 뿌리 장아찌

토종 엉겅퀴 뿌리 300g, 된장 700g, 소금 약간

1. 토종 엉겅퀴 뿌리는 손질을 하여 깨끗이 씻어 물기를 뺀다.

2. 토종 엉겅퀴 뿌리를 된장에 3~6개월 정도 박아 두었다가 밑반찬으로 사용한다.

◇ 토종 엉겅퀴 떡(인절미)

찹쌀가루 500g, 토종 엉겅퀴 분말 100g, 콩고물 300g, 설탕, 소금 약간

1. 찹쌀가루에 토종 엉겅퀴 분말을 넣고 밥을 짓는다.

2. 고슬한 밥이 되면 떡매에 놓고 찧는다.

3. 콩고물에 버무려서 인절미를 만든다.

※ 토종 엉겅퀴 분말과 쌀가루를 혼합시켜 떡 인절미 생산 중(전남 영광 엉경 퀴떡집)

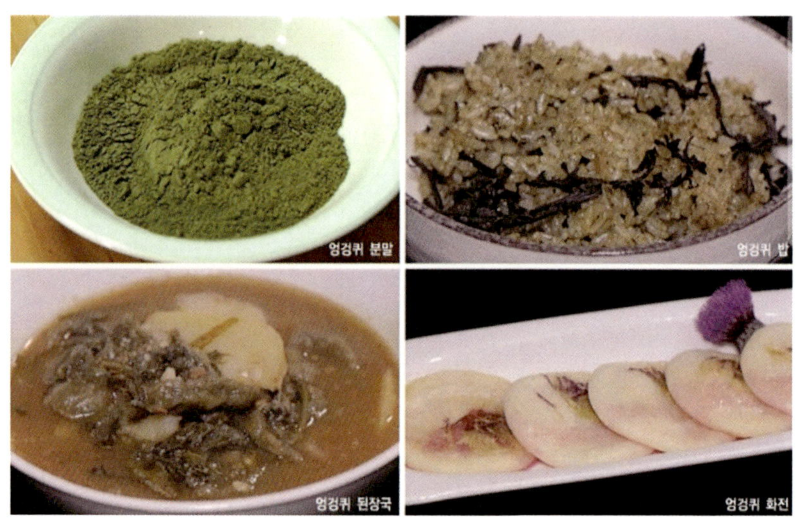

자료: 예당농부 노승자, 노승순 자매의 엉겅퀴 건강밥상

③ 차용

토종 엉겅퀴를 차용(茶用)으로 활용할 시에는 각 부위별로 다음과 같이 활용할 수 있다. 먼저 잎은 년생에 관계없이 잎이 왕성한 시기인 꽃이 피기 직전의 잎을 채취하여 잘게 썬 후 꼭 쪄서 건조 후 사용하거나 찐 것을 덖어 사용한다.

꽃송이는 2년 차에 진입한 엉겅퀴에서 꽃잎이 생성되기 시작하여 꽃송이에서 꽃술이 ⅓ 쯤 생성되었을 때가 차용으로 가장 적합하다. 이때 꽃송이를 수확하여 찜기에 쪄서 건조 후 덖어 사용한다.

뿌리는 2년생 엉겅퀴의 뿌리를 5월 중순~6월 중순에 채취해 세척 후 약 1㎝ 정도로 잘라서 쪄서 건조 후 3차례 정도 덖어서 사용한다. 또한 토종 엉겅퀴 씨앗은 센 불에 볶아서 커피처럼 내려 마셔도 좋다. 엉겅퀴를 쪄서 건조 후 덖는 이유는 엉겅퀴가 잘 우러날 뿐 아니라, 참맛을 즐길 수 있기 때문이다.

식감 향상을 위하여 엉겅퀴에 건조된 사과를 넣고 함께 차를 끓이면 사과의 단 성분이 엉겅퀴의 약간 쓴맛을 중화시켜 식감이 더욱 좋아진다. 엉겅퀴차는 1일 2~3잔 정도 마시는 것이 제일 좋다.

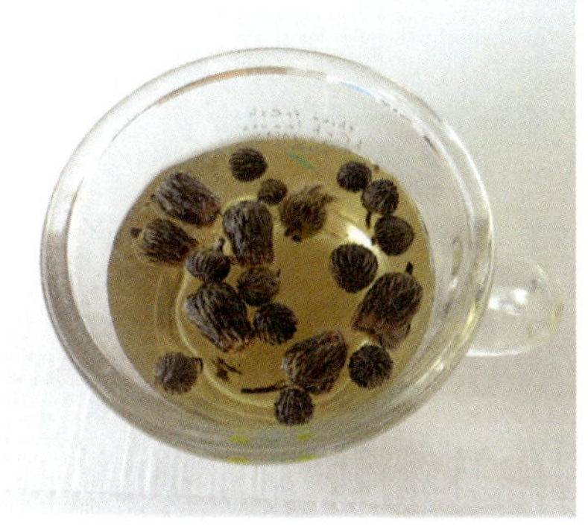

건조된 토종 엉겅퀴 꽃송이차

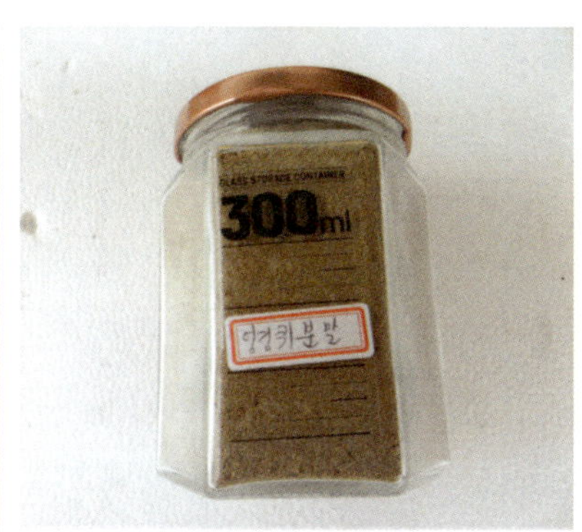

차용 토종 엉겅퀴 씨앗 분말

④ 녹즙용

토종 엉겅퀴 모종을 이식 후 본대가 솟고 꽃대가 올라오기 전에 채취하여 세척 후 사용한다. 이때 즙을 짜낸 찌꺼기는 건조하여 분말로 만들어 밀가루 등과 혼합하여 국수나 수제비, 빵 등 재료로 활용하면 좋다.

또한 토종 엉겅퀴즙은 스무디나 요거트에 넣어 간편하게 섭취할 수도 있고, 요리에 활용하여 다채로운 맛을 낼 수도 있다. 토종 엉겅퀴즙은 상쾌하고 깔끔한 맛으로 천연 원료에서 짠 즙으로, 효능이 풍부하여 다이어트나 피로회복, 면역력 강화 등 다양한 목적으로 섭취할 수 있다. 녹즙의 섭취는 1회에 소주잔 1컵 정도가 적당하다.

⑤ 효소용

토종 엉겅퀴를 효소로 담글 시에는 꽃대가 올라오는 상황에 따라 약간의 차이가 생길 수 있는데, 이유로는 꽃대가 생성되면 수분이 줄고 심이 생기기 때문이다. 꽃대가 솟기 전이라면 엉겅퀴와 설탕을 1:1의 비율로 혼합하여 담그면 되고, 꽃대가 올라온 상황에서는 설탕과 물을 4:1의 비율로 시럽을 만들어서 엉겅퀴와 1:1 비율로 혼합하여 담그면 된다. 서늘한 곳에서 100일 정도 숙성한 후 건더기는 건져내고 3~6개월 정도 2차 숙성을 거친 후 섭취하면 된다.

⑥ 가공용

토종 엉겅퀴를 장아찌 등 가공용으로 활용할 시에는 성장 중인 토종 엉겅퀴 잎과 줄기 및 뿌리를 채취하여 세척 후 높은 온도에서 짧은 시간 숨만 죽이는 열처리를 한 후 장아찌나 통조림으로 만들면 된다. 이렇게 하면 토종 엉겅퀴나물의 섬유질이 손상되지 않고 신선도가 유지되면서 아삭아삭한 특유의 식감도 살릴 수 있다.

⑦ 밀원용

　토종 엉겅퀴의 꽃은 여러 꽃이 꽃대 끝에 머리 모양으로 피어서 한 송이처럼 보이는 두상화로 벌이 꿀을 빨아 오는 밀원 식물 중 단연 최고의 식물 중 하나이다. 이 토종 엉겅퀴의 꽃에서 채취되는 꿀은 많은 유용한 물질을 포함하는 매우 귀한 꿀로 정평이 높다. 그것은 민속 및 전통 의학 전문가들로부터 높은 평가와 치유력을 인정받았기 때문이다. 또한 꿀은 미용에도 적극적으로 사용되었다. 토종 엉겅퀴의 꽃에서 채취한 꿀의 성분은 탄수화물을 비롯하여 단백질, 아미노산, 비타민, 미네랄, 요오드, 셀레늄, 망간, 나트륨, 구리, 유기, 무기산 등이 풍부하게 들어 있다고 알려져 있다. 또 토종 엉겅퀴의 꿀은 100g에 최대 310kcal로 칼로리가 매우 높아 신경증 및 불면증 장애, 뇌졸중 후 뇌세포 회복, 간, 담도 질환 및 소화기관 강화와 심장병, 몸속의 독소와 유해 물질 제거, 신진대사 강화, 그리고 고혈압 등 혈관 질환과 상처 및 화상의 치료에 활용된다고 한다. 따라서 현대의 여러 병리에 이러한 꿀의 특성을 감안하여 사용할 것을 권하고 있다고 한다. 다만 알러지 질환자나 임신과 수유 중인 산모, 당뇨환자 등은 전문의와 상의 후 사용해야 한다.

⑧ 기타

토종 엉겅퀴의 꽃대가 나오기 전 잎이나 줄기 등 식물체는 염료 (染料)로 이용할 수 있다.

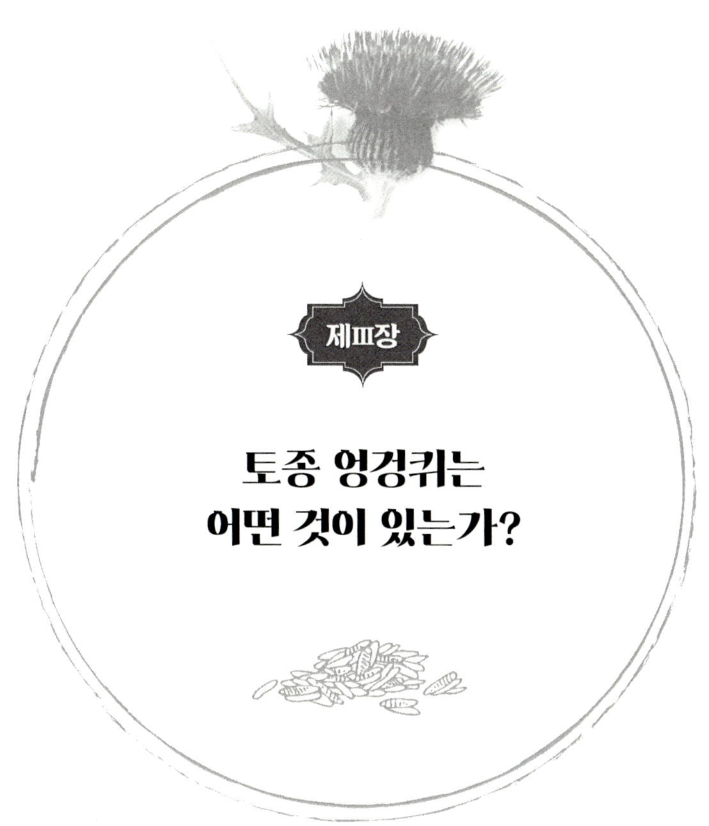

토종 엉겅퀴는
어떤 것이 있는가?

토종 엉겅퀴 15종에 대하여 각각 학명·과명·이명·원산지·종분류·분포·서식지·대표적 특징을 먼저 요약했고, 다음으로 전체 형태·잎·줄기·꽃·열매·뿌리·활용·비슷한 종·관련 연구자료·기타로 구분하여 훨씬 알기 쉽게 사진을 곁들여 최대한 자세하게 서술하여 보았다.

서술 순서로는 가나다순을 기준으로 비슷한 종은 바로 다음으로 하였고, 엉겅퀴에서 흰 꽃이 피는 것을 '흰꽃엉겅퀴'로 구분하여 필자가 삽입하였으며, 울릉도에 자생하며 울릉도 특산물인 물엉겅퀴는 추가하였기에 맨 뒤에 두었다. 따라서 서술된 순은 아래와 같다.

1. 가시엉겅퀴

2. 흰꽃가시엉겅퀴

3. 고려엉겅퀴

4. 흰꽃고려엉겅퀴

5. 흰잎고려엉겅퀴

6. 깃잎고려엉겅퀴

7. 동래엉겅퀴

8. 바늘엉겅퀴

9. 흰꽃바늘엉겅퀴

10. 엉겅퀴

11. 흰꽃엉겅퀴

12. 정영엉겅퀴

13. 가는정영엉겅퀴

14. 흰잎엉겅퀴

15. 물엉겅퀴

1.
가시엉겅퀴

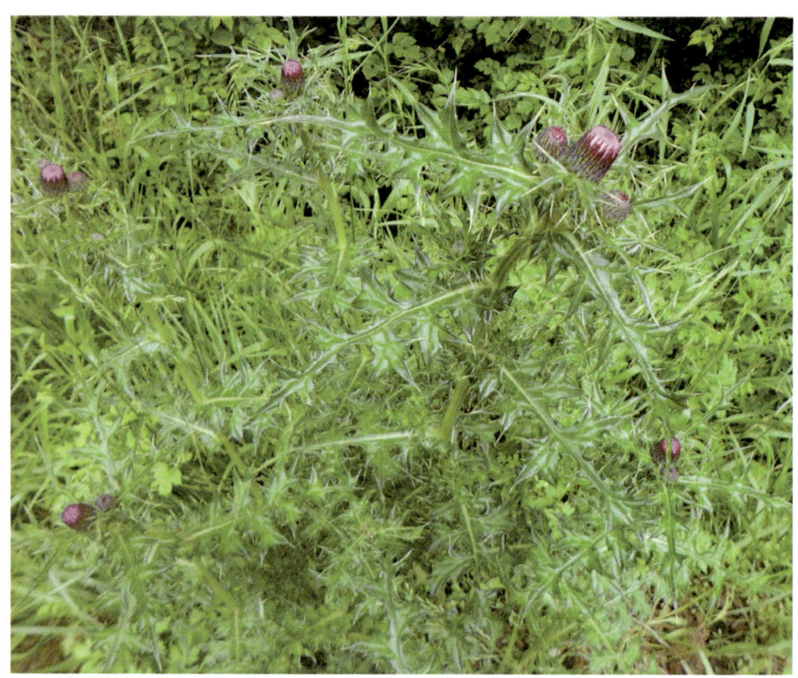

 이것이 토종 엉겅퀴다(This is Native Thistle)

학명: cirsium japonicum var. spinosissimum Kitamura

과명: 국화과(Asteraceae) 엉겅퀴속(Cirsium Miller)

원산지: 대한민국

종분류: 변종

분포지: 제주도를 비롯한 남쪽의 섬지방

자생지: 오름 등 중산간 지대

대표적 특징: 엉겅퀴보다 잎끝에 더 긴 가시가 뾰족하고 많다.

〔전체 형태(total form)〕

가시엉겅퀴는 한국이 원산지로 산과 들에서 서식하는데 주로 제주도나 거문도의 섬지방에 서식하며, 특히 중산간 지대인 해발 400미터 이내의 산기슭 및 밭이나 묘소 주변에서 많이 자생한다. 여러해살이 초본 또는 두해살이 초본으로 키 높이는 보통 50~100㎝ 정도이나 큰 것은 150㎝ 이상 되는 것도 있다.

줄기는 곧게 서며 골이진 줄이 있고 가지가 많이 갈라지며, 줄기 전체에 미세한 흰색의 털과 거미줄 같은 털이 있다. 필자가 관찰하여본 결과 가시엉겅퀴 줄기 속은 엉겅퀴처럼 옥수수속대처럼 많이 성글어 있지 않았다. 또한 줄기를 절단하였을 시 절단면에서는 엉겅퀴와 다르게 끈적한 물질이 나온다.

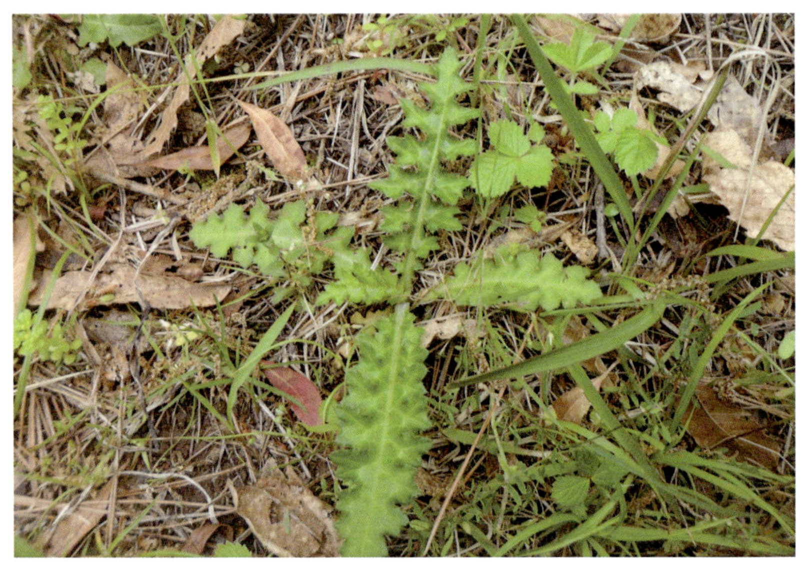

어린 야생가시엉겅퀴: 제주도, 2023. 5

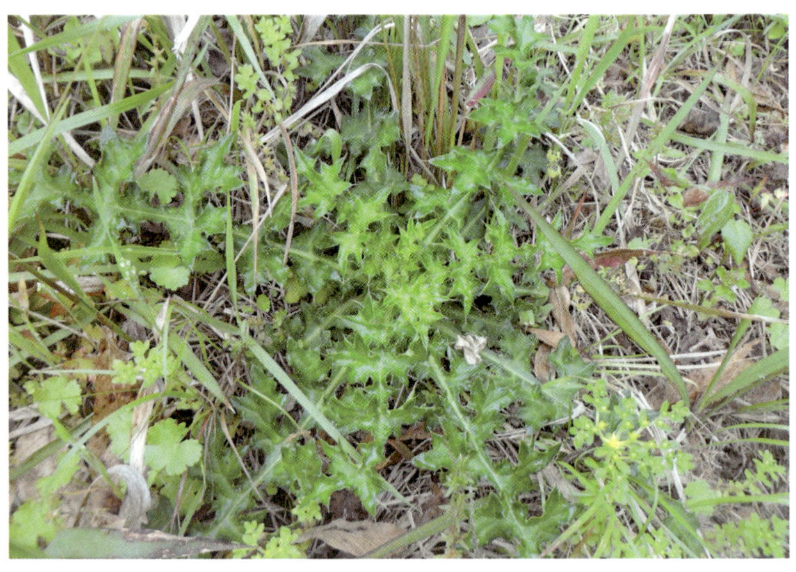

본격 본잎이 생성 중인 야생가시엉겅퀴: 제주도, 2023. 5

　이것이 토종 엉겅퀴다(This is Native Thistle)

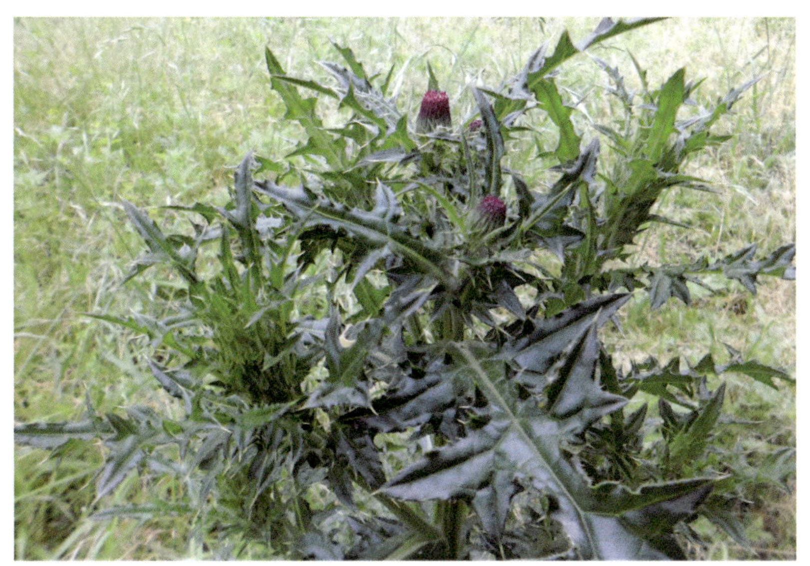

꽃봉오리 생성 중인 가시엉겅퀴: 제주도, 2023. 5

〔 잎(leaf) 〕

뿌리 부근에 달린 잎은 줄기에 달린 잎보다 크고 꽃이 필 때까지 남아있다가 사라진다. 형태는 타원형 또는 피침상 타원형이고 길이는 6~10㎝ 정도로서 밑부분이 좁으며 6~7쌍의 깃 모양으로 갈라지고 양면에 약간씩의 털이 있다. 가장자리에 결각상의 톱니와 더불어 가시가 있다. 대궁 줄기에 달린 잎의 형태는 변이가 큰 형질로 원줄기를 감싸고 길이는 2.5~11.1㎝ 정도이고 폭은 1.5~5.2㎝ 정도이다. 잎끝(葉頭)의 형태는 뾰족한 첨두의 유형이며, 잎의 밑부분(葉底)의 형태는 이저(耳底)의 유형이다. 잎 아랫면의 색깔은 밝은 녹색이며 윗면에 떨이 존재하고, 잎자루(葉柄)는 없다. 잎의 가장자리(葉緣)는 새의 깃과 같은 우상(羽狀)으로 갈라져 결각(缺刻)이 있다. 갈래 조각은 3~4쌍으로서 피침상 타원 모양이고, 가장자리에 깊이 패어 들어간 모양의 톱니(鋸齒)와 가시가 있다.

일반적으로 엉겅퀴에 비해 잎이 촘촘히 달리고 조금 더 긴 뾰족하고 단단하며 날카로운 가시가 많다. 가시의 길이는 0.4~1.2㎝ 정도이고, 가시의 색깔은 엷은 갈색을 띤다.

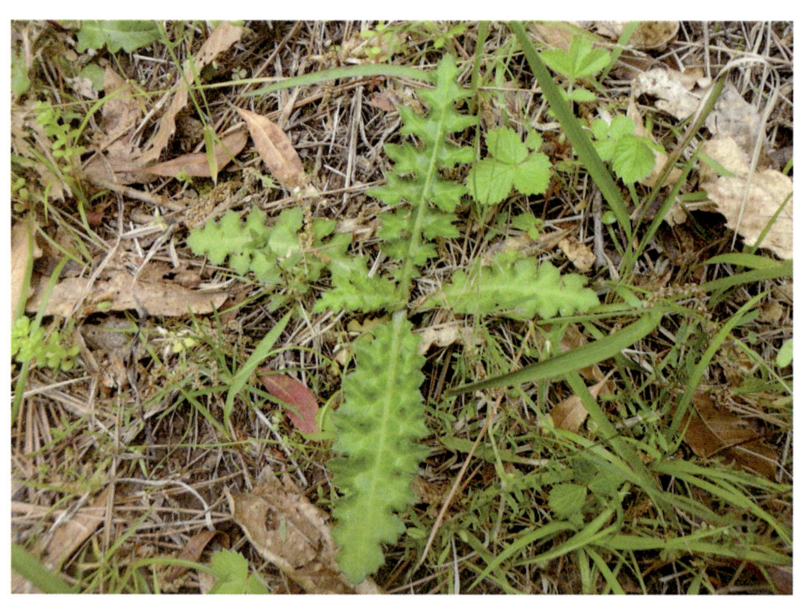

야생가시엉겅퀴 근생엽: 제주도, 2023. 5

 이것이 토종 엉겅퀴다(This is Native Thistle)

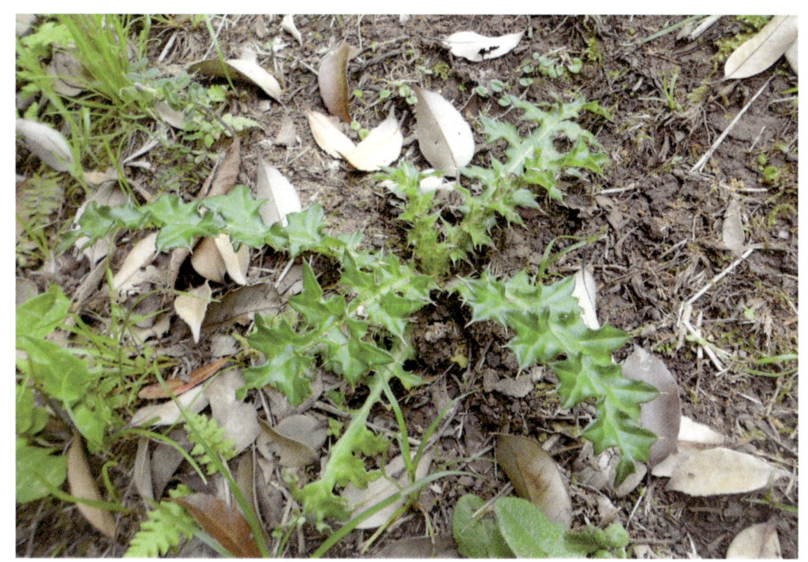

야생가시엉겅퀴의 본잎이 나오고 있다: 제주도, 2023. 5

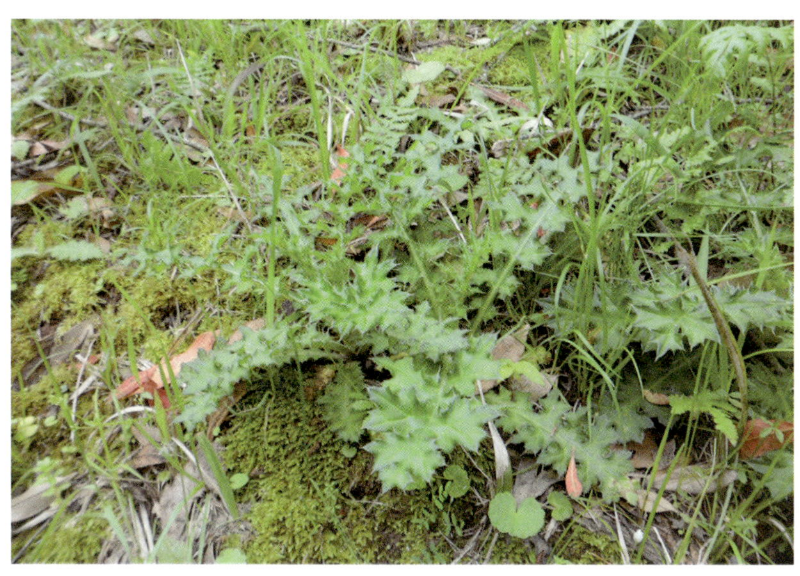

야생가시엉겅퀴 왕성한 잎의 성장: 제주도, 2023. 5

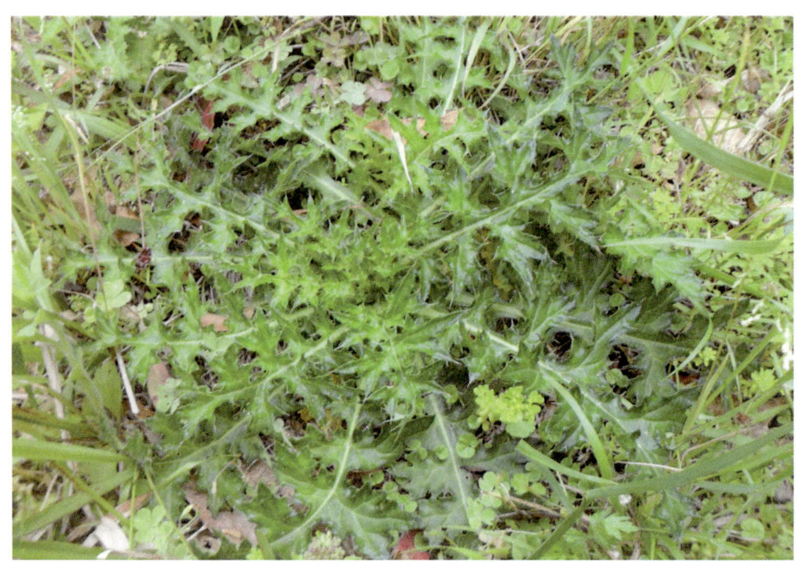

가시엉겅퀴 잎 위에서 내려다본 모습: 제주도, 2023. 5

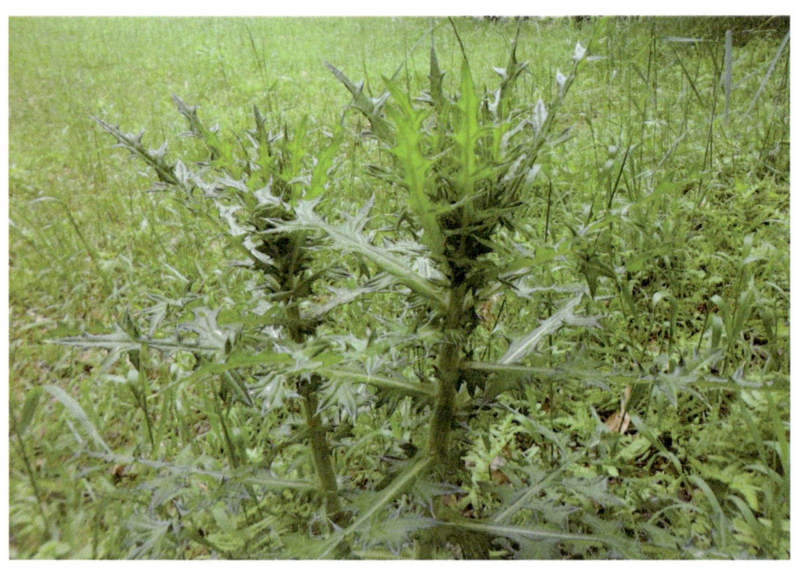

가시엉겅퀴 중앙 부위 잎 모습: 제주도, 2023. 5

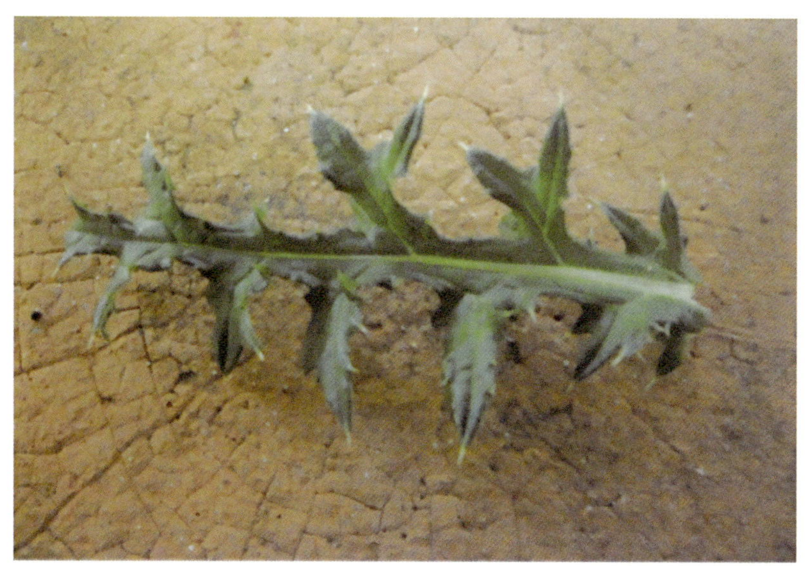

가시엉겅퀴 잎 앞면

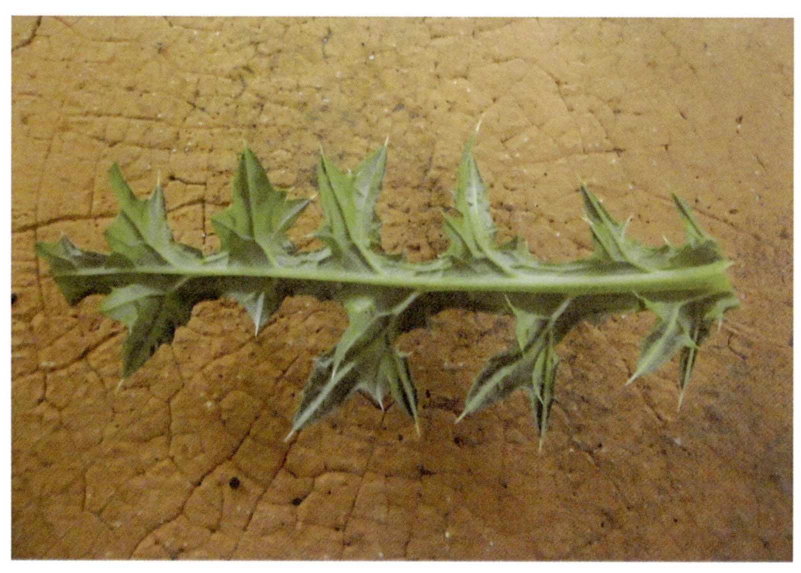

가시엉겅퀴 잎 뒷면

〔 **줄기(stem)** 〕

　줄기는 곧게 서며 골이진 줄이 있고 가지가 많이 갈라지며, 줄기 전체에 미세한 흰색의 털과 거미줄 같은 털이 있다. 필자가 관찰하여 본 결과 가시엉겅퀴 줄기 속은 엉겅퀴처럼 옥수수속대처럼 많이 성글어 있지 않았다. 또한 줄기를 절단하였을 시 절단면에서는 엉겅퀴와 다르게 약간의 끈적한 물질이 나온다.

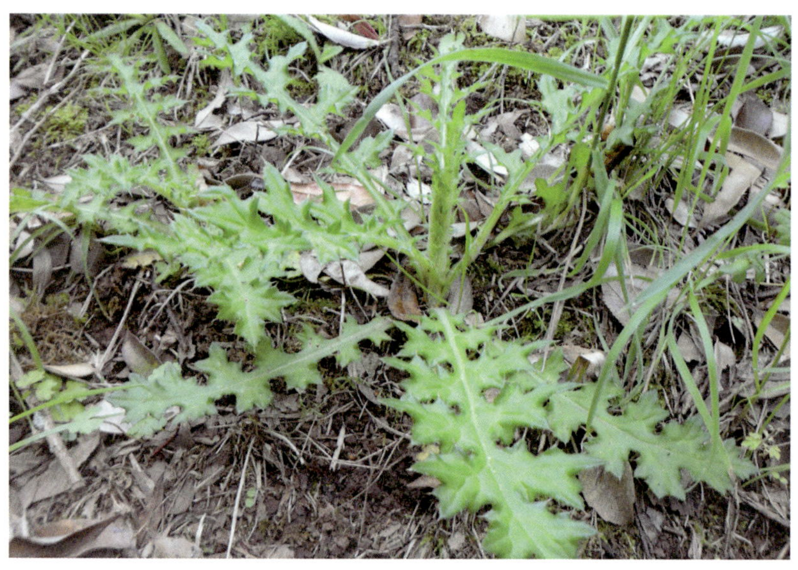

야생가시엉겅퀴 대궁 줄기가 솟기 시작: 제주도, 2023. 5

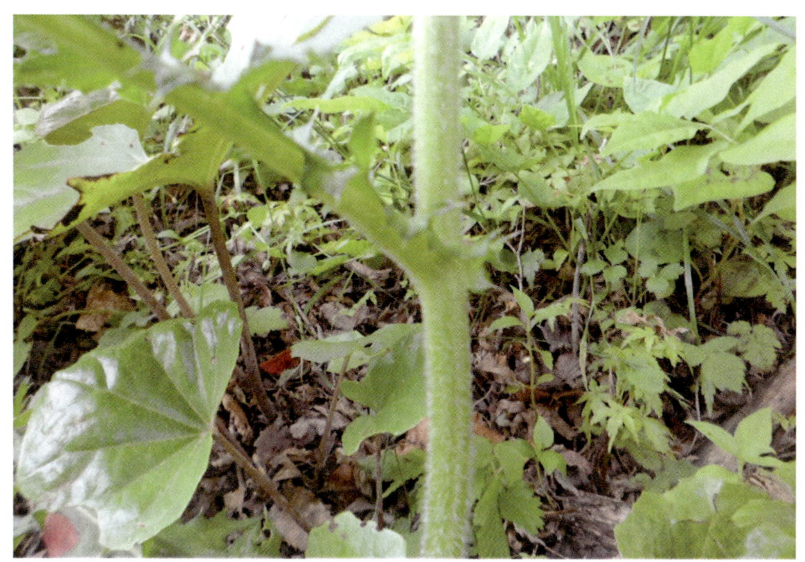

가시엉겅퀴 대궁 줄기: 제주도, 2023. 5

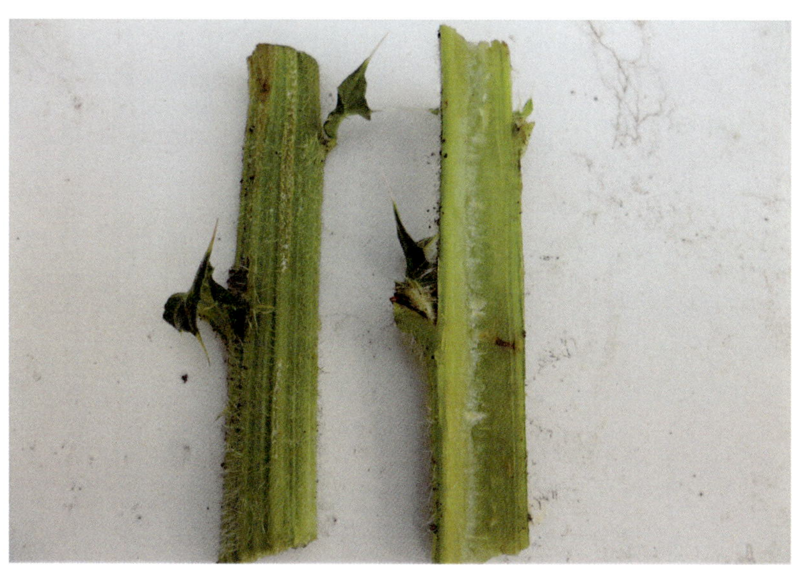

가시엉겅퀴 대궁 줄기: 겉(左), 속(右)

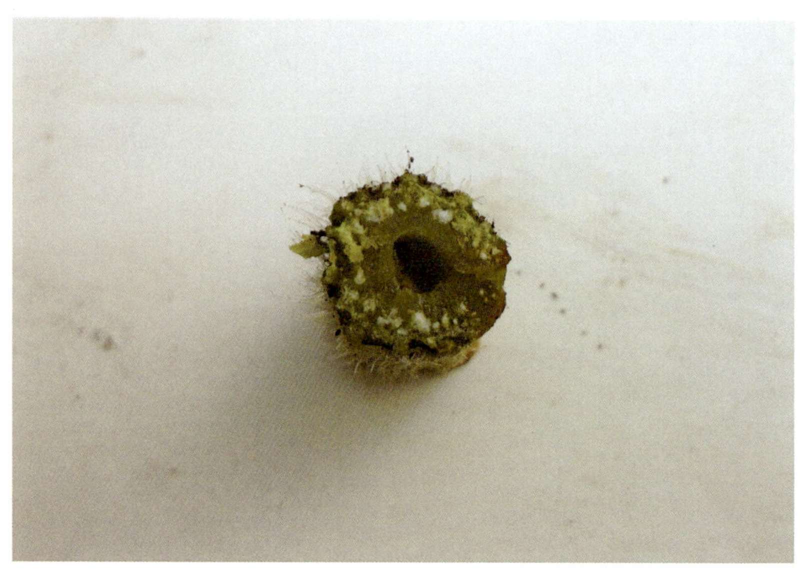

가시엉겅퀴 대궁 줄기 속에서 나오는 진액

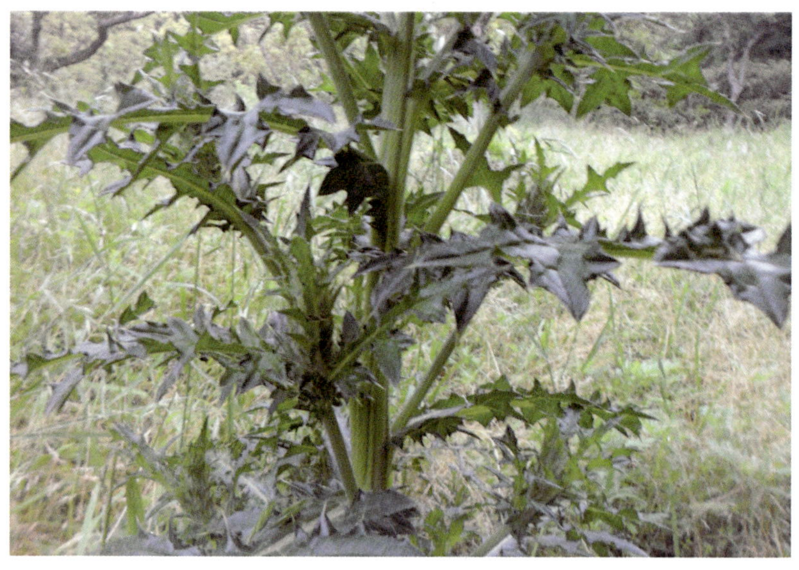

가시엉겅퀴 중간부위 대궁 줄기 및 가지 모습

 이것이 토종 엉겅퀴다(This is Native Thistle)

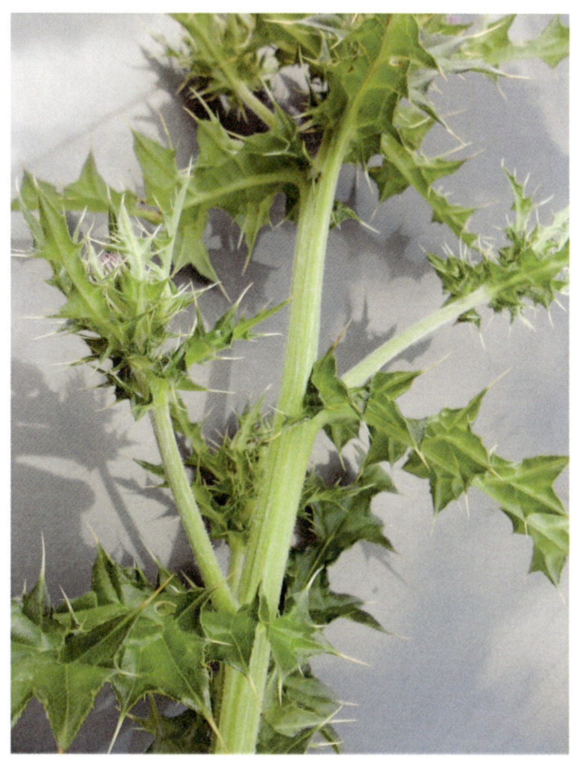

가시엉겅퀴 대궁 줄기 및 가지 모습

〔꽃(flower)〕

꽃은 꽃잎이 서로 붙어 끝만 조금 갈라진 머리 모양 관상화(管狀花)로 꽃의 기부(肌膚)에 뾰족한 모양의 소포엽(小苞葉)이 있다. 피는 시기는 5~8월경에 지름 3~5㎝ 정도의 꽃송이가 자줏빛으로 본대 중앙 끝부터 순차적으로 핀다. 화서(花序)는 곧추서고 원줄기와 가지의 끝부분에 보통 1~3송이씩 위를 향해 곧게 달린다.

총포(總苞)는 흰색의 거미줄 같은 털이 있으며 끈적끈적한 점액질이 있으나 엉겅퀴에 비해 약하며 녹색이다. 모양은 편평한 구형(球形)이고 길이는 1.6~2.0㎝ 정도이며 지름은 2.5~3.5㎝ 정도로서 밑부분이 들어가 있다.

포편(苞片)은 끝이 뾰족한 선형으로서 7~8줄로 배열되며 길이는 1.5~2.4㎝ 정도이고 폭은 0.3~0.6㎝ 정도이며 직립하는 형태이다. 외편(外片)은 피침형으로서 끝이 중앙까지 닿고 가장자리가 밋밋하며 끝이 뾰족하고 중편은 타원상 피침형이며 검은빛이 돌고 외편과 더불어 곧추 퍼진다.

꽃부리는 자주색 또는 적색이며 길이는 1.9~2.4㎝ 정도이다.

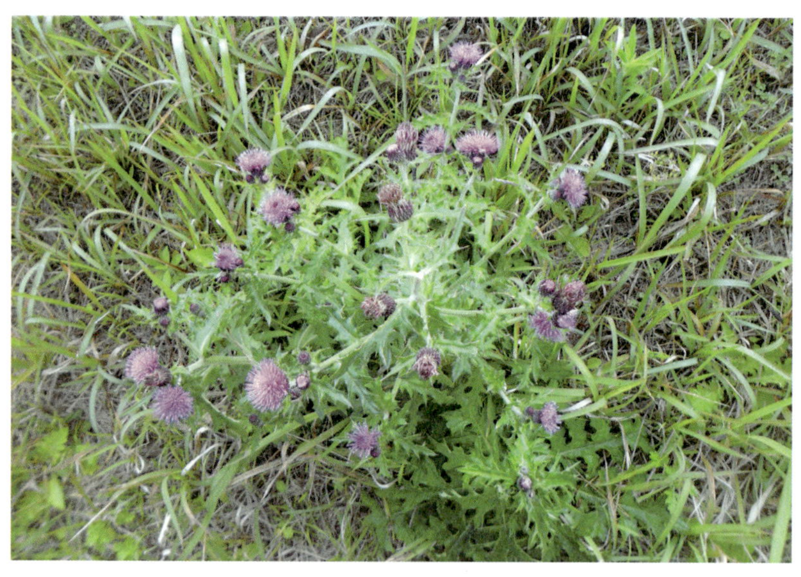

가시엉겅퀴꽃 만개 모습: 제주도, 2023. 5

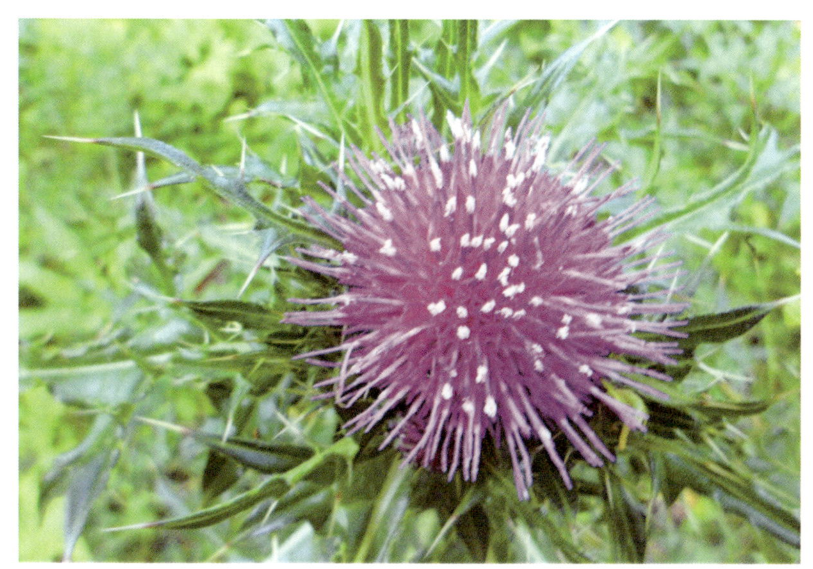

가시엉겅퀴 꽃송이 꽃술 모습: 제주도, 2023. 5

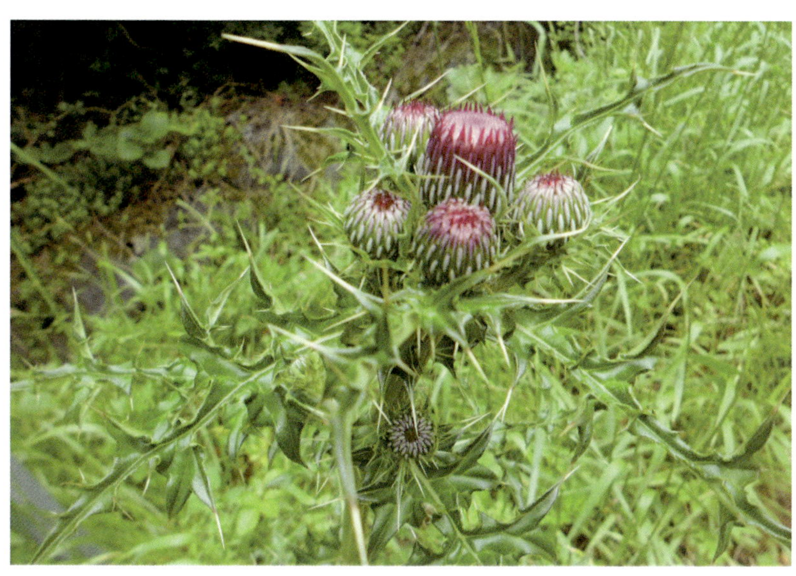

가시엉겅퀴 총포인 꽃봉오리 모습: 제주도, 2023. 5

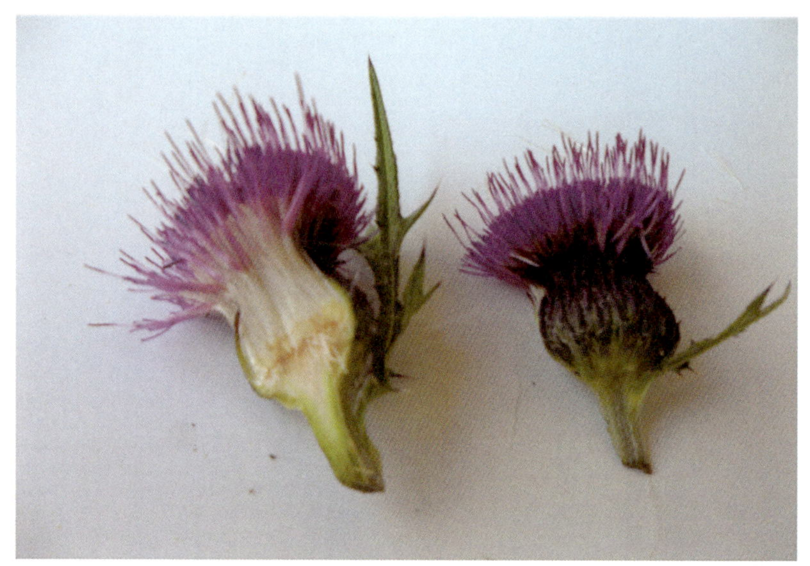

가시엉겅퀴 꽃봉오리 속-좌, 겉모습-우

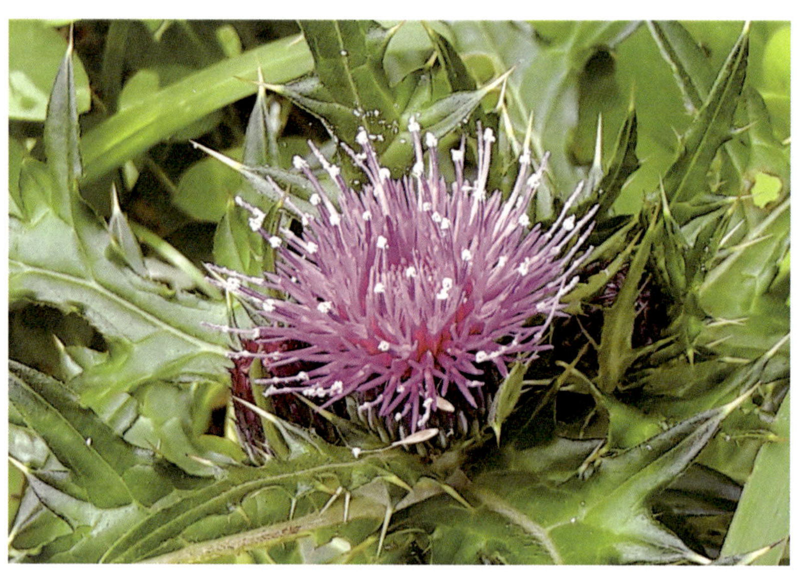

가시엉겅퀴 꽃술 모습 - 자료: 박종선 한약사

 이것이 토종 엉겅퀴다(This is Native Thistle)

〔 **열매(fruit)** 〕

가시엉겅퀴의 열매는 6~9월경에 익으며, 긴 타원 모양으로 다 익은 뒤에도 껍질이 터지지 않고 종자를 싼 채로 떨어지는 수과(瘦果) 형태이다. 1개 씨앗의 길이는 0.35~0.4㎝ 정도이고 폭은 0.15~0.2㎝ 정도로 털이 없으며, 끝이 볏집색이며 일부분이 흑자색을 띠기도 한다. 10㎖의 씨알 수는 약 1,500립 정도의 소립종자(小粒種子)이다.

씨앗의 맨 끝에 붙은 솜털 같은 갓털은 우상으로 길이가 1.4~1.9㎝ 정도이며 다소 연갈색이 돈다.

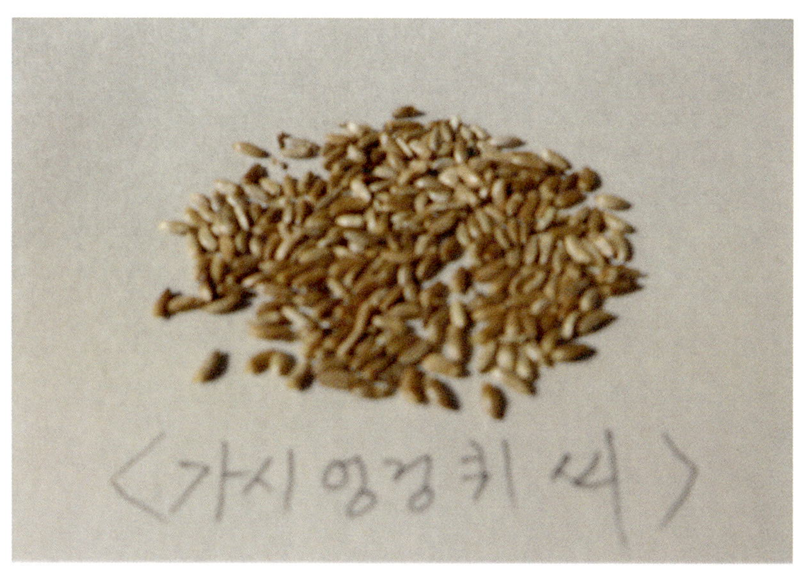

가시엉겅퀴 씨앗 모습

〔 **뿌리(root)** 〕

　가시엉겅퀴의 뿌리는 약간 굵은 여러 개의 통뿌리 각자에 가느다란 실 모양의 많은 잔뿌리를 가지고 있다.

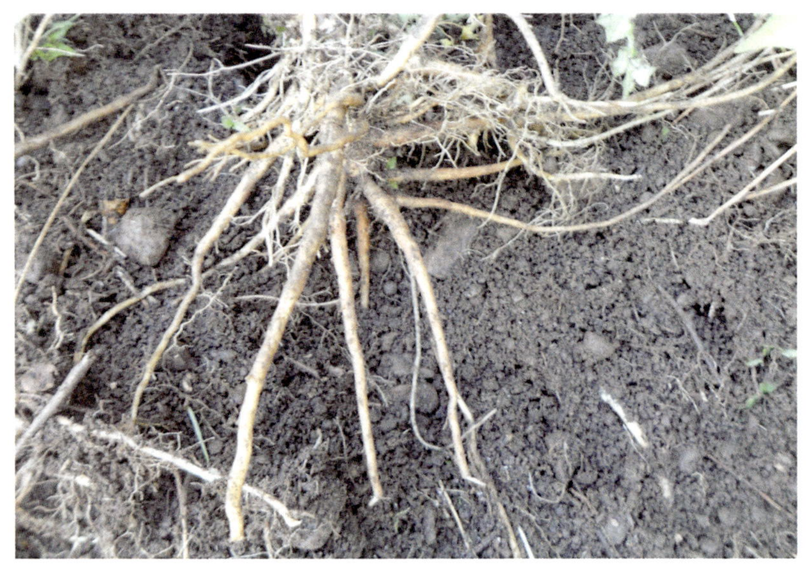

가시엉겅퀴 뿌리: 제주도, 2023. 5

　　　　　이것이 토종 엉겅퀴다(This is Native Thistle)

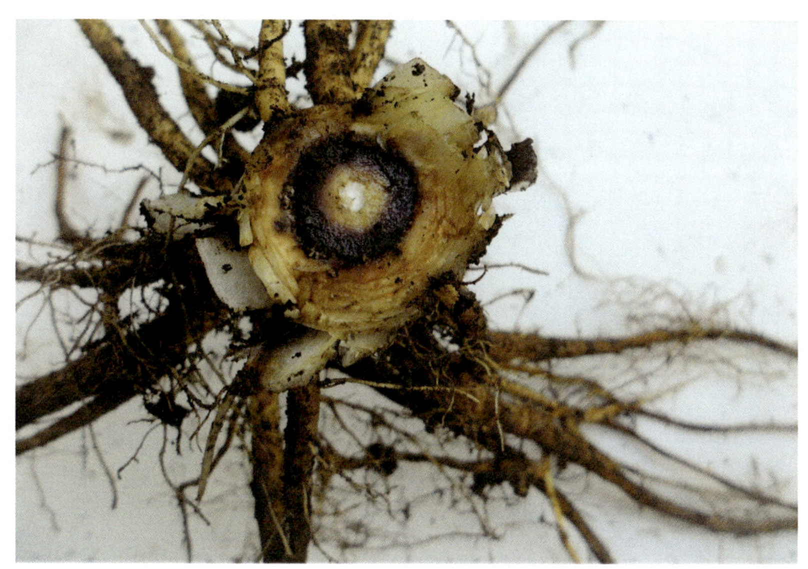

가시엉겅퀴 뿌리와 밑동 사이 속 모습

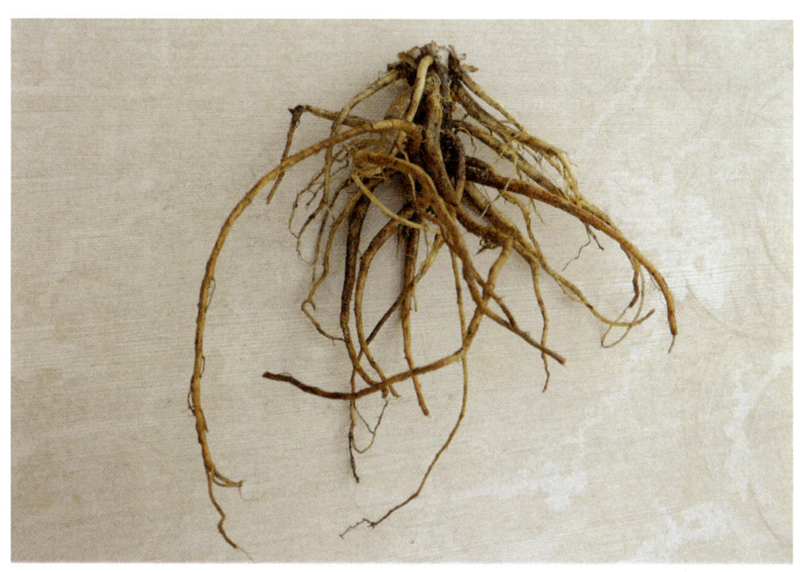

가시엉겅퀴 뿌리 모습

〔 가시엉겅퀴의 성분 〕

가시엉겅퀴에 linarin와 pectolinarin이 공존하고 있다.

〔 가시엉겅퀴의 활용 〕

가시엉겅퀴의 어린순은 나물로 해 먹을 수 있고, 다 자란 전초나 열매 등은 약재 등으로 쓰인다.

〔 가시엉겅퀴와 비슷한 종 〕

가시엉겅퀴를 최초로 나카이는 1923년에 변종으로 분류를 하였고, Chung은 1956년에 기본종으로 분류하였으나, 그 후 현재까지의 분류학자들은 모두 변종으로 분류하고 있다. 비슷한 종으로는 흰 꽃이 피는 흰꽃가시엉겅퀴가 있다.

〔 가시엉겅퀴 관련 자료 〕

가시엉겅퀴와 관련된 자료로는 가시엉겅퀴의 잎과 뿌리의 성분을 분석한 자료인 「가시엉겅퀴 지하부(地下部)의 성분(成分)(1984)」이 있으며, 내용으로는 이미 가시엉겅퀴의 잎에서 pectolinarin이 단리(單離)되었고, 이번 연구에서 가시엉겅퀴의 지하부를 MeOH로 가열 추출하여 성분을 분석한 결과, 본 glycoside는 linarin(리나린)임을 확인하였다고 밝힌 자료와 「외부 형태에 형질에 의한 한국산엉겅퀴속(Cirsium Miller)의 분류학적 연구(2007)」가 있다.

〔 기타 〕

　가시엉겅퀴는 제주도 등 극히 일부 지방에서만 자생한다. 필자가 2023년 5~6월 제주도의 한라수목원, 오름 등 제주 일원에 걸쳐 가시엉겅퀴의 자생을 확인하였다. 그런데 육지의 엉겅퀴를 지명에 '가시' 자를 붙여서 혼란을 주고 있는데, 시정하는 것이 바람직하다고 본다. 사례를 들어보면 그냥 '엉겅퀴' 종을 '임실가시엉겅퀴'로 표시하여 판매하는 것 등이다. 이는 특정 지명에서 자생 또는 생산되는 엉겅퀴에 ○○산 ○○엉겅퀴라는 명칭을 붙이는 것은 무방하다 할 수 있겠지만, 지명에 '가시'를 붙이는 우를 범해서는 아니 될 것이다.

2.
흰꽃가시엉겅퀴

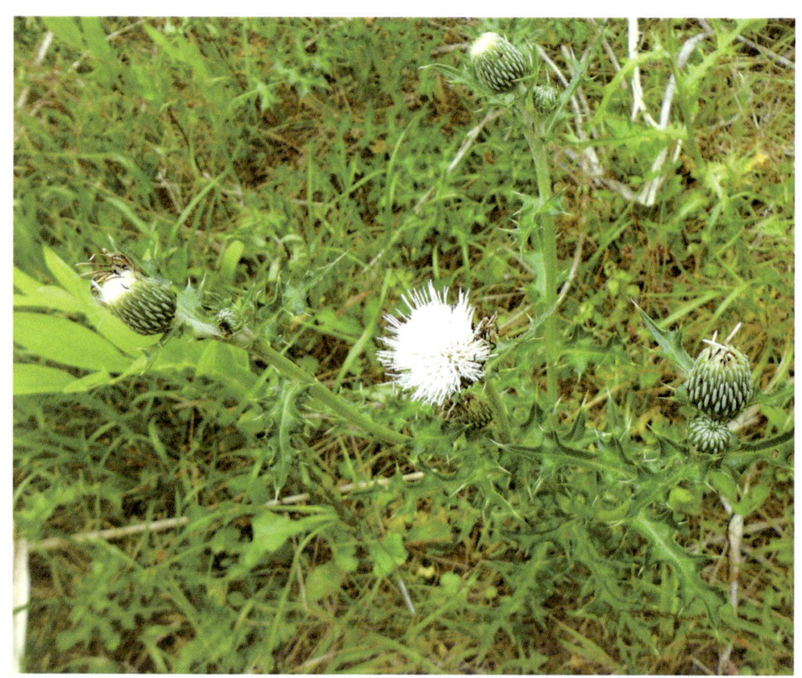

 이것이 토종 엉겅퀴다(This is Native Thistle)

〔 개요 〕

학명: cirsium japonicum var. spinosissimum form alba T. B. Lee

과명: 국화과(asteraceae) 엉겅퀴속(cirsium Miller)

원산지: 대한민국

종분류: 품종

분포지: 한국의 제주도 및 일본

서식지: 중산간 지대의 능선 및 풀숲

대표적 특징: 전체적인 모습은 가시엉겅퀴와 거의 흡사하나, 꽃(꽃술)의 색이 흰색이다.

〔 전체 형태(total form) 〕

흰꽃가시엉겅퀴는 한국이 원산지로 일본 등지에 분포하며, 산과 들에서 서식하는데, 주로 해발 400미터 이하 지역에 자생한다. 여러해살이 초본으로 높이는 50~100㎝ 정도이고, 줄기는 곧게 서며 골이진 줄이 있고 가지가 많이 갈라지며, 줄기 전체에 미세한 흰색의 털과 거미줄 같은 털이 있다. 줄기 속은 엉겅퀴처럼 옥수수속대처럼 많이 성글어 있지 않다.

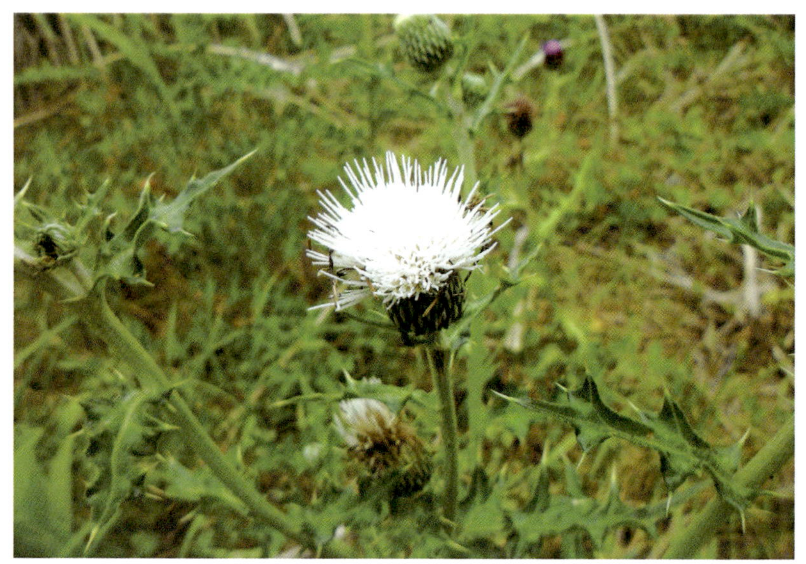

흰꽃가시엉겅퀴 모습: 제주도, 2023. 5

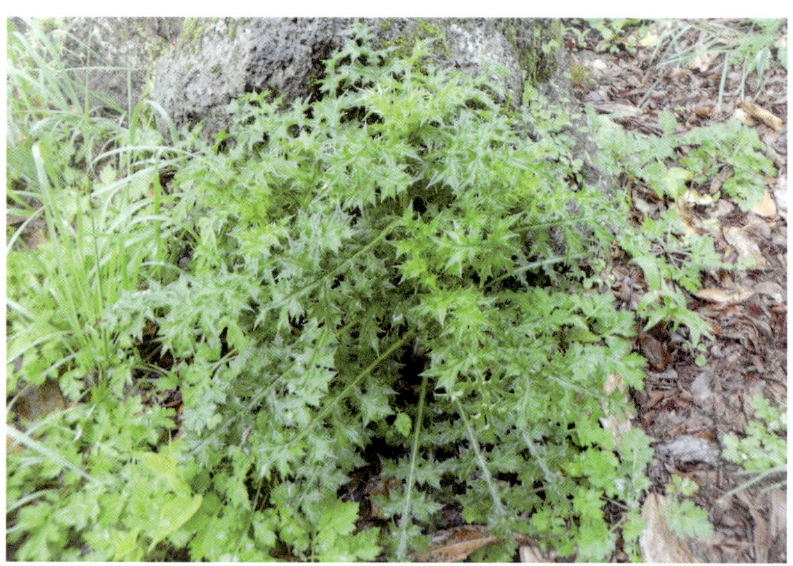

성장 중인 흰꽃가시엉겅퀴 모습: 제주도, 2023. 5

　　　이것이 토종 엉겅퀴다(This is Native Thistle)

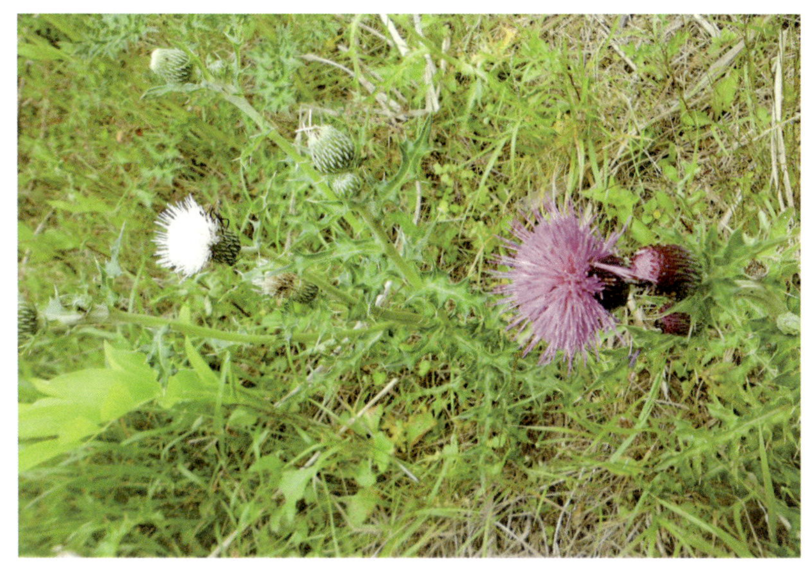

흰꽃가시엉겅퀴 좌측, 가시엉겅퀴 우측: 제주도, 2023. 5

〔 잎(leaf) 〕

　뿌리에 달린 잎은 줄기에 달린 잎보다 크고 꽃이 필 때까지 있다
가 사라진다. 줄기에 달린 잎의 형태는 변이가 큰 형질로 피침형
타원 모양이거나 바소모양으로 길이는 2.5~11.1㎝ 정도이고 폭은
1.5~5.2㎝ 정도이다. 잎끝의 형태는 뾰족한 첨두형이며, 잎의 밑
부분의 형태는 이저의 유형이다. 잎 아랫면의 색깔은 밝은 녹색이
며 잎자루는 없다. 잎의 가장자리는 새의 깃과 같은 우상으로 갈라
져 결각이 있다. 갈래 조각은 3~4쌍으로서 계란 모양이거나 긴 타

원 모양이고, 가장자리에 깊이 패어 들어간 모양의 톱니와 가시가
있다. 일반적으로 다른 엉겅퀴종에 비해 조금 더 긴 뾰족하고 단단
한 가시가 많으며 길이는 0.4~1.2㎝ 정도이고, 가시의 색깔은 옅
은 갈색을 띤다.

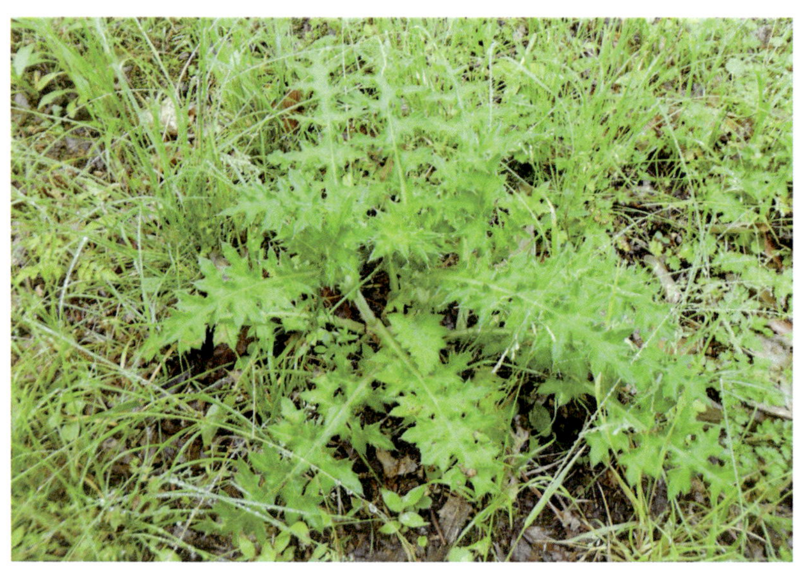

야생에서 성장 중인 흰꽃가시엉겅퀴 모습: 제주도, 2023. 5

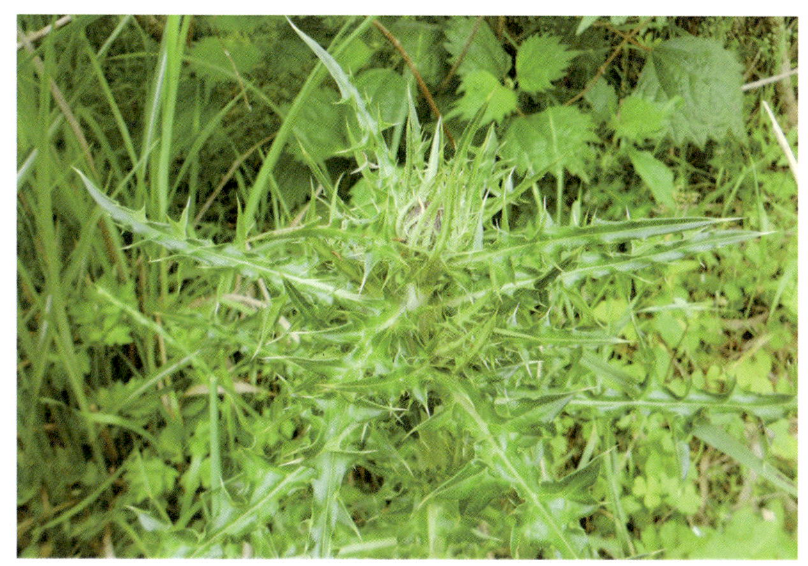

흰꽃가시엉겅퀴 잎 모습: 제주도, 2023. 5

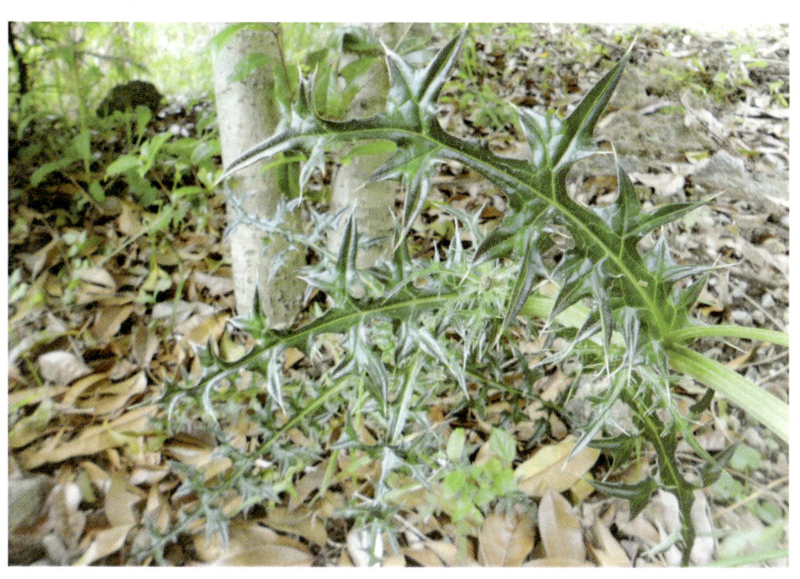

흰꽃가시엉겅퀴 줄기잎 모습: 제주도, 2023. 5

줄기는 곧게 서며 골이진 줄이 있고 가지가 많이 갈라지며, 줄기 전체에 미세한 흰색의 털과 거미줄 같은 털이 있다. 줄기 속은 엉 경퀴처럼 옥수수속대처럼 많이 성글어 있지 않다.

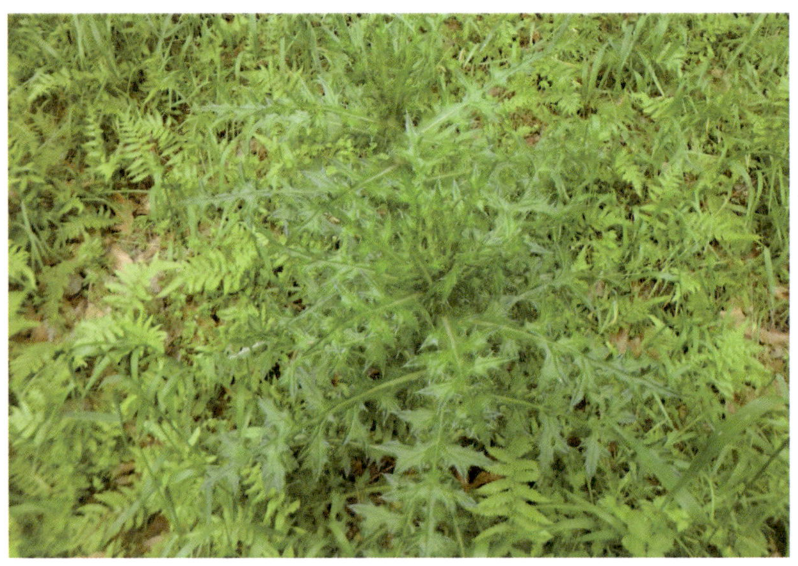

야생의 흰꽃가시엉경퀴 대궁이 나오는 모습: 제주도, 2023. 5

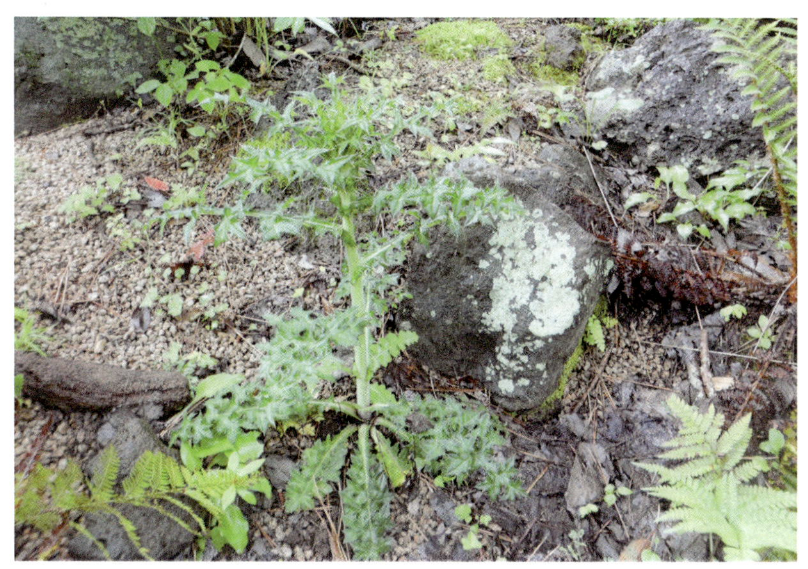

야생의 흰꽃가시엉겅퀴 대궁 줄기 모습: 제주도, 2023. 5

〔 꽃(flower) 〕

꽃은 꽃잎이 서로 붙어 끝만 조금 갈라진 머리 모양 관상화로 꽃의 기부에 가시 모양의 소포엽이 있으며, 5~8월경에 흰색으로 피는데, 곧추서고 원줄기와 가지의 끝부분에 1~3송이씩 곧게 달린다. 꽃의 길이는 3~5㎝ 정도이다.

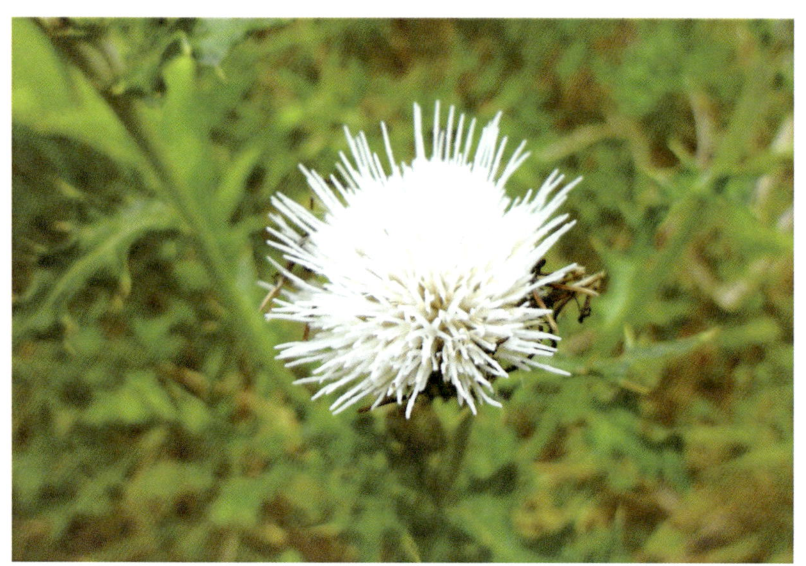

흰꽃가시엉겅퀴 꽃술 모습: 제주도, 2023. 5

총포는 흰색의 거미줄 같은 털이 있으며 끈적끈적한 점액질이 있고 녹색이다. 모양은 편평한 구형이고 길이는 1.6~2.0㎝ 정도이며 너비는 2.5~3.0㎝ 정도로서 밑부분이 들어가 있다. 포편(포 조각)은 뾰족한 줄 모양으로서 7~8줄로 배열되어 있고 길이는 1.5~2.4㎝, 폭은 1.3~3.6㎝ 정도이며 직립하는 형태이다. 외편은 피침형으로서 끝이 중앙까지 닿고 가장자리가 밋밋하며 끝이 뾰족하고 중편은 타원상 피침형이며 검은빛이 돈다. 마찬가지로 외편과 더불어 곧추 퍼진다.

   이것이 토종 엉겅퀴다(This is Native Thistle)

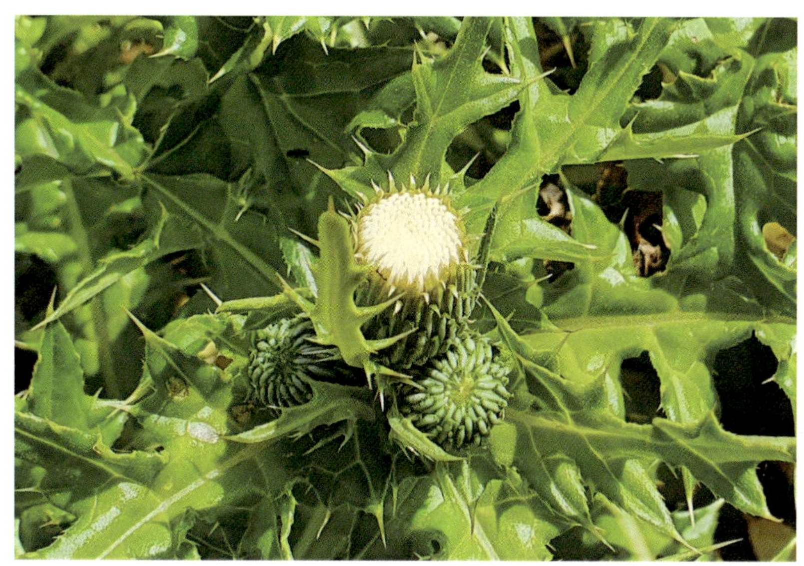

흰꽃가시엉겅퀴 총포인 봉오리 모습 - 자료: 박종선 한약사

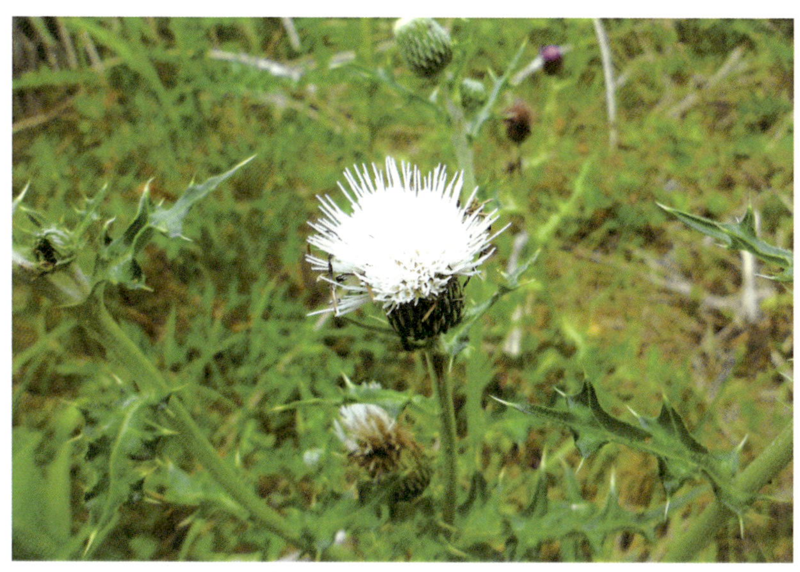

흰꽃가시엉겅퀴 꽃모습: 제주도, 2023. 5

〔 **열매(fruit)** 〕

흰꽃가시엉겅퀴의 열매는 긴 타원형 모양으로 다 익은 뒤에도 껍질이 터지지 않고 종자를 싼 채로 떨어지는 수과 형태로서, 소립 종자이다. 길이는 0.35~0.40㎝ 정도이고 폭은 0.15~0.20㎝ 정도로 털이 없으며 끝이 볏집색이다. 일부분은 흑자색이고, 8~9월경에 익는다. 씨앗의 맨 끝에 붙은 솜털 같은 관모는 우상으로 길이가 1.4~1.8㎝ 정도이며 다소 갈색이 돈다.

〔 **뿌리(root)** 〕

흰꽃가시엉겅퀴의 뿌리는 가느다란 실 모양의 많은 잔뿌리를 가지고 있다.

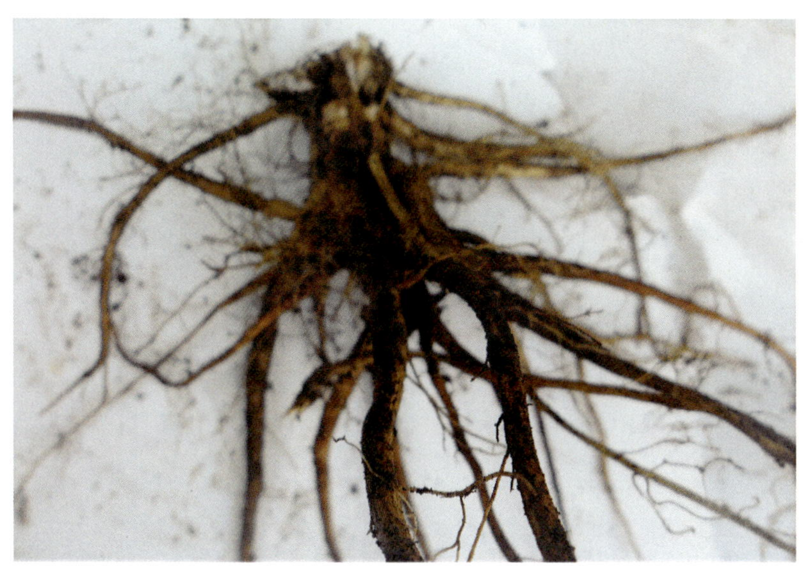

흰꽃가시엉겅퀴 뿌리 모습: 제주도, 2023. 5

〔 흰꽃가시엉겅퀴의 활용 〕

흰꽃가시엉겅퀴의 어린순을 살짝 데쳐 나물 등 식용으로 가능하고, 완전 성숙한 전초는 건조하여 약용으로 사용한다.

3.
고려엉겅퀴

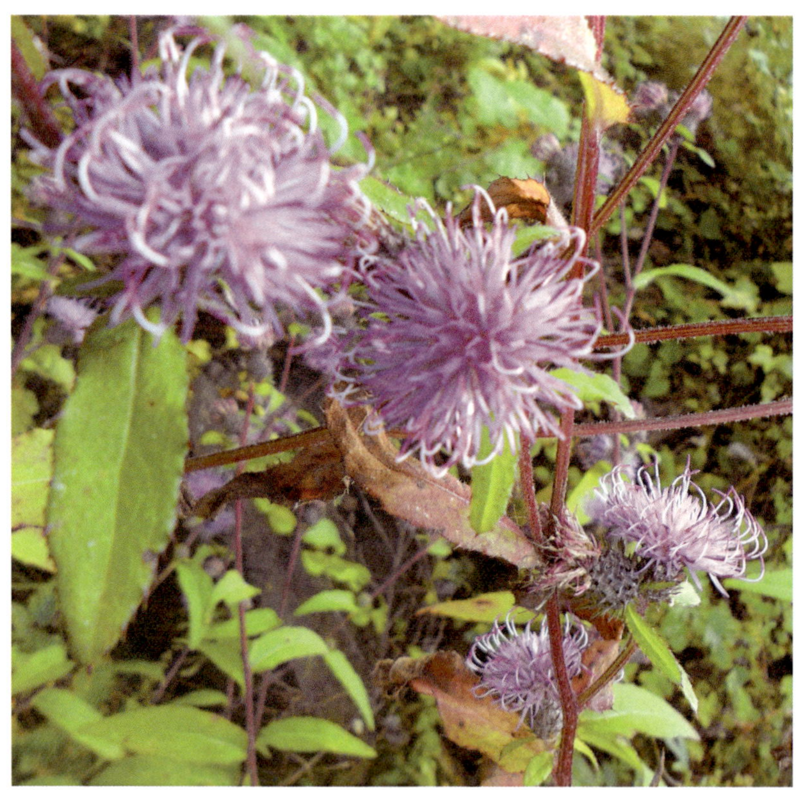

 이것이 토종 엉겅퀴다(This is Native Thistle)

〔 개요 〕

학명: Cirsium setidens (Dunn) Nakai

과명: 국화과(Asteraceae) 엉겅퀴속(Cirsium Miller)

이명: 곤드레, 구멍이, 도깨비엉경퀴, 고려가시나물, 剛毛薊(강모계:
　　한자명)

원산지: 대한민국

종분류: 기본종

분포지: 강원도 정선, 평창지역 등을 비롯하여 전국의 산간 지대

서식지: 기슭이나 골짜기의 풀밭

대표적 특징: 잎 뒷면에 털이 없다

〔 전체 형태(total form) 〕

고려엉경퀴는 국화과에 속하는 다년생초로서 우리나라의 강원
도를 비롯하여 전국의 산간 지방에서 자라는 한국 특산종, 즉 토종
식물로 해발 400~700m의 산지 기슭이나 골짜기의 주로 그늘진
풀밭 등에 서식한다.

뿌리는 땅속으로 곧게 내리벋으며, 대개 2~3년 정도 지나면 뿌
리가 썩어 고사하여 사라진다. 크기인 초장(草丈)은 50~100㎝ 정
도이며, 1년생인 경우는 원줄기에서 갈라져 나간 가지인 분지(分枝)
가 보통 1~3개 정도 되나 2~3년생인 경우에는 8~11개 정도 발생

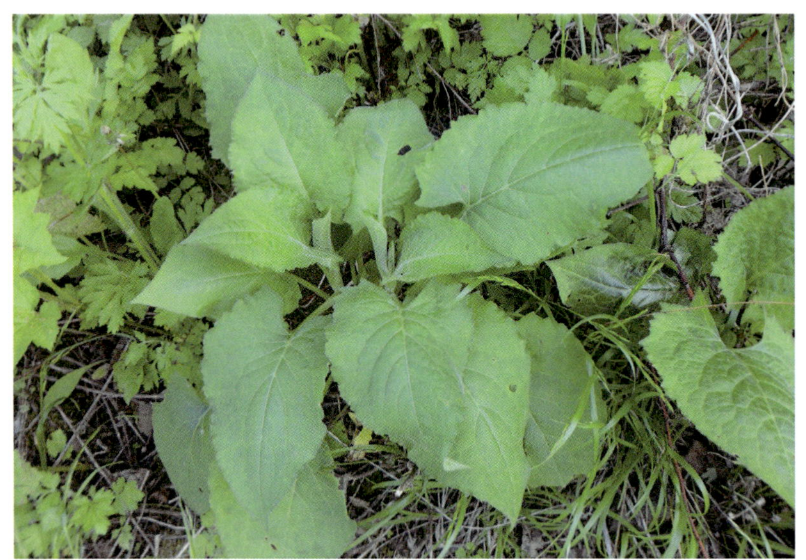

성장 중인 야생의 고려엉겅퀴 모습

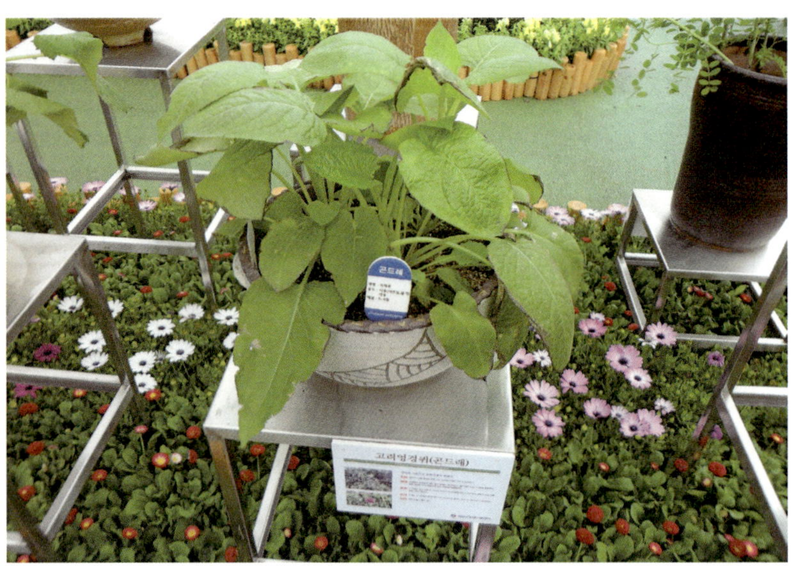

어린 고려엉겅퀴 모습: 경북 영양

 이것이 토종 엉겅퀴다(This is Native Thistle)

하며, 가지는 갈라지면서 사방으로 넓게 퍼진다. 잎은 어긋나고 잎 가장자리에는 잔가시들이 나 있으며, 잎끝은 뾰족하나 잎밑은 다소 넓다. 줄기 아래쪽의 잎은 꽃이 필 때는 말라 죽는다. 줄기잎은 어긋나 자라며 중앙부의 잎은 달걀 모양이거나 타원형, 피침형이며 끝이 대개 뾰족하다. 윗부분의 잎은 작고 긴 타원형의 피침형, 또는 선상 피침형이며 끝이 대개 뾰족하고 가장자리에 바늘 같은 작은 톱니가 있다.

꽃은 7~10월경에 피고 지름 3~4㎝ 정도로서 가지 끝과 원줄기 끝에 달린다. 두상꽃차례로 무리 지어 달리는데, 홍자색, 분홍색, 황백색 등 여러 색으로 핀다.

〔 잎(leaf) 〕

뿌리에 달린 잎과 밑부분의 잎은 줄기에 달린 잎에 비해 크기가 크고 꽃이 필 때 마르거나 사라진다.

줄기 중앙부의 잎은 2㎝ 내외의 잎자루(엽병)가 있고 어긋나기를 하며, 형태는 달걀모양 또는 타원상 피침모양으로 끝이 대개 뾰족하고 밑부분은 자른 모양(절저) 또는 넓은 쐐기모양(예저)이며 보통 길이는 2.76~9.23㎝ 정도이고 너비(폭)는 1.62~4.5㎝ 정도이다. (땅의 비옥도에 따라 가끔은 15~35㎝의 큰 잎이 생기기도 한다)

잎 표면은 밝은 녹색을 띠고 솜털이 약간 있으며, 유일하게 잎 뒷면에는 흰빛이 돌고 솜털이 존재하지 않거나 아주 미세하게 소량나 있다. 잎가장자리가 밋밋하거나 대개는 가시 같은 짧은 갈색의 잔가시 톱니가 나 있다. 가시부분은 강하지 않고 부드러우며 잎끝이 뾰족하다.

윗부분 즉 꽃대 밑에 돋아나는 잎은 작고 긴 타원상 피침모양 또는 선상 피침 모양이며 끝이 대개 뾰족하고 잎자루가 없거나 짧으며 언뜻 보기에는 밋밋해 보이지만 가장자리에 바늘 같은 옅은 갈색의 짧은 톱니가 있다.

고려엉겅퀴의 잎은 어느 엉겅퀴처럼 잎가장자리에 깃 모양으로 갈리는 결각이 없다는 점이다.

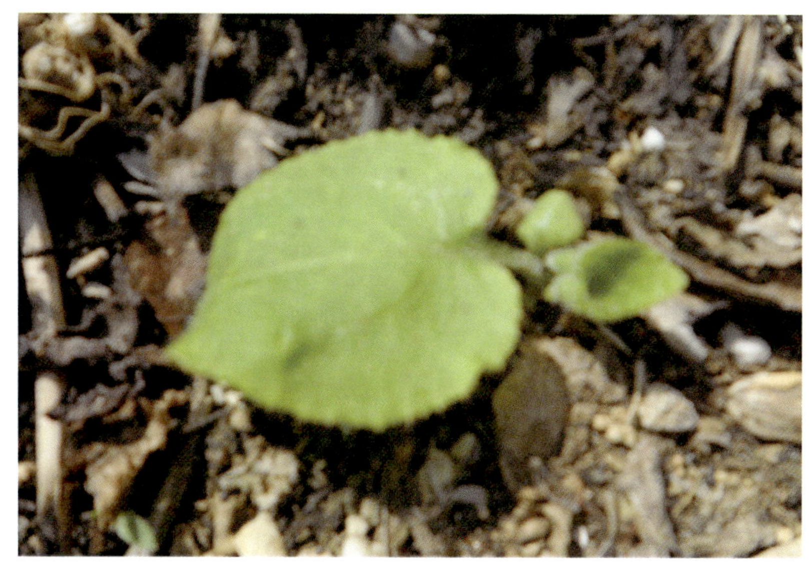

고려엉겅퀴의 초기 모습: 발아 20일경

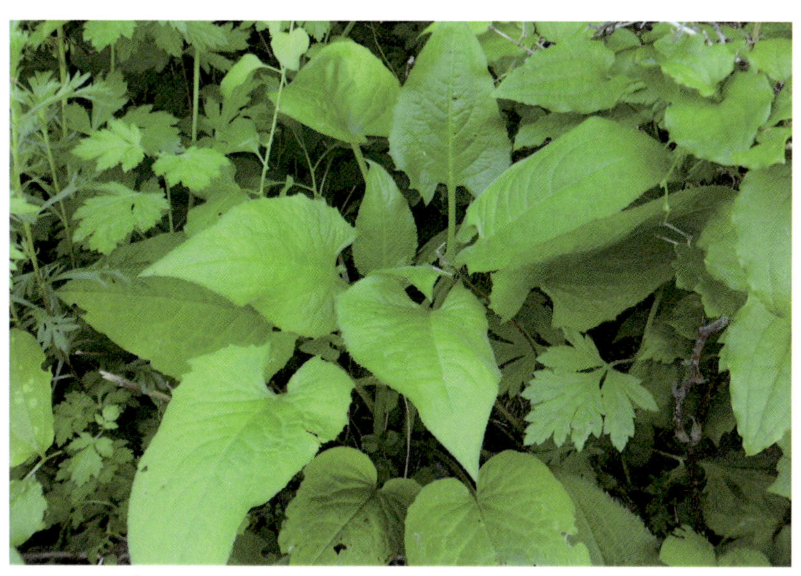

고려엉겅퀴의 본잎이 올라오고 있다

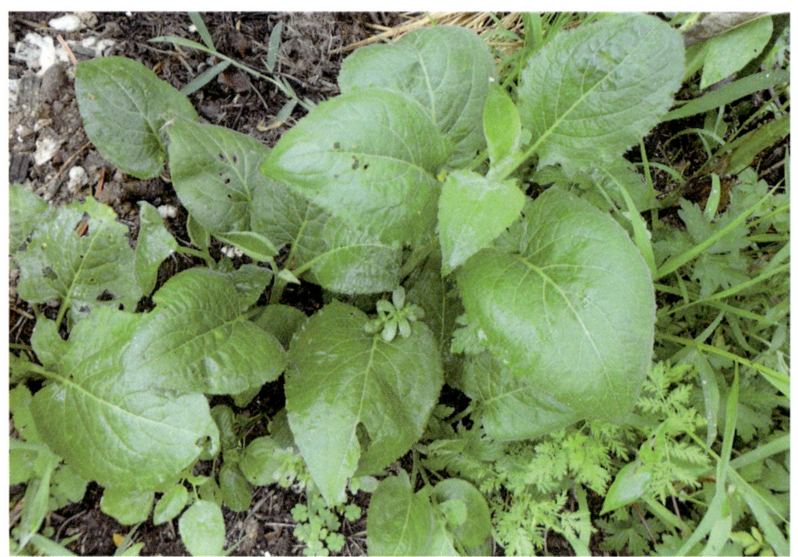

〔 줄기(stem) 〕

줄기인 대궁은 원통형으로 위로 곧게 뻗으며, 속은 수수깡 속처럼 비어 있다. 원줄기의 잎이 생기는 부분에서 곁줄기인 분지가 많이 돋아나기도 한다. 그 수는 1년생인 경우 원줄기에서 갈라져 나간 가지인 분지(分枝)가 1~3개 정도 되나 2~3년생인 경우에는 8~11개 정도 발생하며, 가지는 갈라지면서 사방으로 넓게 퍼진다.

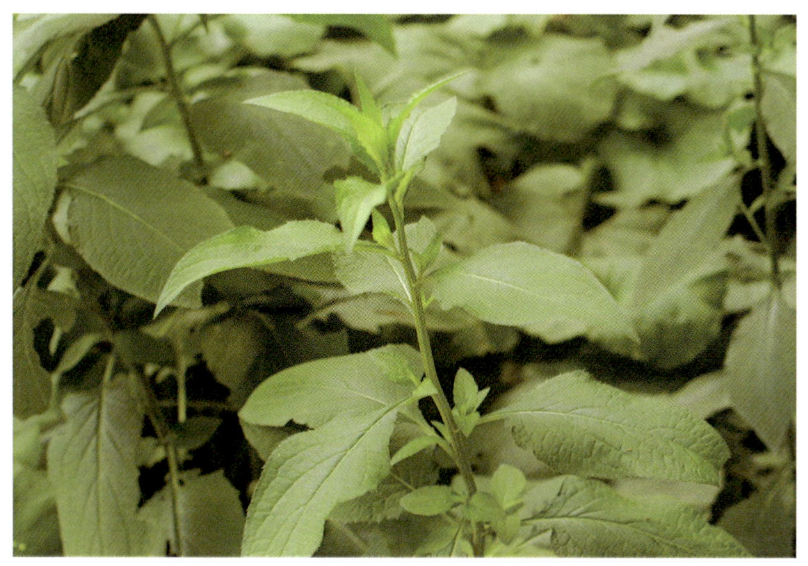

성장 중인 고려엉겅퀴 - 자료: 국립생태원, 천광일 박사

〔 꽃(flower) 〕

꽃은 7~10월경에 피고 지름 3~4㎝ 정도인 자주색 머리모양꽃차례가 가지 끝과 원줄기 끝에 위로 향해 1개씩 달린다.

총포(總苞, 모인꽃싸개)는 녹색으로 구상 종 모양이고 길이는 1.2~2㎝ 정도이고 폭은 1~2㎝ 정도로서 흰색의 거미줄 같은 털이 있다. 총포조각은 7줄로 배열되고 끝이 뾰족하며 뒷면에 약한 점질이 있다. 포조각의 길이는 1.1~1.8㎝ 정도이고 폭은 0.4~0.9㎝ 정도이다.

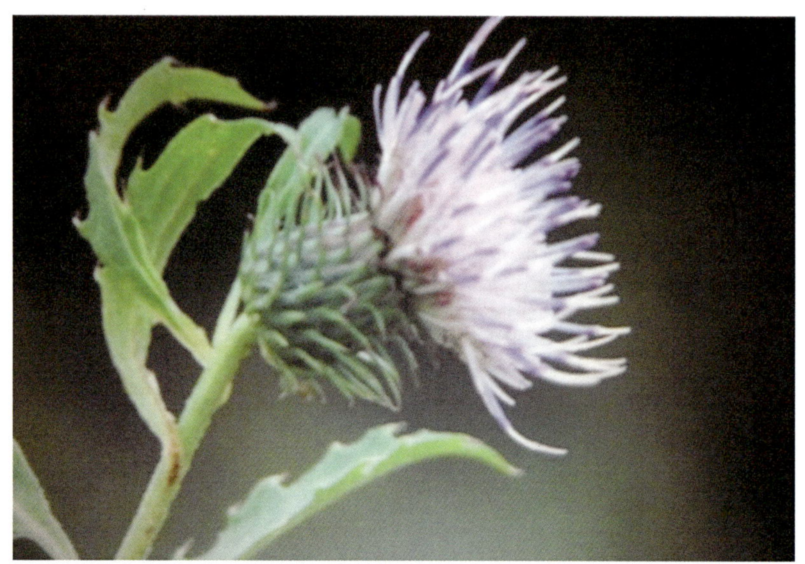

고려엉겅퀴 꽃봉오리 모습

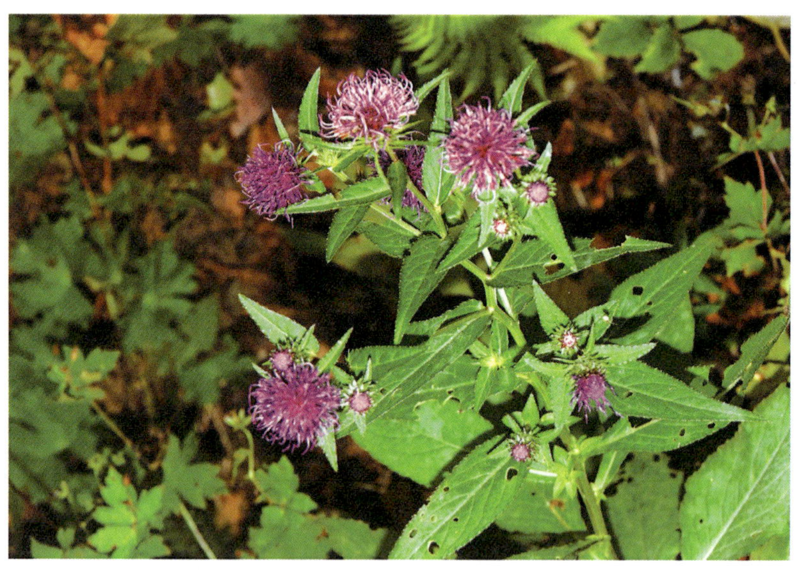

고려엉겅퀴꽃의 모습 - 자료: 국립생태원, 천광일 박사

〔 **열매(fruit)** 〕

　고려엉겅퀴의 열매는 다 익은 뒤에도 껍질이 터지지 않고 종자를 싼 채로 떨어지는 수과(瘦果)의 형태로 광택이 나는 짙은 밤색이고 세로줄 무늬가 있다. 생김새는 둔각(鈍角)의 좁은 원뿔 모양이며 선단은 절형이고 기부 중심부에 0.05㎝ 정도 크기의 돌출 연결부(꼭지)가 있으며 밑부분이 약간 굵어진다. 씨앗의 길이는 0.35~0.45㎝ 정도이고 폭(너비)은 0.09~0.2㎝ 정도이다. 씨방의 맨 끝에 붙은 관모(冠毛)인 갓털은 우상으로 8~35개 정도이며, 길이는 0.2~1.6㎝ 정도로 회갈색이다.

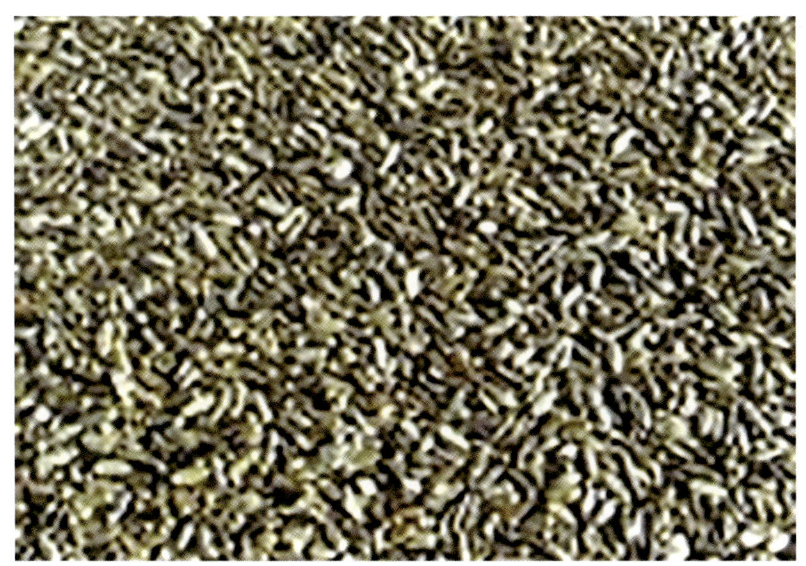

고려엉겅퀴의 씨앗 모습

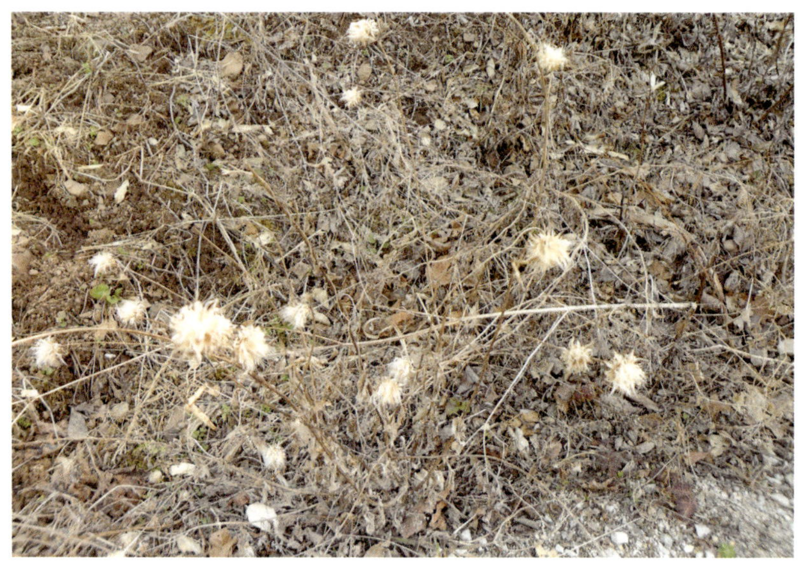

고려엉겅퀴의 결실이 끝난 후 모습: 12월 하순경

〔 뿌리(root) 〕

뿌리는 직근으로 곧고 굵으며 원뿌리에 가느다란 실 모양의 많은 겉뿌리가 붙어 나며 약 20~40㎝까지 깊게 뻗어나간다.

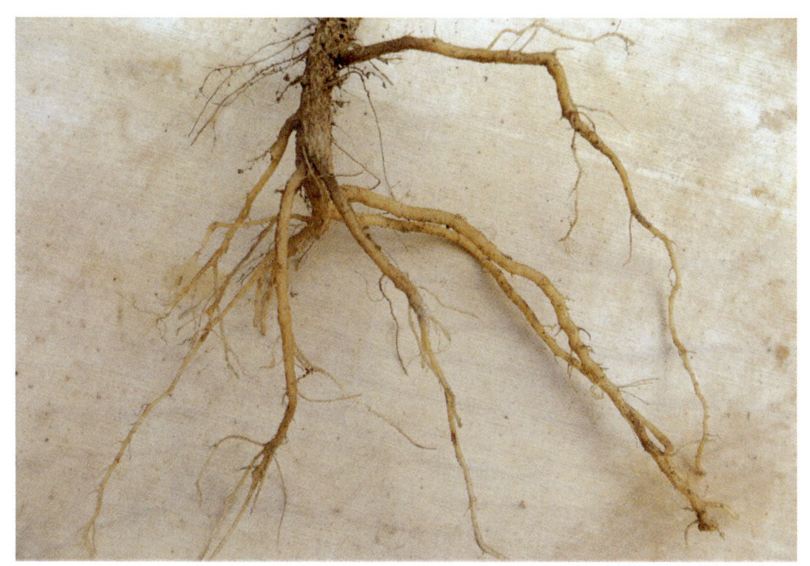

고려엉겅퀴의 1년생 뿌리 모습

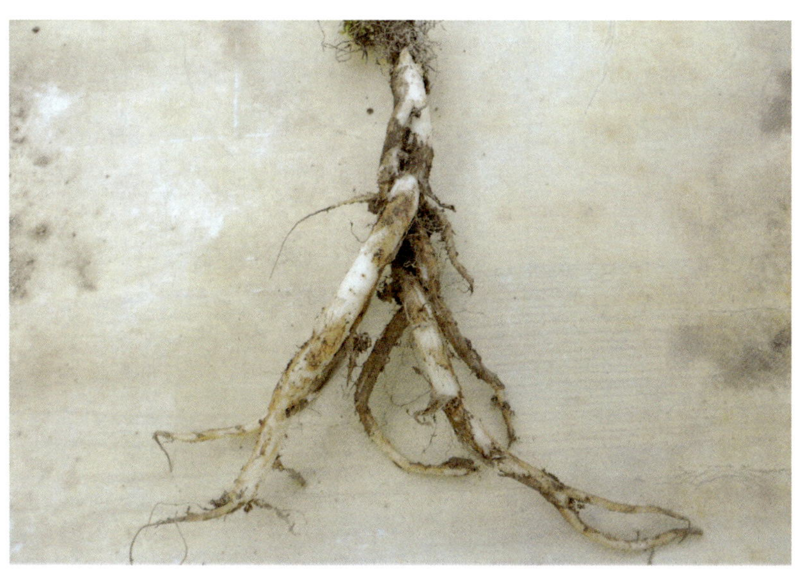

고려엉겅퀴의 3년생 뿌리 모습

〔 고려엉겅퀴의 성분 〕

　고려엉겅퀴의 성분에 대하여 필자가 확인한 「국내에 자생하는 큰엉겅퀴와 고려엉겅퀴의 분자유전학적 및 화학적분석(2012)」에 따르면, 국내에서 채취한 고려엉겅퀴들의 Silymarin 함량을 분석(分析)하여 본 결과, 그 함량이 2㎎/㎖가 넘는 것으로 나타났다고 하였다.

　또한 「자생엉겅퀴의 부위별 기능성성분 및 항산화효과(2009)」에 의하면, 총 페놀과 총 플라보노이드 함량은 꽃에서 많이 검출(檢出)되었으며, Acacetin은 잎과 꽃에서, Apigenin은 꽃에서만 검출되었다. 그리고 Cynarin은 씨에서, Syringin은 뿌리에서 검출되었다고 한다. 구성당(糖) 3종의 함유는 xylose(크실로오스)는 꽃과 줄기 부위에서만, galactose(갈락토오스)는 줄기 부위에서만 glucose(글루코오스)는 전체 부위에서 동정되었고, 지방산(脂肪酸)은 잎, 꽃, 뿌리, 줄기에서 검출되었다고 하였다. 그리고 일반성분은 탄수화물, 조단백질, 수분, 조회분, 조지방 순으로 나타났으며, 무기성분은 모두 7종이 검사되었는데, 칼륨(K)의 함량이 제일 높았고 이는 잎 → 꽃 → 줄기 → 뿌리 순으로 나타났다고 하였다.

〔 고려엉겅퀴의 꽃말 〕

　고려엉겅퀴의 꽃말은 '근엄, 독립, 권위, 닿지 마세요, 건드리지 마세요’이다.

〔 고려엉겅퀴에 발생하는 병 〕

고려엉경퀴에 발생하는 병 중 많이 생기는 병으로는 점무늬병(斑點病, leaf spot)과 흰가루병(白粉病, powdery mildew)이 있다.

점무늬병(斑點病-leaf spot)

고려엉경퀴의 잎에 발생하는 병의 하나로 Stemphylium lycopersici라는 균에 의해 발병하며, 발병초기 잎에 회갈색 또는 갈색의 작은 점이 찍히며, 병이 진전되 면 부정형의 진한 갈색의 병반으로 커지면서 병반 중앙부가 흰색 또는 회색으로 변하면서 움푹 파이거나 구멍이 생긴다. 반점 주변에는 황색의 달무리(halo) 증상이 나타나기도 하고, 계속해서 병이 진행되면 병반이 크게 확대되면서 합쳐지고, 결국 잎 전체가 진한 갈색 또는 흑색으로 변한다. 방제대책으로 과습하지 않도록 하며, 병든 잎은 제거한다. 방제약으로는 플루디옥소닐 액상수화제, 아족시스트로빈 액상수화제, 피리벤카브액상수화제, 사이프로디닐입상수화제 등이 있다.

흰가룻병(白粉病-powdery mildew)

흰가룻병은 Sphaerotheca fusca라는 균에 의해 발병하며, 고려엉
경퀴의 잎에 자낭균류가 기생하여 겉면이 흰 가루를 뿌린 것처럼
되는 병이다.

잎이 누렇게 되고 결국 고사한다. 주로 습도가 낮은 시기에 분생
포자가 바람에 날려 발생이 심해진다. 병든 잎이나 잔재물은 불에
태우거나 땅속에 묻는다. 방제약으로는 아족시스트로빈 액상수화
제, 플루티아닐 유제, 마이클로뷰타닐 수화제, 헥사코나졸 유제 등
이 있다.

〔 고려엉경퀴에 기생하는 충 〕

고려엉경퀴에 많이 발생하는 충으로는 작은멋쟁이나비, 우엉바
구미, 싸리수염진딧물 등이 있다. 특히 2019년 국립산림과학원 산
림약용자원연구소와 안동대에서 고려엉경퀴의 미기록 해충 '우엉
바구미·우리대벌레'의 특성을 규명하였다고 한다.

우엉바구미는 성충으로 월동하며 4월경부터 엉경퀴에 모여 꽃
에 알을 낳는다. 유충은 씨방 속을 파먹고 자라며 7월경에 성충이
되면 우엉잎을 갉아먹는다. 주로 고려엉경퀴 새순이나 꽃봉오리가
되기 직전에 피해를 주며, 이곳에 산란한 후 유충이 피해를 주는

형태로 나타난다. 고려엉겅퀴 꽃대가 올라오기 시작하면 발생하는 특징을 보인다.

그리고 싸리수염진딧물(solani)과 우리대벌레가 있다. 우리대벌레는 고려엉겅퀴의 생육이 늦을 때 주변에 있는 명아주에서 먹이활동을 하다가 생육이 어느 정도 진행된 6월 상순부터 급격히 증가하는 경향을 보이며, 8월경에는 고려엉겅퀴에 피해를 주기도 한다.

〔 고려엉겅퀴의 활용 〕

어린잎은 나물로 먹고 식물 전체를 약재로 활용한다. 고려엉경퀴는 약초로 쓰기보다는 산채인 나물로 더욱 유명하다. 주로 봄철에 어린잎과 줄기를 식용하는데, 다른 산채와는 달리 특유의 향이 거의 없어 생채보다는 데친 후 우려낸 다음 곤드레밥, 무침, 생선조림, 국거리, 튀김, 묵나물 등으로 이용하며 냉동 보관하면 연중 내내 이용할 수 있다. 과거에는 구황식물로 이용되었던 유용한 산채이다. 보릿고개 시절인 빈궁기에는 고려엉겅퀴를 말려놓은 나물에다 쌀이나 옥수수를 넣고 밥(일명 곤드레밥)이나 곤드레나물죽을 해서 먹었던 유용한 산채로 많이 먹어도 부작용이 없어서 다이어트 식품으로 적합하다.

고려엉겅퀴는 한방에서 줄기와 뿌리를 거풍, 충독, 해수, 거담, 이질, 해독, 감기, 신장염 등에 약재로 쓰여왔으며, 이화학적성상,

항산화활성, 간 보호활성 등의 연구가 보고되고 있다.

〔 고려엉겅퀴의 재배 〕

　배수가 양호하고 보수력이 좋은 비옥한 땅으로 약산성인 사질양
토가 좋으나, 대체로 토양에 대한 적응력이 넓어 논과 같은 토양의
습한 환경에서도 잘 견디는 편이다. 생육에 알맞은 온도는 18~
25°C 정도이며, 비교적 내건성이 약한 편으로 서늘하고 공중습도
가 높은 곳이 좋으며 건조가 계속되는 곳은 좋지 않다.

〔 기타 〕

　고려엉겅퀴는 환경부와 산림청이 지정한 기후변화지표종으로,
국립공원관리공단의 기후와 계절의 변화를 감지할 수 있는 계절알
리미종으로 활용한다고 한다.

〔 고려엉겅퀴의 관련 자료 〕

　어느 자료에서는 고려엉겅퀴가 약효가 없어서 나물로만 사용한
다고 하는데, 잘못된 자료라는 것을 여러 자료에서 증명해주고 있

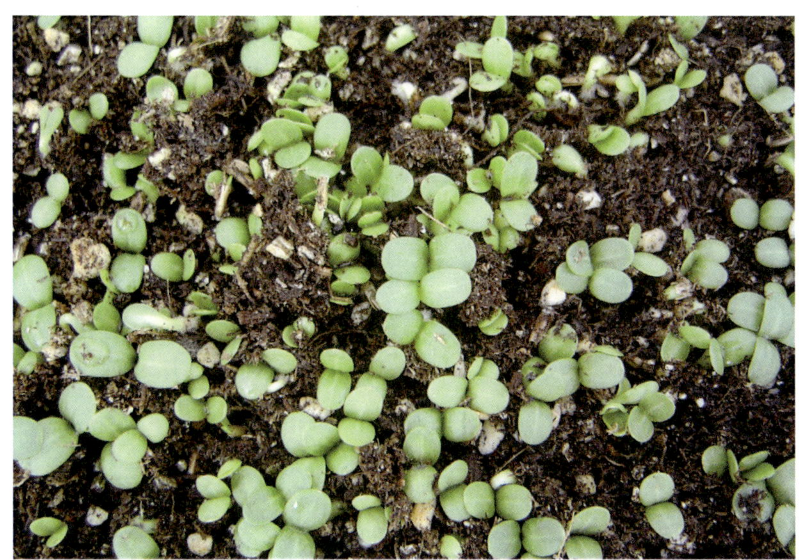

모판에서 발아하는 고려엉겅퀴 모습

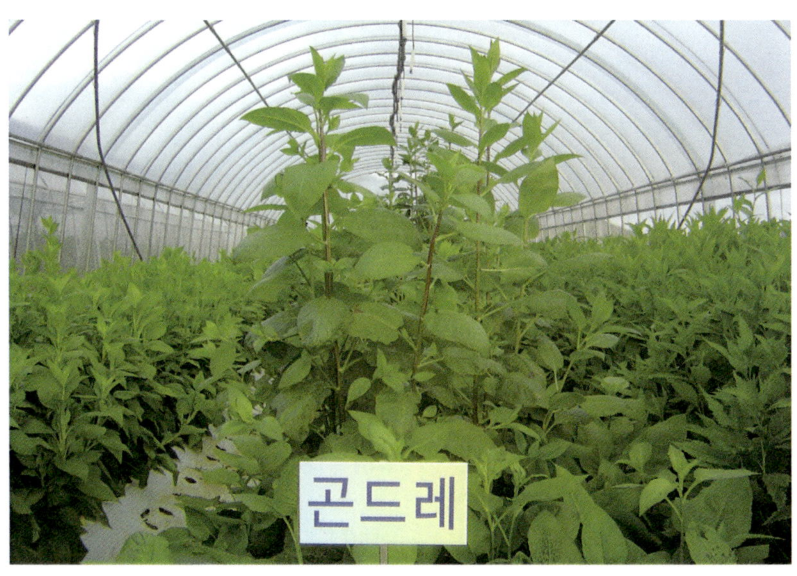

고려엉겅퀴의 비닐하우스 재배 모습 - 자료: 농촌진흥청

다. 고유종이기 때문인지는 몰라도 고려엉겅퀴를 연구한 자료는 다른 엉겅퀴 자료들보다 월등히 많다.

4.
흰꽃고려엉겅퀴

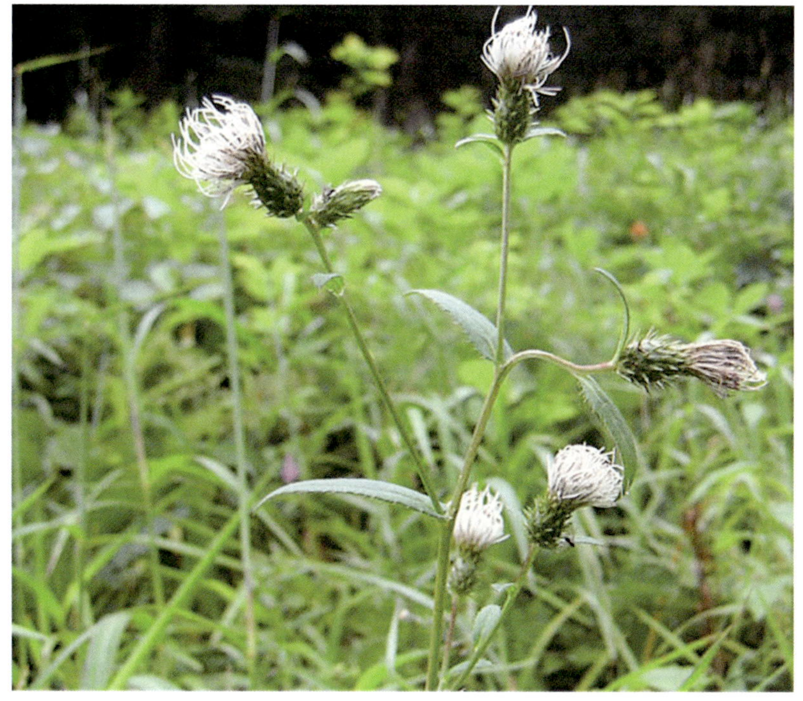

자료: 국립생태원, 천광일 박사

학명: Cirsium setidens for. alba T. B. Lee

과명: 국화과(Asteraceae) 엉겅퀴속(Cirsium Miller)

원산지: 대한민국

종분류: 품종

분포지: 강원 산간 지방, 경기 북부 및 경북의 고산 900~1,400m
사이 산간 지대

서식지: 산지 기슭의 절개지나 골짜기의 양지바른 곳

대표적 특징: 꽃 색깔이 흰색이다.

〔 전체 형태(total form) 〕

흰꽃고려엉겅퀴(흰고려엉겅퀴)는 국화과에 속하는 다년생초로서
강원도 산간 지방을 비롯하여 경기도 북부 및 경북과 전북의 고산
900~1,400m 사이 산간에 분포되어 있다. 한국특산종 중 희귀하고
주로 높은 산지 기슭이나 골짜기의 햇볕이 잘드는 풀밭 등에 집단
으로 서식한다. 고려엉겅퀴와 전체 형태 등이 거의 동일한 종인데,
꽃 색깔이 희다고 하여 품종으로 '흰고려엉겅퀴'라 명명한 것을 필
자의 글에서는 더 쉽게 구별하고자 '흰꽃고려엉겅퀴'로 표기하였음
을 밝힌다.

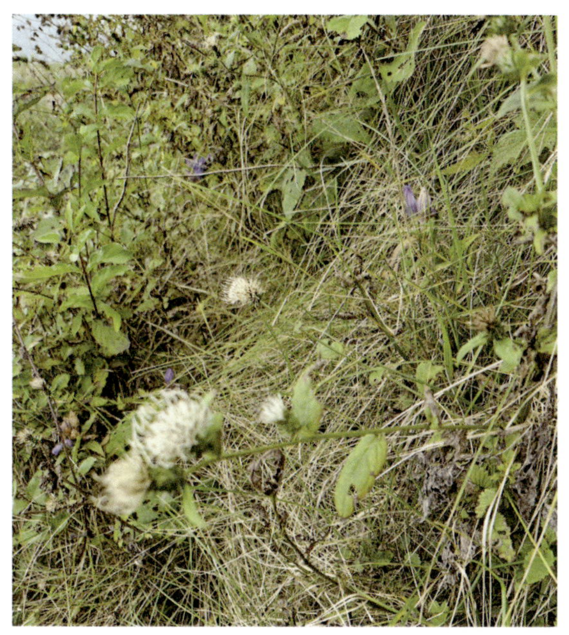

흰꽃고려엉겅퀴: 전북 덕유산 설천봉, 2024. 9

〔 잎(leaf) 〕

흰꽃고려엉겅퀴는 고려엉겅퀴와 같이 근생엽(根生葉)과 밑부분의 잎은 꽃이 필 때 시들고, 줄기 잎(莖生葉)은 타원 모양의 피침형 또는 달걀 모양(난형)이며, 밑쪽 잎은 잎자루가 길고 위쪽으로 갈수록 잎자루가 짧아진다. 잎의 앞면은 녹색 바탕에 털이 약간 나며, 뒷면은 흰색에 털이 없고 가장자리가 밋밋하거나 가시 같은 톱니가 있다. 잎자루의 길이는 1.5~4㎝ 정도이고, 잎몸의 길이는 12.2~22.1㎝ 정도이다.

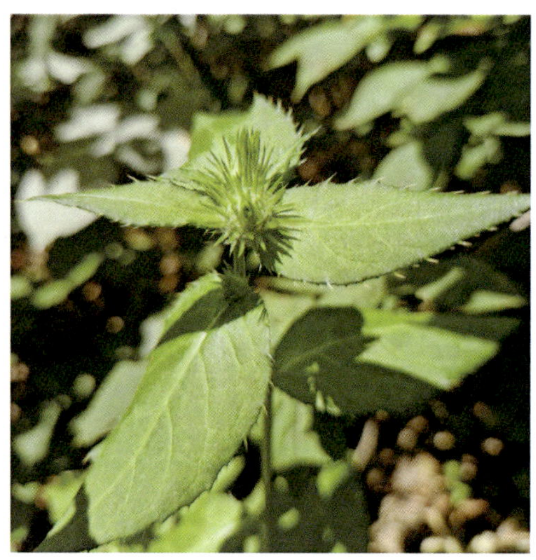

흰꽃고려엉겅퀴의 대궁 줄기 잎 모습

〔 줄기(stem) 〕

고려엉겅퀴와 같이 원줄기는 원통형으로 위로 곧게 뻗으며, 세로로 약간의 골이 파진 능선이 있다. 속은 수수깡 속처럼 성글어 있다. 원줄기에서 잎이 생기는 부분에서 곁줄기인 가지(分枝)가 돋아나기도 한다.

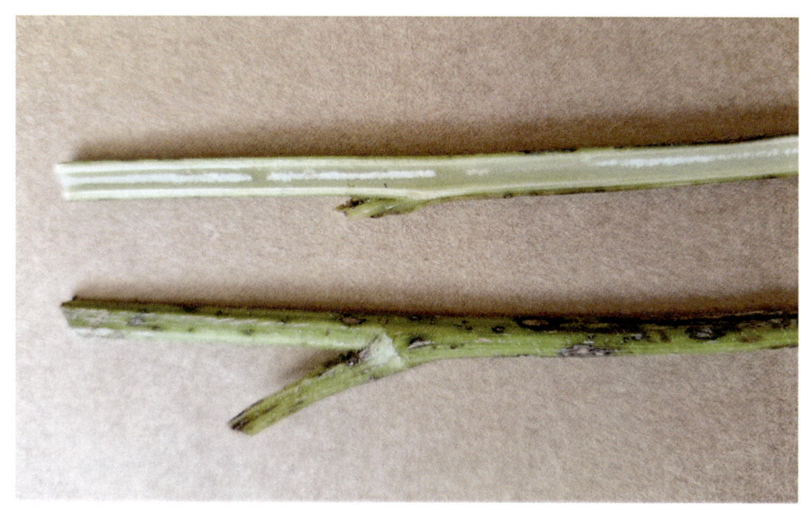

흰꽃고려엉겅퀴의 대궁 및 대궁 속 모습

〔 꽃(flower) 〕

흰꽃고려엉겅퀴의 꽃은 7~10월경에 피며, 지름은 3~4㎝ 정도이고 화경은 보통이다. 흰 빛을 띠는 두상화서(頭狀花序)로 원줄기와 가지 끝에 한 송이 내지 2~3송이씩 피어난다. 꽃잎의 색깔이 꽃술에 밝고 엷은 자줏빛이 더러 섞인 투명하고 밝아보이는 흰색이다. 즉 희디흰 색이란 표현이 더 어울릴 것 같다.

총포(總苞)는 구형 또는 넓은 종 모양으로 길이는 약 2㎝ 정도이고 폭은 1.5~3㎝ 정도이며, 거미줄 같은 털이 있다. 총포조각은 7~8줄로 배열되고, 외편은 선형 또는 달걀 모양이며 끝이 길게 뾰

족해지고 뒷면에 약간의 거미줄 같은 솜털과 다소 약한 점질이 있
다. 꽃부리는 하얀빛이고 길이는 약 1.5~1.9㎝ 정도이다.

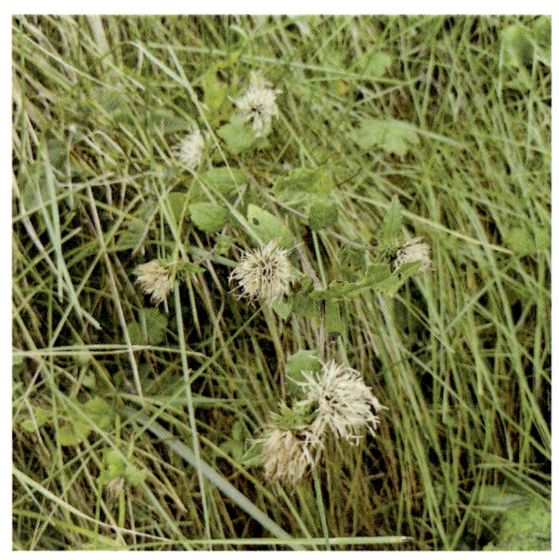

흰꽃고려엉겅퀴 꽃: 전북 덕유산 설천봉, 2024. 9

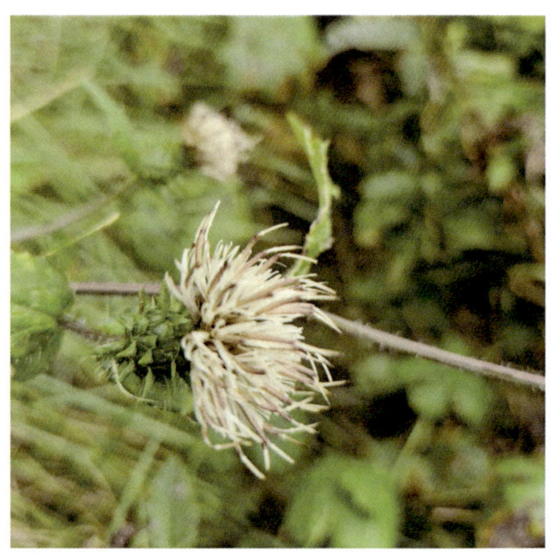

흰꽃고려엉겅퀴 꽃술: 전북 덕유산 설천봉, 2024. 9

〔 열매(fruit) 〕

흰꽃고려엉겅퀴의 열매인 수과(瘦果)의 길이는 0.35~0.4㎝ 정도의 편평한 긴 타원형으로 밑부분이 좁으며 자주색 줄이 있고 9~11월경에 익는다.

관모(冠毛)의 색깔은 연갈색이다.

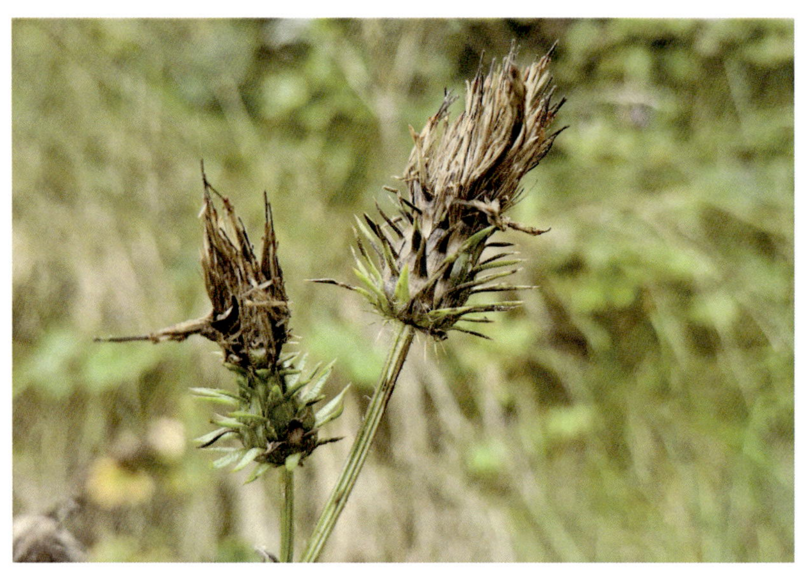

결실 중인 흰꽃고려엉겅퀴: 전북 덕유산 설천봉, 2024. 9

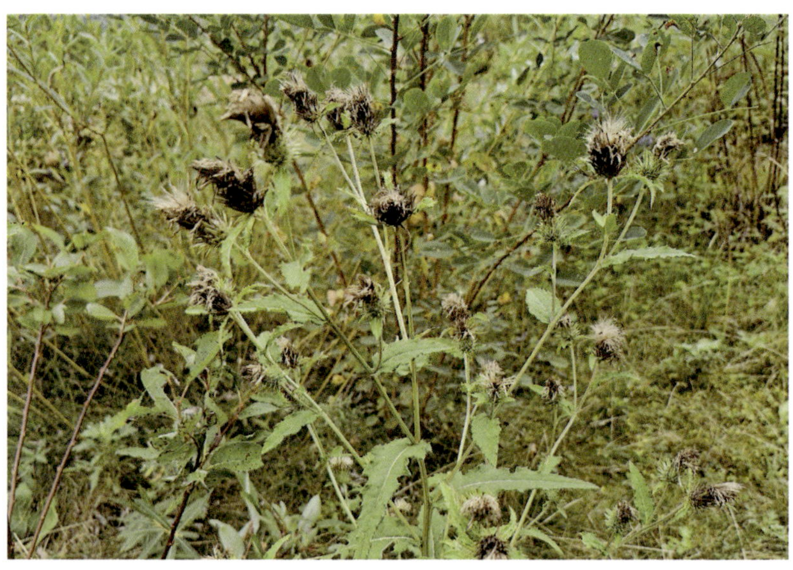

결실 중인 흰꽃고려엉겅퀴: 전북 덕유산 설천봉, 2024. 9

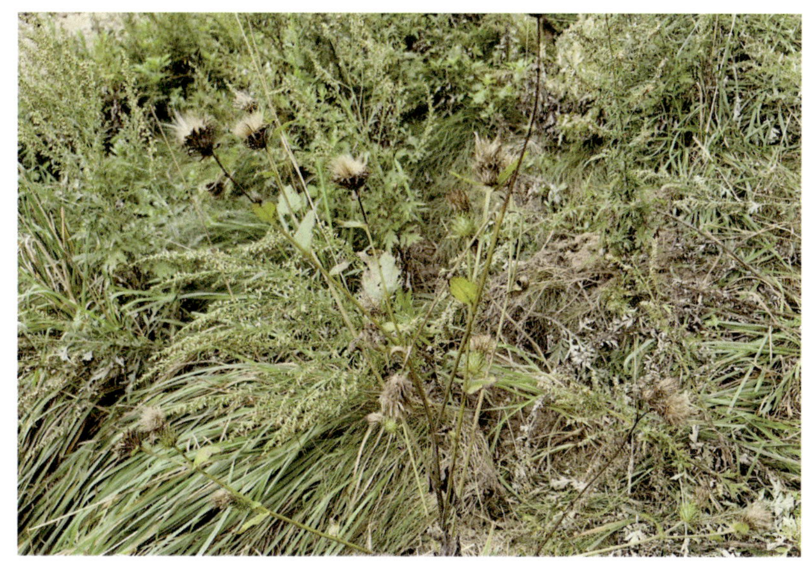

결실이 끝난 흰꽃고려엉겅퀴: 전북 덕유산 설천봉, 2024. 9

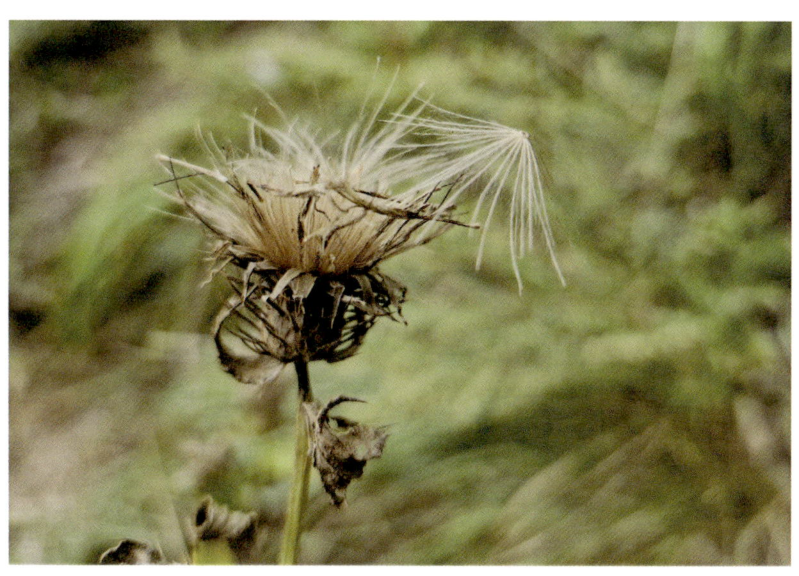

결실이 완전히 끝난 흰꽃고려엉겅퀴: 전북 덕유산 설천봉, 2024. 9

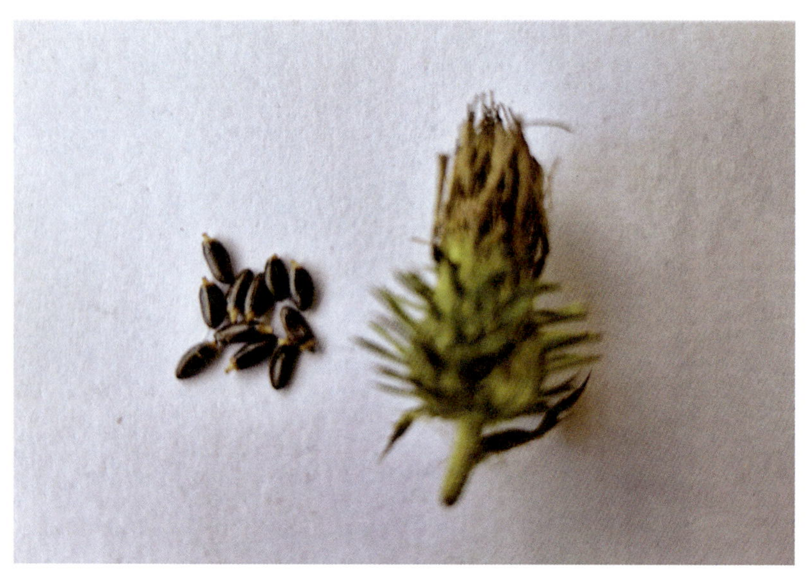

흰꽃고려엉겅퀴씨와 씨앗이 들어있는 송이 모습

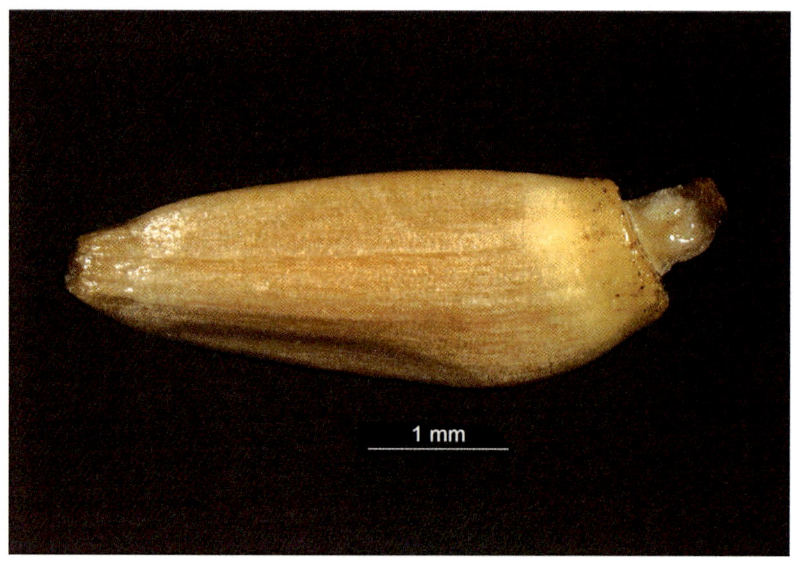

흰꽃고려엉겅퀴씨 - 자료: 한국야생식물종자도감

   이것이 토종 엉겅퀴다(This is Native Thistle)

〔 뿌리(root) 〕

흰꽃고려엉겅퀴의 뿌리는 땅
속으로 곧게 뻗으며 대궁과 맞
닿는 부위 밑으로 잔뿌리가 촘
촘히 나고, 2년생 굵은 뿌리 안
에는 단단한 심이 들어 있으며,
뿌리의 맛은 약간 쓰스레하다.

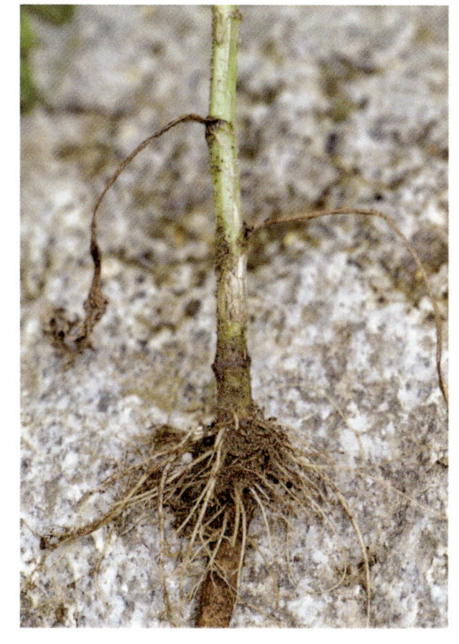

흰꽃고려엉겅퀴의 2년생 뿌리 모습

〔 흰꽃고려엉겅퀴의 활용 〕

어린잎은 나물로 먹고 식물 전체를 약재로 활용한다.

어린잎을 나물로 먹고, 한방에서 줄기와 뿌리를 거풍, 충독, 해
수, 거담, 이질, 해독, 감기, 신장염 등에 약재로 쓴다.

〔 흰꽃고려엉겅퀴 관련 자료 〕

흰꽃고려엉겅퀴(흰고려엉겅퀴)와 관련된 자료로는 「선정된 한국산 엉겅퀴의 상대적항산화작용과 HPLC 프로필(2008)」이 있다.

5.
흰잎고려엉겅퀴

〔 개요 〕

학명: Cirsium setidens var. niveoaraneum Kitamura

과명: 국화과(Asteraceae) 엉겅퀴속(Cirsium Miller)

원산지: 대한민국

종분류: 변종

분포지: 강원 산간 지방, 경기 북부 및 경북의 고산 300~500m 사
　　　이 중산간

서식지: 산지 기슭이나 골짜기의 주로 그늘진 풀밭

대표적 특징: 잎 뒷면이 흰색이고 거미줄 같은 털

〔 **전체 형태(total form)** 〕

흰잎고려엉겅퀴는 고려엉겅퀴의 변종으로 국화과 엉겅퀴속의
여러해살이풀이며, 높이는 60~100㎝ 정도이고 가지가 사방으로
퍼진다. 줄기는 곧게 서며 가지가 사방으로 갈라진다. 잎은 어긋나
며 긴 타원 모양으로 끝이 뾰족하다. 꽃은 7~10월경에 줄기 끝에
보라색으로 핀다.

〔 **잎(leaf)** 〕

흰잎고려엉겅퀴는 뿌리 부근인 줄기 밑부분의 잎은 모여 나고,
피침 모양 또는 타원 모양으로 길이는 7~18㎝ 정도이고 폭은 2~4
㎝ 정도이다. 잎 뒷면에 털이 있으며, 꽃이 필 때 쓰러졌다가 없어
진다.

대궁인 중앙줄기에 난 잎은 어긋나기를 하며, 잎자루가 있고 달
걀 모양 또는 타원상 피침 모양으로 끝이 대개 뾰족하며 길이는
15~35㎝ 정도이다. 잎 앞면은 녹색이고 털이 약간 있거나 없으며,
뒷면은 백색으로 털이 없고 가장자리가 밋밋하거나 가시 같은 톱
니가 있다. 줄기 밑부분의 잎은 짧은 잎자루가 있으나 중간 이상에
달린 잎은 잎자루가 없다.

줄기 위로 올라갈수록 잎의 크기가 작아지고 긴 타원상 피침형,
피침형 또는 선상 피침형이며 끝이 대개 뾰족하고 엽병이 짧으며

가장자리에 바늘 같은 작은 톱니가 있다.

〔 줄기(stem) 〕

고려엉겅퀴처럼 줄기는 원통형으로 위로 곧게 뻗으며, 속은 수수깡 속처럼 성글거나 비어 있다. 원줄기에서 잎이 생기는 부분에 곁줄기(가지)가 돋아나기도 한다.

〔 꽃(flower) 〕

흰잎고려엉겅퀴의 꽃은 7~10월경에 피고 길이는 1.7~3.7㎝, 폭 1.3~3.5㎝ 정도로서 가지 끝과 원줄기 끝에 달린다.

총포(總苞)는 구상종형이고, 길이 1.1~2.8㎝, 폭 0.7~2.5㎝ 정도로서 거미줄 같은 털이 밀생하며 총포편은 6줄로 배열되어 있고 끝이 뾰족하며 뒷면에 점질이 있다.

꽃부리는 자주색이고 길이 1.5~1.9㎝ 정도이다.

〔 **열매(fruit)** 〕

흰잎고려엉겅퀴의 열매는 수과(瘦果)의 형태로 긴 타원형으로서 길이 0.35~0.4㎝ 정도이고, 폭은 0.1~0.2㎝ 정도이다.

관모(冠毛)는 우상으로 길이 1.0~1.5㎝ 정도이며 색깔은 갈색이다.

〔 **뿌리(root)** 〕

흰잎고려엉겅퀴의 뿌리는 직근으로 굵으며, 곧고 깊게 뻗어 나간다.

〔 **흰잎고려엉겅퀴와 흰잎엉겅퀴에 대한 필자의 단상** 〕

흰잎고려엉겅퀴는 잎 뒷면이 모시풀처럼 흰색이라는 점만 빼면 다른 것은 고려엉겅퀴와 거의 흡사하다. 즉 줄기 중앙부의 잎은 고려엉겅퀴처럼 잎자루가 있고 계란 모양 또는 타원상 피침모양이지만, 잎 뒷면에는 털이 없다. 이렇게 잎 뒷면이 흰색이면서 털이 없어야 흰잎고려엉겅퀴이고, 뒷면에 거미줄 같은 털이 촘촘히 덮여 있어서 희게 보이는 것은 오직 흰잎엉겅퀴(Cirsium vlassovianum Fisch. ex DC.) 뿐이다.

사유를 찾아 좀 더 들어가 보았다. 흰잎고려엉겅퀴(Cirsium set-

idens var. niveoaraneum Kitamura)의 학명에 키타무라가 ‘niveoaraneum’
라고 명명하여 놓았는데, 이 ‘niveoaraneum’란 단어는 어디에서도
찾을 수가 없다.

그래서 단어를 분리하여 검색해 보았더니, ‘niveo’는 이태리어로
‘눈처럼 흰’ 즉 눈처럼 하얗다는 의미이고 ‘araneum’은 포르투갈어
로 ‘거미줄’이란 뜻이었다.

따라서 이 단어를 특정 식물체 잎면에 거미줄 같은 털이 있어서
눈처럼 하얗게 보인다는 의미로 사용한 것 같다. 그런데 흰잎고려
엉겅퀴에는 이런 털이 없다.

그리고 흰잎엉겅퀴의 학명 중 ‘vlassovianum’도 찾아볼 수 없다.
다만 단어를 분해하여 보면 ‘lasso’이 ‘올가미 밧줄’이란 뜻을 가지고
있었다.

필자의 능력 밖을 실감하며 “이것은 ‘흰잎고려엉겅퀴’에 쓸 것이
아니라 ‘흰잎엉겅퀴’에 써야할 것 같다고 생각된다”는 다음 티스토
리의 ‘심자한2’ 유저의 의견에 필자도 공감하는 바이다. 향후 이들
학명에 대해 분류학자들의 관심을 기대해 본다.

6.
깃잎고려엉겅퀴

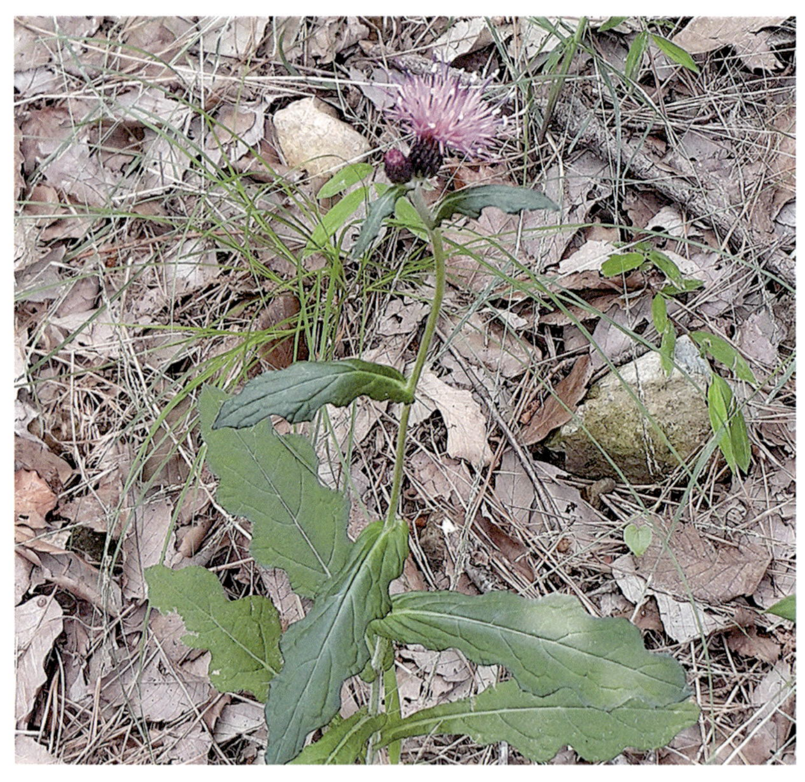

  이것이 토종 엉겅퀴다(This is Native Thistle)

〔 개요 〕

학명: Cirsium setidens var. pinnatifolium Kitamura

과명: 국화과(Asteraceae) 엉겅퀴속(Cirsium Miller)

원산지: 대한민국

종분류: 변종

분포지: 강원 산간 지방, 경기 북부 및 경북의 고산 300~500m 사
    이 중산간

서식지: 산지 기슭이나 골짜기의 주로 그늘진 풀밭

대표적 특징: 잎이 깃꼴 모양으로 결각이 있는 것

〔 전체 형태(total form) 〕

깃잎고려엉겅퀴는 2004년 Y. Lee에 의해 명명된 고려엉겅퀴의
변종(Cirxium setidens (Dunn) Nakai var. pinnatifolium Y. Lee)으로 국화과
에 엉겅퀴속의 여러해살이풀이다. 우리나라의 강원도를 비롯하여
전국의 산간 지방에서 자라는 한국특산종으로 해발 400~700m의
산지 기슭이나 골짜기의 주로 그늘진 풀밭 등에 서식한다. 지리산
과 덕유산에서 드물게 가끔 발견되고 있는데, 높이가 100㎝ 정도
에 달하고 가지가 사방으로 퍼지며, 잎이 깃꼴 모양과 총포편이 고
려엉겅퀴보다 좀더 길쭉하다.

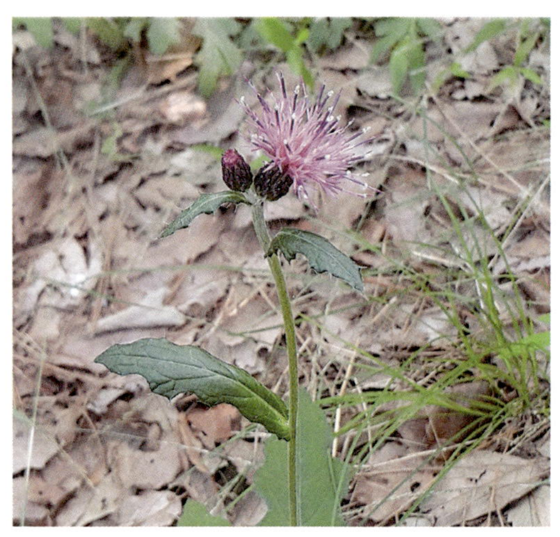

깃잎고려엉겅퀴 모습

〔 잎(leaf) 〕

근생엽(根生葉)과 줄기 밑의 잎은 꽃이 필 때 쓰러지거나 없어지는 등 고려엉겅퀴와 흡사하나, 엽연(葉緣)에 결각이 없는 고려엉겅퀴에 비해 잎이 깃꼴 모양으로 가장자리가 깊게 갈라진 결각이 있는 것이 깃잎고려엉겅퀴의 특징이다. 가시 같은 톱니가 있으며 잎 뒷면에 약간의 솜털이 있는 것도 있다.

〔 줄기(stem) 〕

줄기는 원통형으로 위로 곧게 뻗으며, 약간 골이 져 있고 짧은 솜털이 나 있다. 색깔은 엷은 보랏빛이 나는 녹색으로 속은 수수깡 속처럼 비어있다. 원줄기에서 잎이 생기는 부분에서 곁줄기인 가지가 돋아나기도 한다.

〔 꽃(flower) 〕

  꽃은 7~10월경에 피고 길이는 1.7~3.7㎝, 폭 1.3~3.7㎝ 정도로서 가지 끝과 원줄기 끝에 달린다. 총포(總苞)는 구상종형이고, 길이 1.1~2.8㎝, 폭 0.7~2.5㎝ 정도로서 거미줄 같은 털이 밀생하며 총포편은 7줄로 배열되어 있고 끝이 뾰족하며 뒷면에 점질이 있다. 꽃부리는 자주색이고 길이 1.5~1.9㎝ 정도이다.

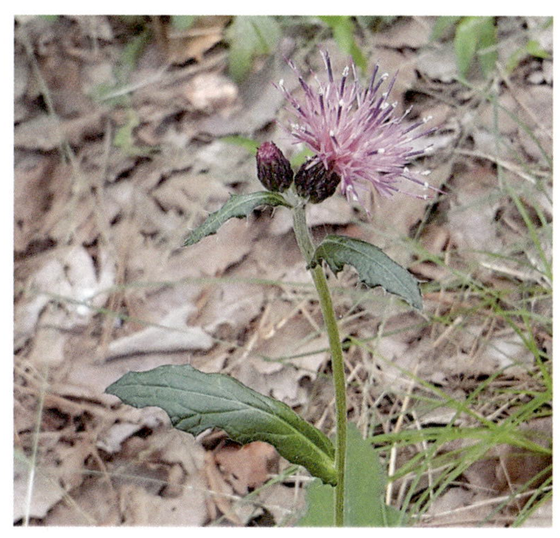

깃잎고려엉겅퀴꽃

〔 **열매(fruit)** 〕

깃잎고려엉겅퀴의 열매는 수과(瘦果)의 형태로 긴 타원형으로서
길이 0.35~0.4㎝ 정도이고, 폭은 0.1~0.2㎝ 정도이다. 관모(冠毛)
는 우상으로 길이 1~1.5㎝ 정도이며 색깔은 갈색이다.

〔 **뿌리(root)** 〕

뿌리는 직근으로 곧고 깊게 뻗어나간다.

〔 **기타** 〕

깃잎고려엉겅퀴는 신종으로 아직 국가식무료준목록에 등재되지
않은 종이다.

7.
동래엉겅퀴

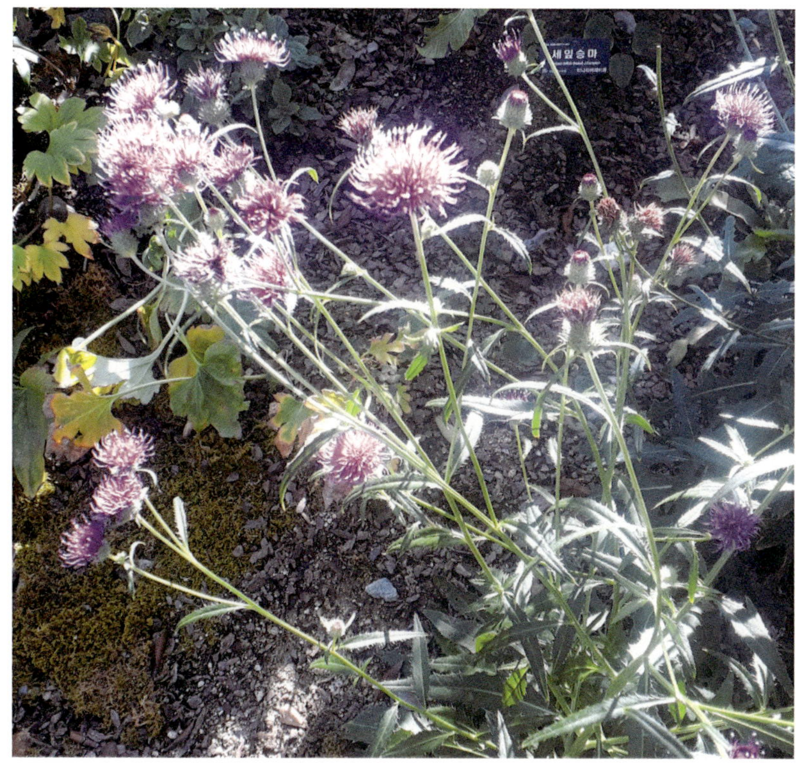

〔 개요 〕

학명: Cirsium toraiense Nakai ex Kitamura

과명: 국화과(Asteraceae) 엉겅퀴속(Cirsium Miller)

이명: 동내엉겅퀴

원산지: 대한민국

종분류: 기본종

분포지: 한국의 부산 동래구, 금정산 지역 등

서식지: 산간 지대의 기슭

대표적 특징: 잎의 폭이 넓음

기타: 산림청 희귀식물 중 자료부족종(DD)에 등재됨

〔 전체 형태(total form) 〕

동래엉겅퀴(Cirsium toraiense)는 국화과에 속하는 여러해살이초본으로 우리나라의 부산 동래와 금정산 등에 제한적으로 자라는 한국특산종이다. 크기인 초장(草丈)은 약 35~90㎝ 정도로 중심 줄기에 골이진 줄이 있으며, 미세한 털이 약간 있고 속은 옥수수 속대처럼 성글다. 1년생인 경우는 원줄기에서 갈라져 나간 가지인 분지(分枝)가 1~3개 정도 되나 2~3년생인 경우에는 8~11개 정도 발생하며, 가지는 갈라지면서 사방으로 넓게 퍼진다.

동래엉겅퀴가 자라는 환경은 물 빠짐이 원활한 마사토가 섞인

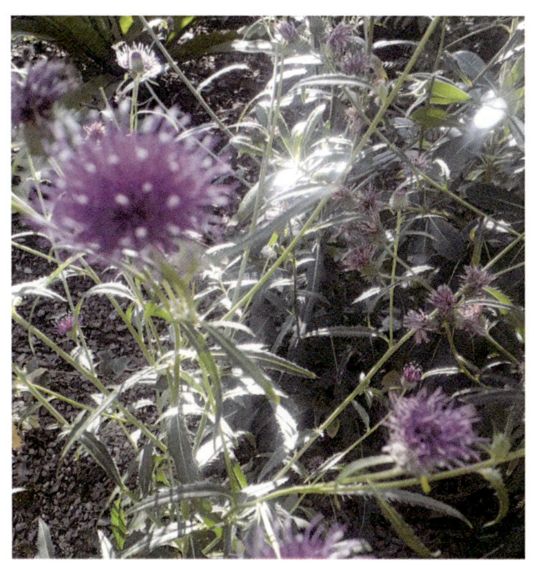

동래엉겅퀴: 국립세종수목원 사계절 온실

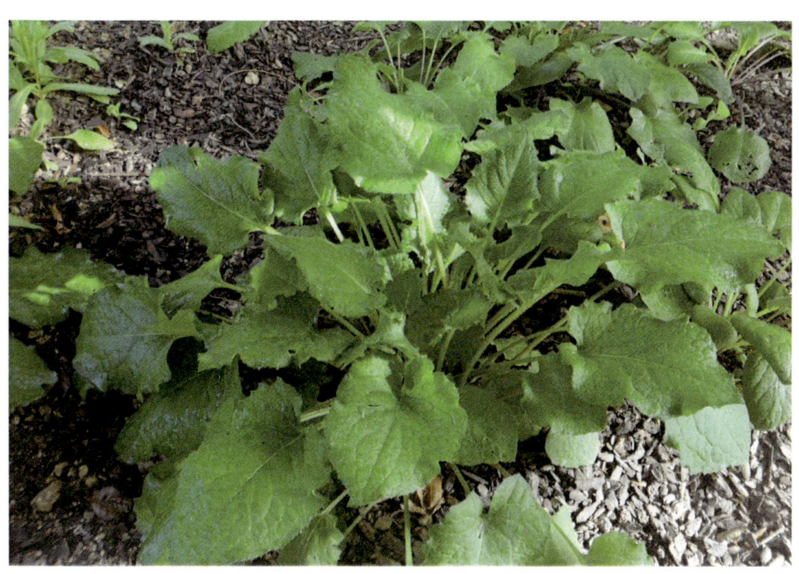

어린동래엉겅퀴 모습

토양에서 잘 자란다.

〔 잎(leaf) 〕

　동래엉겅퀴의 뿌리 부분에 달린 잎은 줄기에 달린 잎에 비해 크기가 크고 꽃이 피기 시작하면 말라서 사라진다. 중앙부의 잎은 변이가 큰 형질로 피침상 계란형 또는 타원형으로 길이는 3.5~8.5㎝이고 폭은 2.5~6.5㎝ 정도이며 잎자루가 좀 긴 편이다. 잎끝이 대개 뾰족하고 밑부분이 짧게 좁아진 잎의 모양인 예저이며 잎 아랫면의 색깔이 밝은 녹색을 띠고 있다. 잎 아랫면에는 털이 존재하지 않고 가장자리가 밋밋하거나 바늘 같은 짧은 잔가시톱니가 나 있으며, 잎끝은 뾰족하고 잎면은 다른 엉겅퀴에 비해 폭이 넓은 편이다.

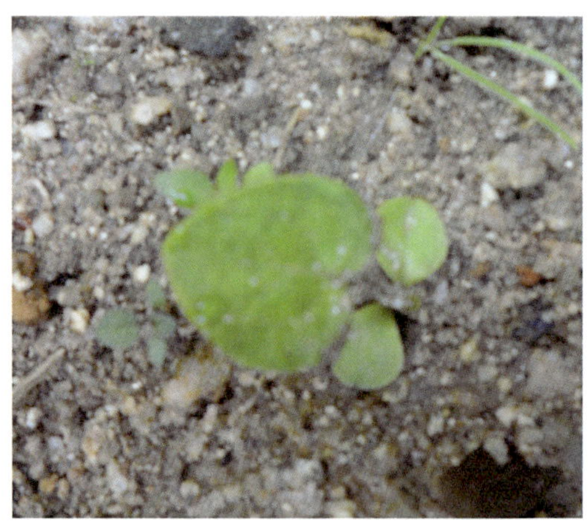

야생 동래엉겅퀴 발아 10일경 잎 모습

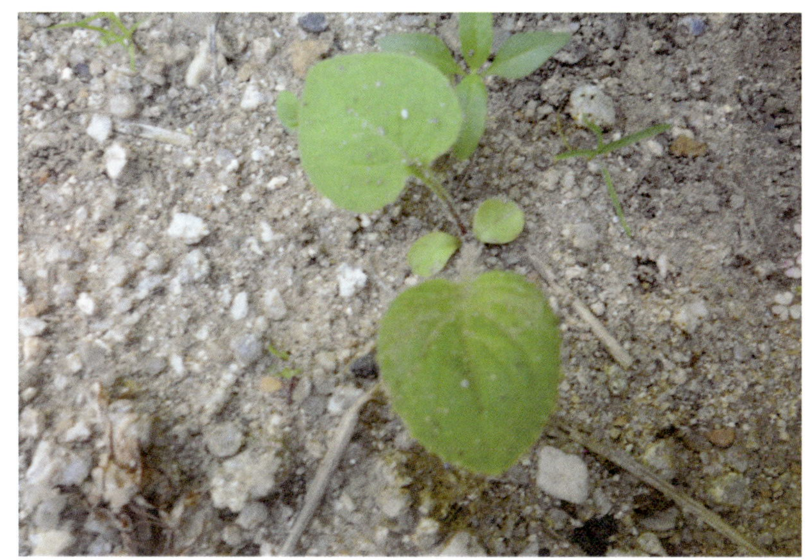

야생 동래엉겅퀴 발아 20일경 잎 모습

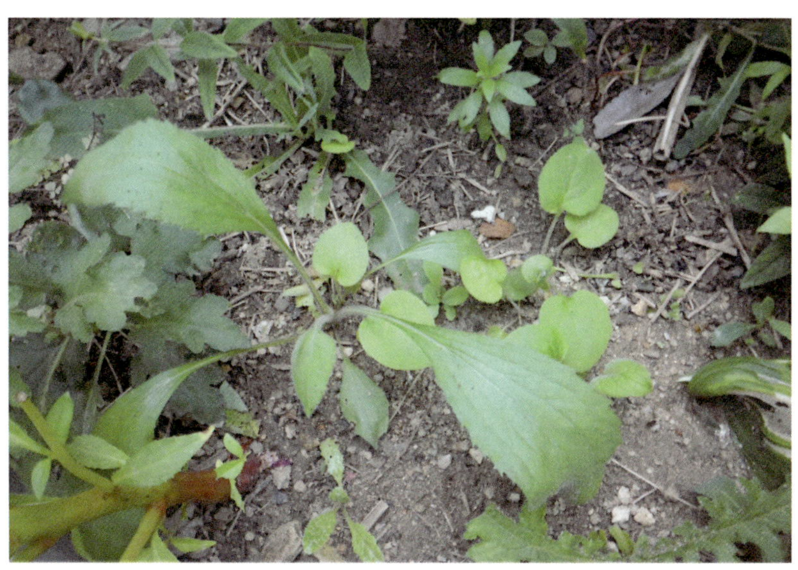

야생 동래엉겅퀴 발아 40일경 잎 모습

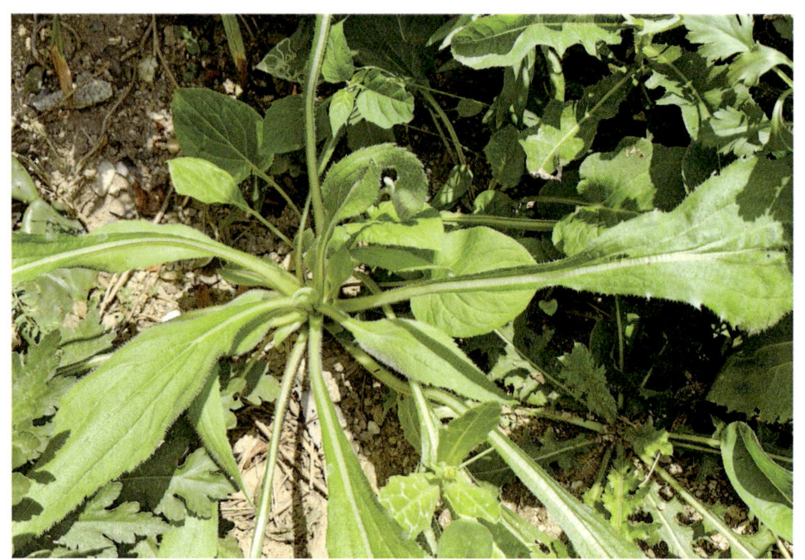

야생 동래엉겅퀴 발아 60일경 잎 모습

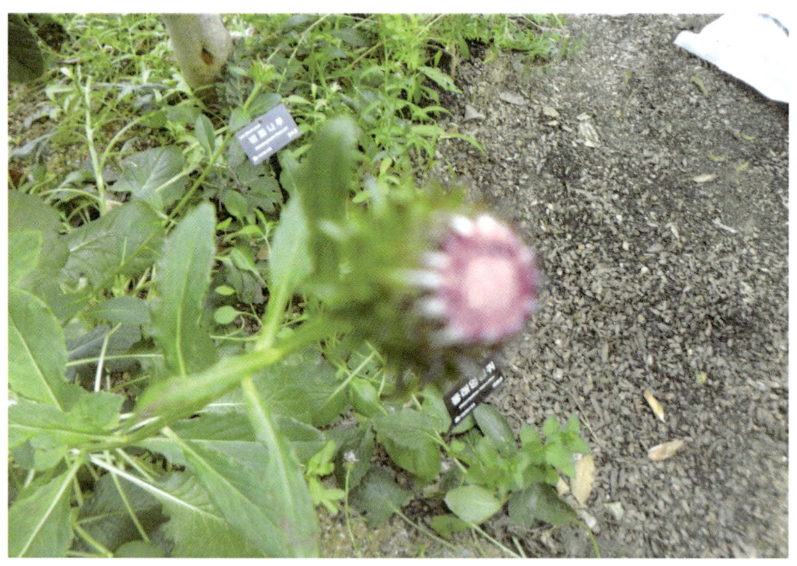

동래엉겅퀴 줄기 잎: 국립세종수목원 사계절 온실

 이것이 토종 엉겅퀴다(This is Native Thistle)

〔 **줄기(stem)** 〕

줄기에 골이 진 줄이 있으며, 미세한 털이 약간 있고 속은 옥수수 속대처럼 성글다. 1년생인 경우는 원줄기에서 갈라져 나간 가지인 분지(分枝)가 1~3개 정도 되나 2~3년생인 경우에는 8~11개 정도 발생하며, 가지는 갈라지면서 사방으로 넓게 퍼진다.

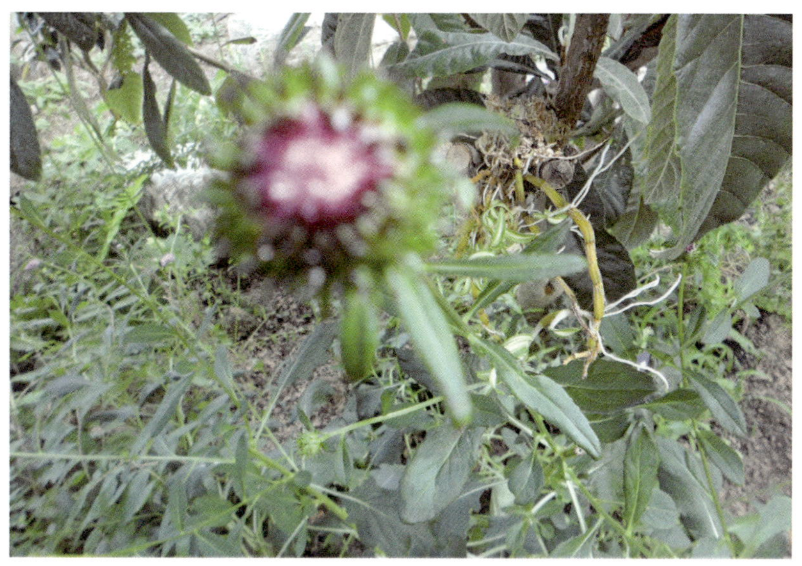

동래엉겅퀴 줄기: 국립세종수목원 사계절 온실

〔 **꽃(flower)** 〕

동래엉겅퀴의 꽃은 6~10월경에 피고 지름 2.5 ~ 3.5㎝ 정도로서 곧추선 줄기 끝과 가지 끝에 1개씩 곧게 달린다. 머리모양꽃차례로 무리 지어 달리며 자주색으로 핀다.

총포(總苞)는 녹색으로 편평한 구상 종형이다. 총포조각은 6줄로 배열되고 끝이 뾰족하며 길이는 1.2~2.5㎝ 정도이고 폭은 0.5~1.5㎝ 정도로서 밑부분이 들어가며 부분적으로 거미줄 같은 털이 있다. 외총포조각은 피침형으로 끝이 중편의 중앙까지 닿고 가장자리가 밋밋하며 뾰족하고 바깥으로 약간 휘어진다. 중편은 긴 타원상 피침형이며 뒷면에 점질이 있고 약간 검은빛이 도는 형질로 외편과 더불어 곧추 퍼진다.

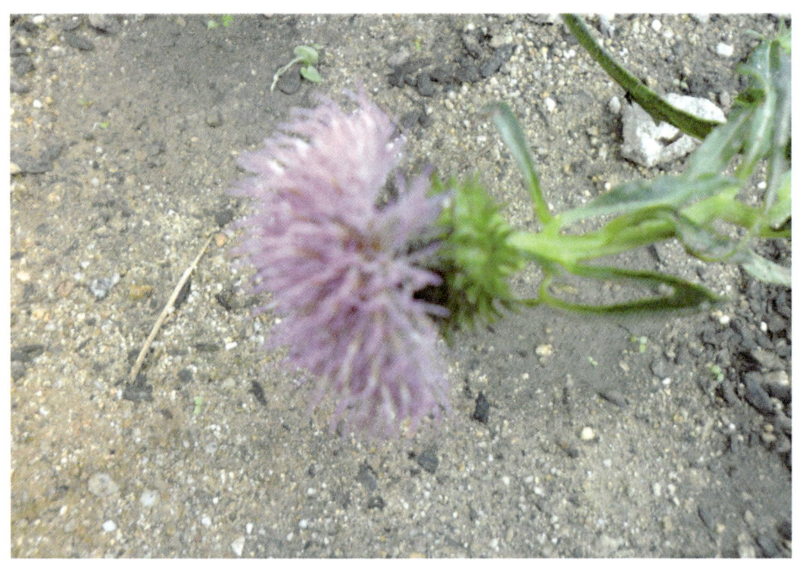

동래엉겅퀴꽃: 국립세종수목원 사계절 온실

 이것이 토종 엉겅퀴다(This is Native Thistle)

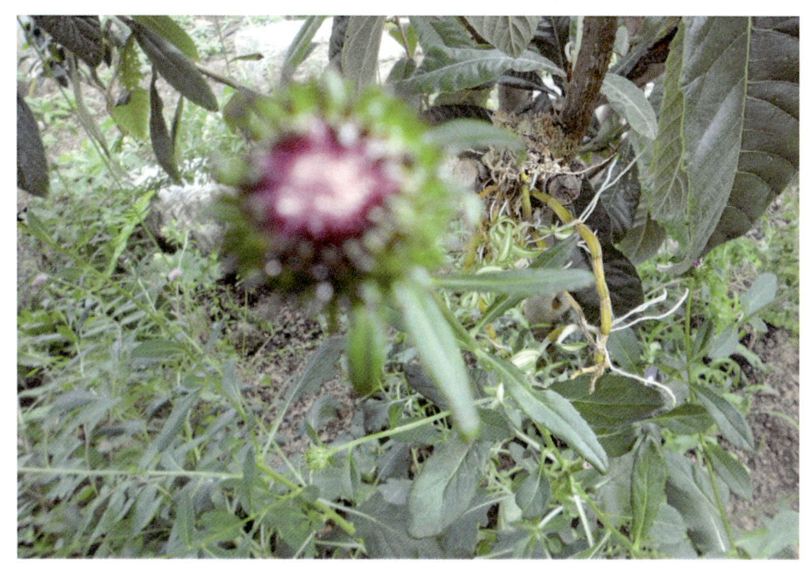

동래엉겅퀴의 개화 시작: 국립세종수목원 사계절 온실

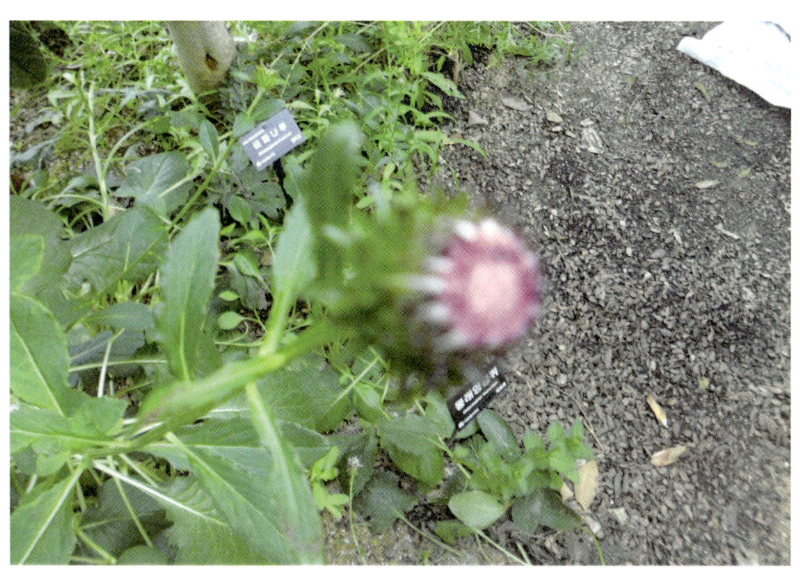

동래엉겅퀴의 총포: 국립세종수목원 사계절 온실

〔 **열매(fruit)** 〕

동래엉겅퀴의 열매는 다 익은 뒤에도 껍질이 터지지 않고 종자를 싼 채로 떨어지는 수과(瘦果)의 형태로 긴 타원형이며, 길이는 0.4~0.9㎝ 정도이고 폭은 0.2~0.5㎝ 정도로 끝이 황갈색이며 밑부분은 흑자색이다. 씨방의 맨 끝에 붙은 솜털 같은 관모(冠毛)는 우상으로 길이는 0.2~1.0㎝ 정도로 다소 갈색이 돈다.

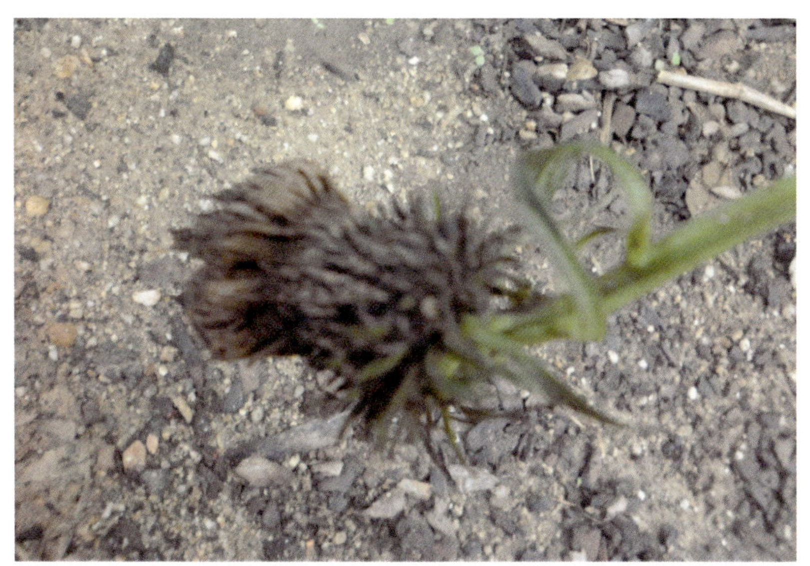

동래엉겅퀴 결실: 국립세종수목원 사계절 온실

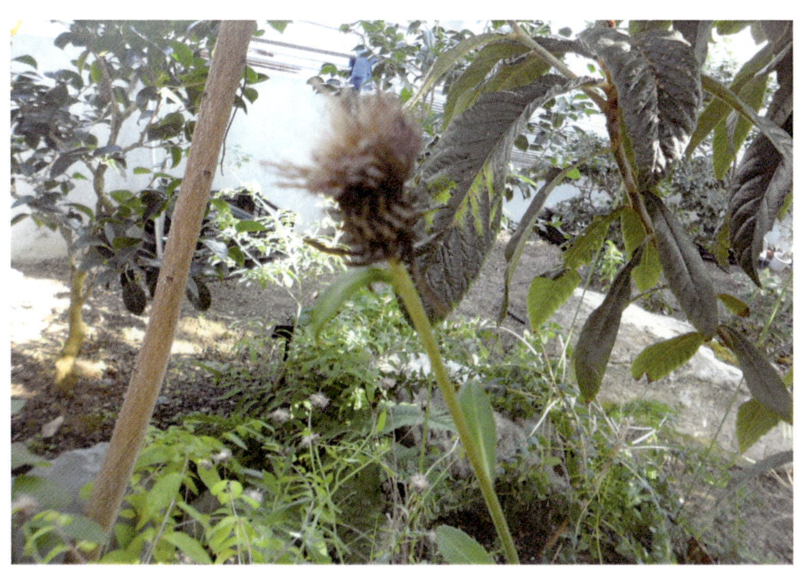

동래엉겅퀴 결실: 국립세종수목원 사계절 온실

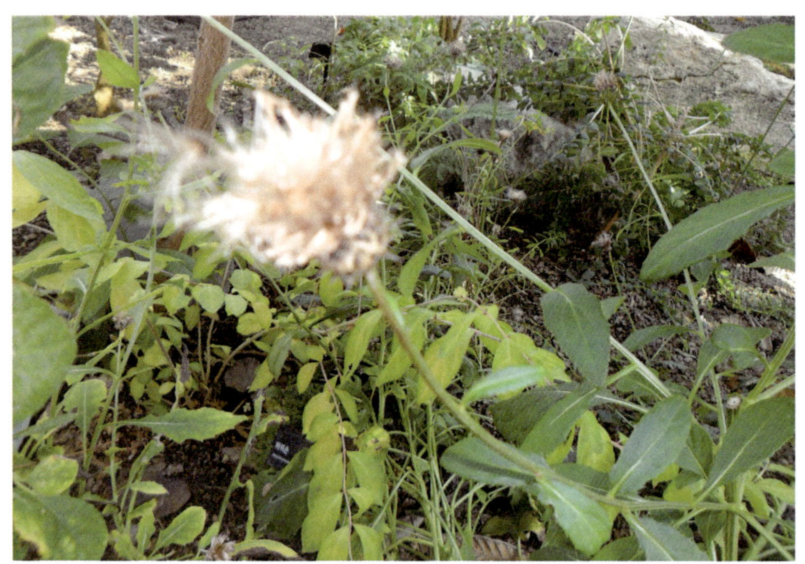

동래엉겅퀴 결실 씨앗의 비상: 국립세종수목원 사계절 온실

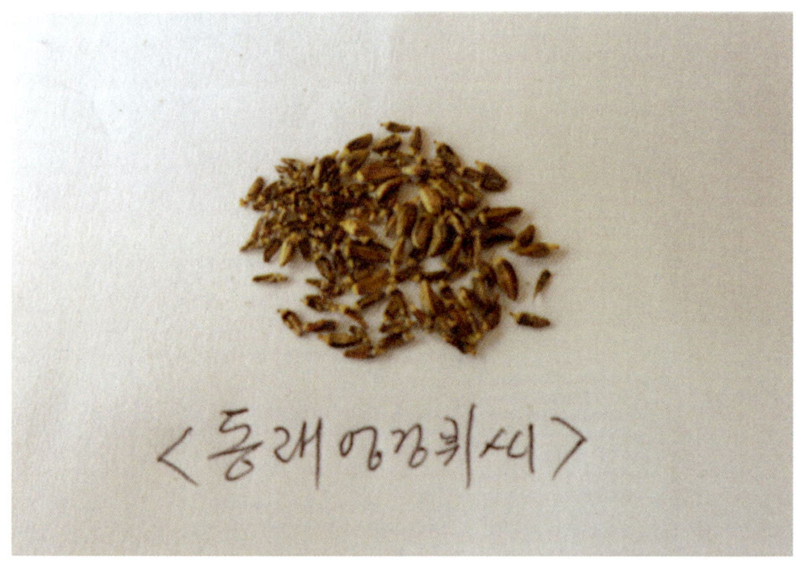

동래엉겅퀴 씨앗 모습

〔 뿌리(root) 〕

동래엉겅퀴의 뿌리는 직근으로 곧고 굵으며 가느다란 실 모양의 많은 잔뿌리를 가지고 약 20~30㎝ 깊이까지 뻗어나간다.

〔 활용 〕

동래엉겅퀴의 어린 식물체는 나물 등, 식용으로 쓰이고, 다 자란 식물체는 잎, 줄기, 뿌리는 약용으로 이용한다.

〔 동래엉겅퀴 관련 자료 〕

동래엉겅퀴에 대한 기록은 「고려엉겅퀴, 정영엉겅퀴 및 동래엉경퀴의 분류학적 실체 검토(2005, 송미장 외 1)」에 따르면, Nakai와 Kitamura가 Cirsium yoshinoi Nakai, Cirsium toraiense Nakai ex Kitamura로 기록한 바 있다고 하였다.

〔 기타 - 동래엉겅퀴를 추가로 올리게 된 내역 〕

동래엉겅퀴는 1923년 일본인 학자 NaKai와 Kitamura에 의해 분류된 25종에 당시에는 포함되어 있었으나, 현재 우리나라 학자들의 분류에는 포함되어 있지 않았다. 그동안 개발 등 환경변화로 인하여 멸종된 것으로 알려져 있었는데, 필자가 2021년 6월경 국립세종수목원 희귀특산식물관에서 자라고 있는 것을 보았고, 확인을 위하여 위 업무를 관장하는 직원을 만나 입수경위 등을 상담하였으며, 책임자인 팀장으로부터 2019년경 지인으로부터 부산 소재 금정산에서 채종된 씨앗을 받아서 발아시켜 키우고 있다는 설명을 듣고 '동래엉겅퀴'라 확신하여 추가하게 되었다. 이에 동래엉겅퀴에 대한 자료 등을 찾던 중 토종인 우리 동래엉겅퀴의 명칭에 대한 유래와 관련한 기록이 있어 옮겨 보았다. 동래엉겅퀴의 종소명인 토라이엔세(toraiense)가 '동래의, 동래산(産)의'라는 말로 동래에서 처음 채집되어 기준표본으로 명명되었다는 근거가 「국가표준식물목록」에 기록으로 남아있다. 기준표본정보의 설명난에 따르면 ⟨Busan: 29 August 1928, 東萊郡東萊邑樂民洞, Yanagi. K. 6(Ti)⟩로 기록되어 있어, 당시 동래엉겅퀴가 일본인 야나기에 의해 부산시 동래군 동래읍 낙민동에서 1928년 8월29일 채집되었다는 근거를 제시하고 있다. 이후 이 동래엉겅퀴의 학명(Cirsium toraiense Nakai ex Kitamura)이 정명으로 1936년에 Phytotay에 처음으로 공식 기록(지오봇(Geobot)., 5:31. 1936)되어 있다. 향후 동래엉겅퀴에 대한 분류학적 검토 및 자생지확보와 종 보전에 큰 관심이 요구된다.

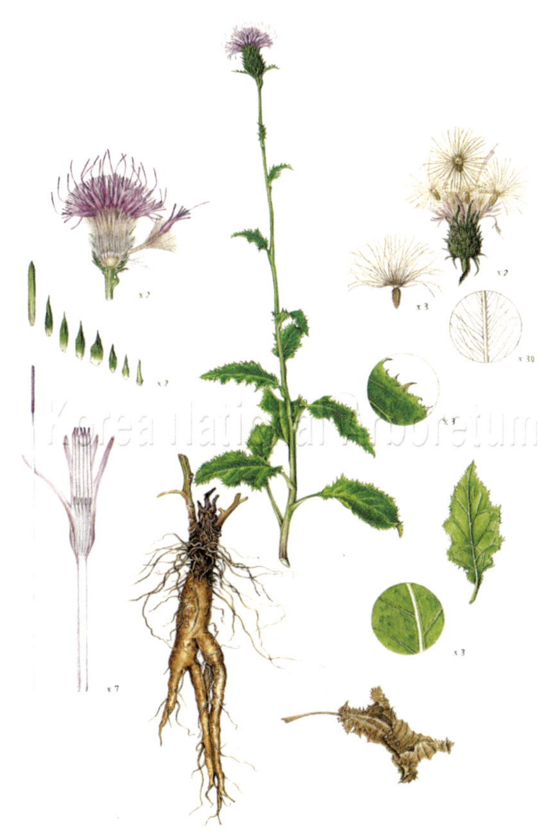

자료: 국립수목원

8.
바늘엉겅퀴

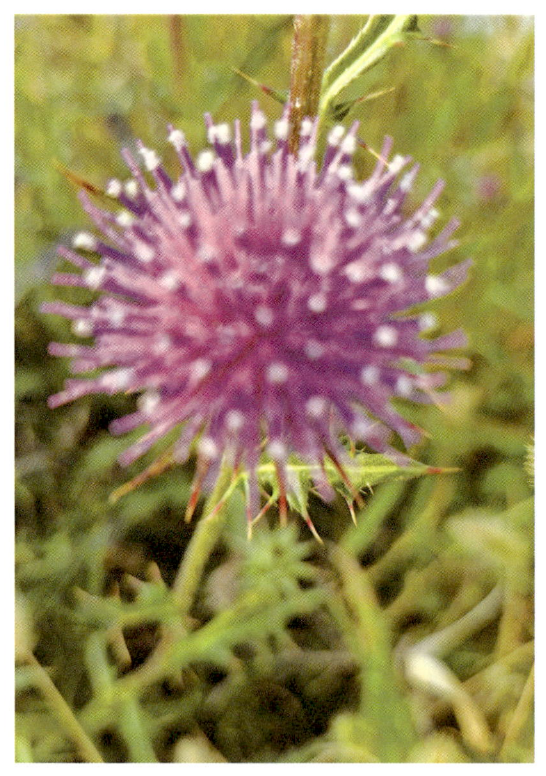

 이것이 토종 엉겅퀴다(This is Native Thistle)

〔 개요 〕

학명: Cirsium rhinoceros (H. Lev. & Vaniot) Nakai

과명: 국화과(Asteraceae) 엉겅퀴속(Cirsium Miller)

이명: 탐라엉겅퀴

원산지: 한국

종분류: 기본종

분포지: 제주도 및 전남 보길도

서식지: 해발 150~300m 중산간 지대 및 오름의 양지바른 곳

대표적 특징: 줄기가 비대하고 엽연(葉緣)에 바늘같이 딱딱하고 날
카로운 긴 가시

기타: 산림청 특산식물종과 희귀식물위기종(EN)에 등재됨

〔 전체 형태 (total form)〕

바늘엉겅퀴를 제주어로 '소웽이' 또는 '소왕가시'라고 불린다. 또
한 '송애기'라고도 한다. 우리나라에서 유일하게 제주도와 전라남
도 보길도에서 자생하는 다년생초본으로 햇볕이 잘 들어오며 토양
유기질 함량이 높은 산지 등에서 잘 자란다. 특히 이 종은 다른 종
에 비하여 줄기가 비대하고 엽연(葉緣)에는 바늘같이 딱딱하고 날
카로운 가시가 있으며, 제주도 한라산의 해발 150~300m 중산간
지대 및 오름의 양지바른 곳의 초원에서 무리를 지어 많이 자란다.

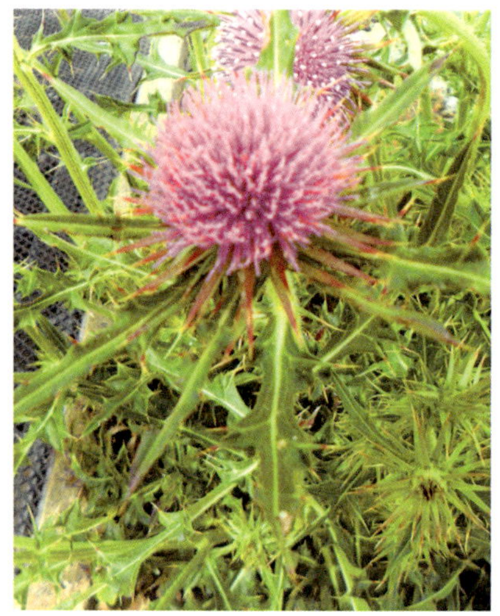

줄기는 곧게 서고 키는 50~80
㎝ 정도이며 윗부분이 2~3개로
갈라지고, 잎과 가지가 많이 달
리며 줄과 털이 있다.

바늘엉겅퀴: 국립세종수목원, 9월 중순경

〔 잎(leaf) 〕

뿌리에서 나온 잎(根生葉)은 경생엽에 비해 크기가 크고 돌려나는
데, 깃 모양으로 깊게 갈라지고 꽃이 필 때까지 남아있거나 없어진
다. 줄기 밑부분의 잎은 변이가 큰 형질로 도피침형이고 끝이 꼬리
처럼 길어지며 밑부분이 좁고 규칙적인 깃꼴로 우상(羽狀)으로 갈
라진다. 열편(裂片)은 인접해 있으며 옆으로 또는 뒤로 젖혀지고 흔
히 갈라진 조각은 보통 3개이며 가장자리에 딱딱하고 날카로운 가
시가 있다. 특히 바늘엉겅퀴 잎의 가시에 관한 형질은 0.7~1.9㎝
의 긴 가시를 가지고 있어, 다른 종과 쉽게 구분이 된다.

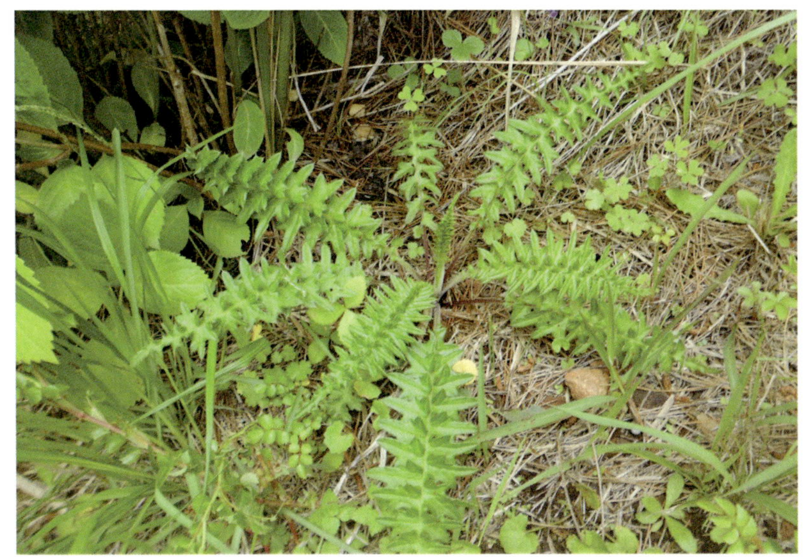

바늘엉겅퀴의 뿌리 잎 모습: 제주, 2023. 5월 중순경

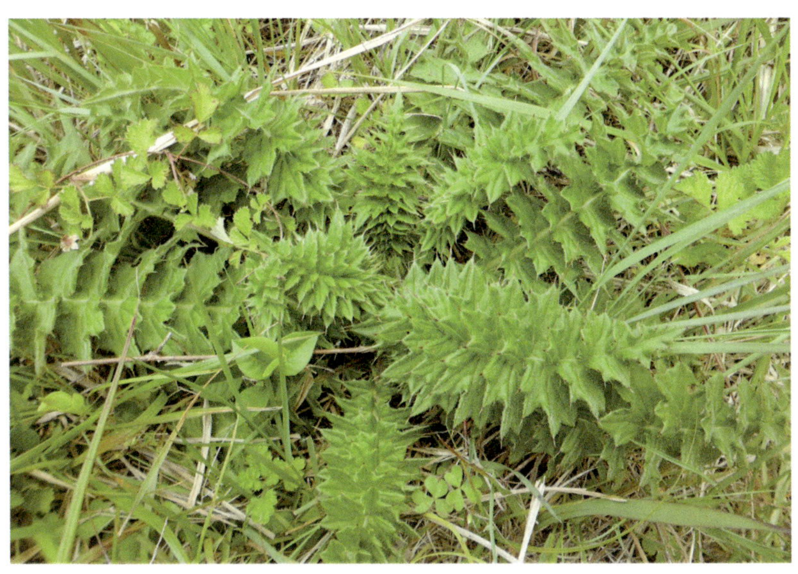

바늘엉겅퀴의 잎이 왕성하게 크는 모습: 제주, 2023. 5월 중순경

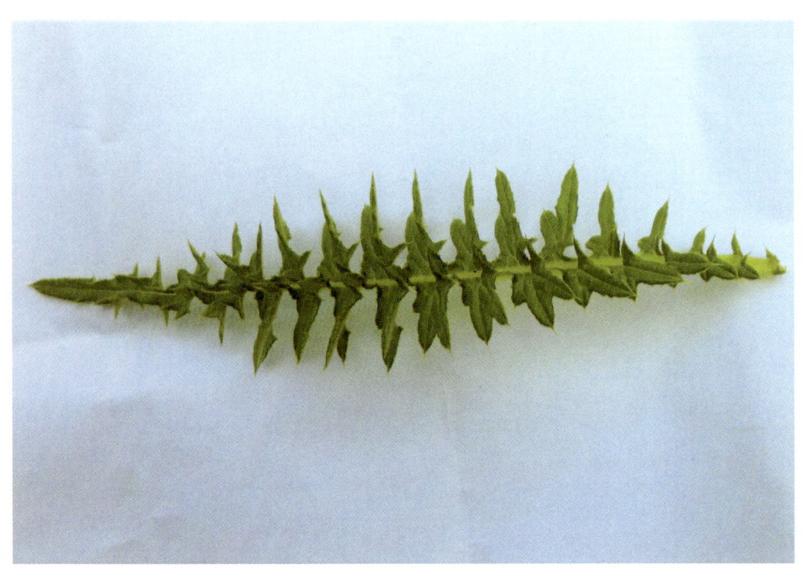

바늘엉겅퀴의 뿌리 잎 앞면 모습

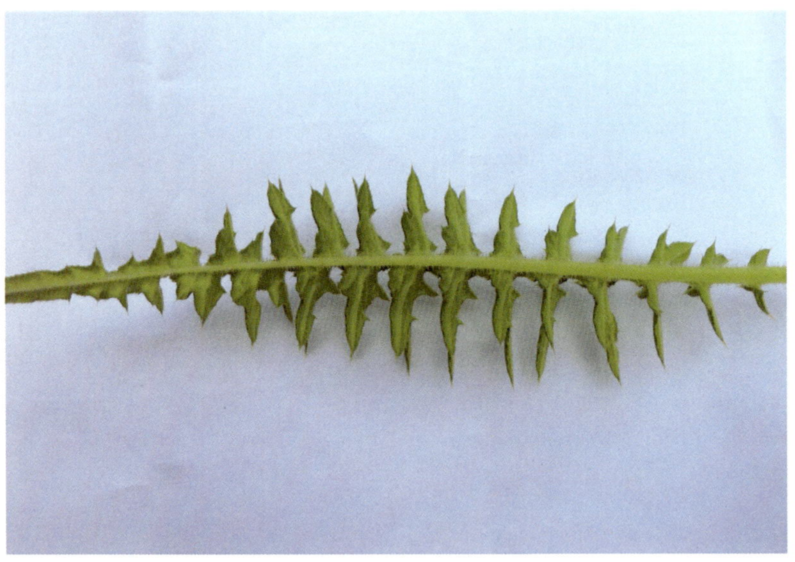

바늘엉겅퀴의 뿌리 잎 뒷면 모습

 이것이 토종 엉겅퀴다(This is Native Thistle)

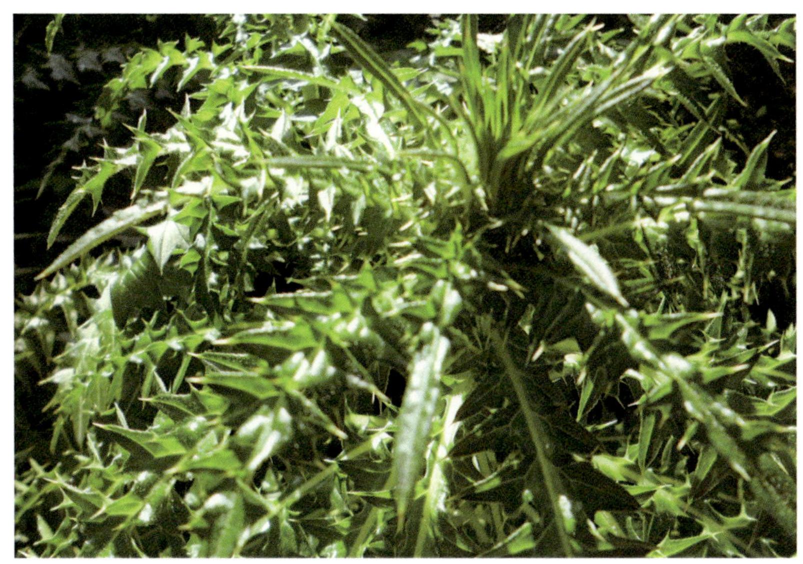

바늘엉겅퀴 중앙부의 잎 모습: 제주, 2023. 6월 중순경

〔 **줄기(stem)** 〕

줄기가 비대하고 곧게 서며 키는 50~80㎝ 정도이며 윗부분의 가지는 2~3개로 갈라진다.

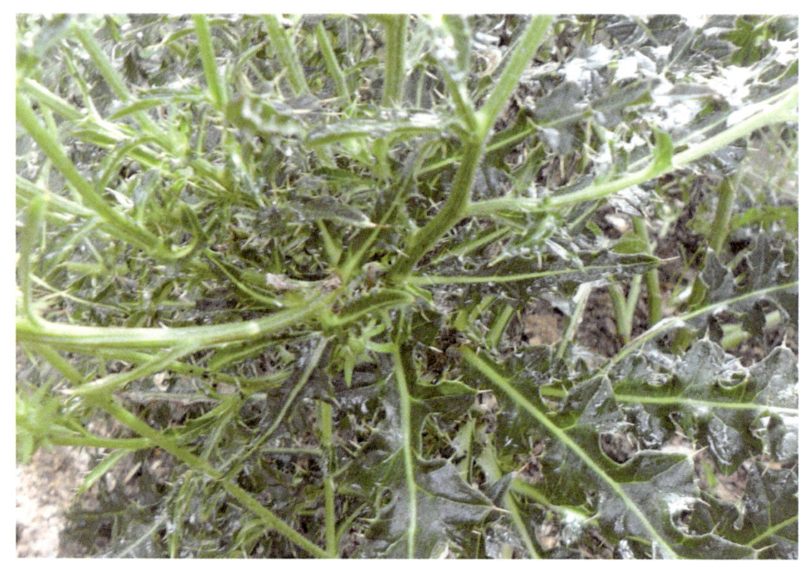

바늘엉겅퀴: 국립세종수목원, 9월 초순경

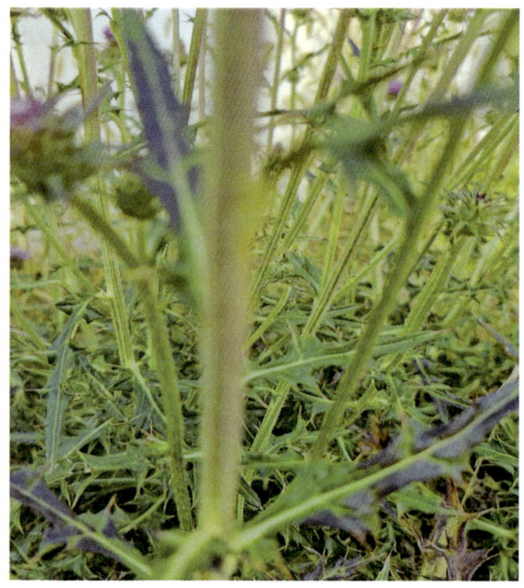

바늘엉겅퀴의 대궁 및 가지: 국립세종수목원, 9월 초순경

 이것이 토종 엉겅퀴다(This is Native Thistle)

〔 꽃(flower) 〕

　바늘엉겅퀴의 꽃은 7~9월경에 진한 자줏빛으로 피고 두화(頭花:머리모양 꽃)는 원줄기와 가지 끝에 각각 1개의 두상화(頭狀花:꽃대 끝에 잎자루가 없는 많은 작은 꽃들이 모여 피어서 머리모양을 이룬 꽃)를 이루며 달린다. 꽃의 지름은 3~3.5㎝ 정도이다.

　총포(總苞)는 길이는 2.2~3㎝ 정도이며 폭은 2.2~4.0㎝ 정도로 형상은 난형으로 직립한다. 두상화는 잎 모양의 포에 싸여 있고, 포편(苞片)은 7줄로 배열하는데, 외편(外片)포 조각은 침형으로서 퍼지고, 거미줄 같은 털이 약간 있으며, 중편(中片)은 내편보다 길고 넓다. 중앙부의 너비가 0.2~0.3㎝ 정도로서 맥이 많다. 맨 밑의 포편들은 평편하게 펼쳐져 있거나 위를 향해 펼쳐져 있는 반면 중간의 포편들은 아래를 향해 펼쳐있고 우로 갈수록 위를 향한다.

　통상화(筒狀花)만 있으며, 화관(花冠)은 자주색이고, 길이가 1.8~1.9㎝ 정도로 모두가 양성(兩性)이다. 다른 품종과는 달리 광택이 많이 나고 개화기간이 비교적 길다.

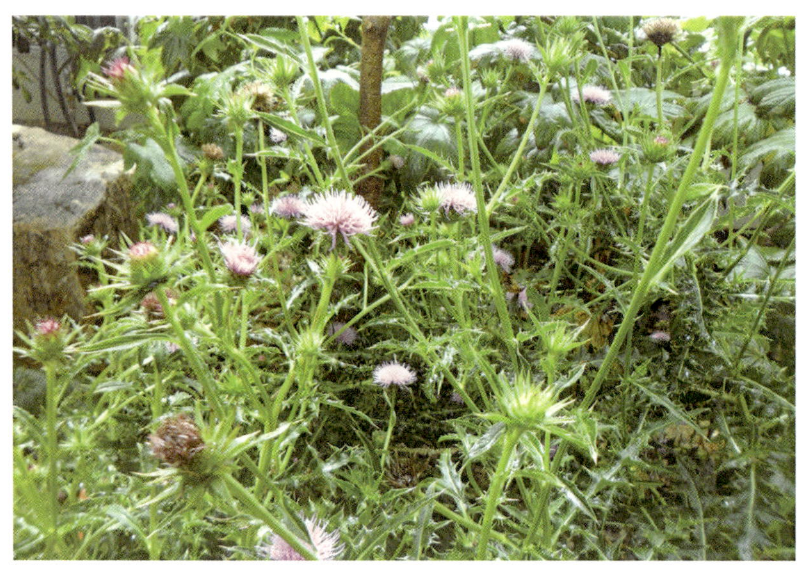

바늘엉겅퀴의 만개: 세종국립수목원

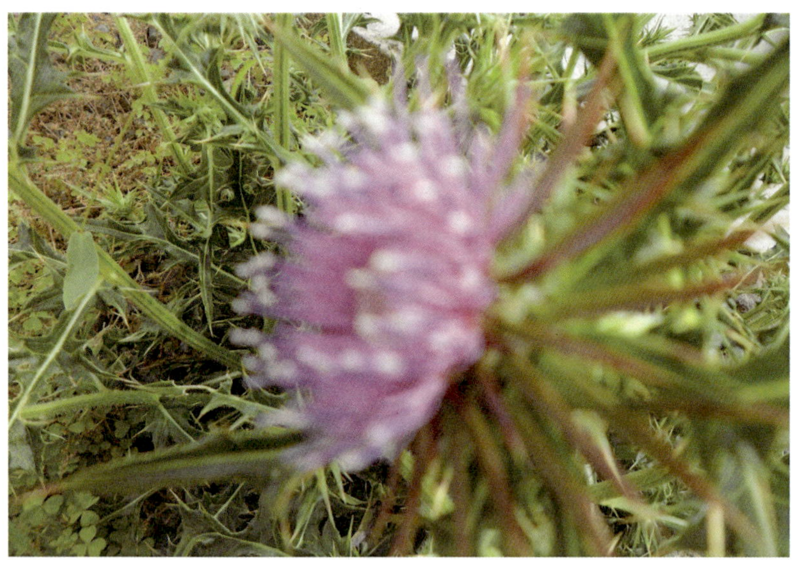

바늘엉겅퀴 꽃술

 이것이 토종 엉겅퀴다(This is Native Thistle)

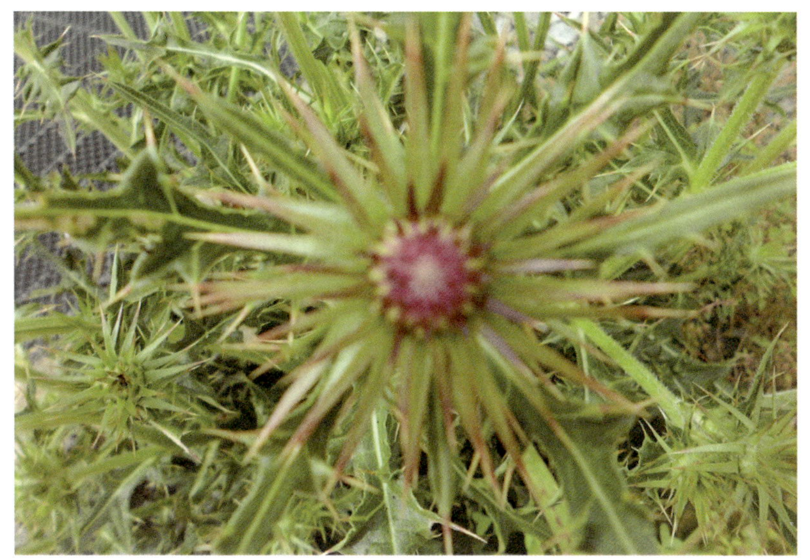

바늘엉겅퀴 총포 모습

〔 열매(fruit) 〕

바늘엉겅퀴의 열매는 8~9월경에 수과(瘦果)로 달리고 긴 타원형으로 길이가 0.3~0.35㎝ 정도이고 폭은 0.15㎝ 정도로서 윗부분은 황색(노란색)이고 다른 부분은 자주색이다.

관모(冠毛)는 우상(羽狀)으로 길이가 1.3~1.6㎝ 정도이고, 색깔은 갈색이다.

특히 바늘엉겅퀴는 종자를 싸고 있는 꽃받침에 큰 가시가 많이 있고 그 안에는 아주 작은 애벌레가 통산 10마리 정도 들어 있다. 늦게 종자를 채종하면 애벌레가 씨눈을 먹기 때문에 익는 즉시 씨를 채취하는 것이 좋다.

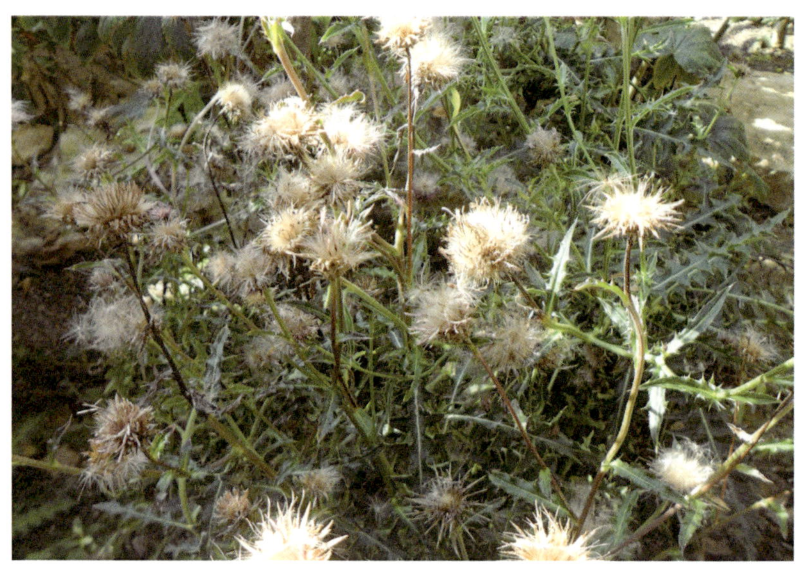

바늘엉겅퀴의 결실 비상 모습: 9월 중순경

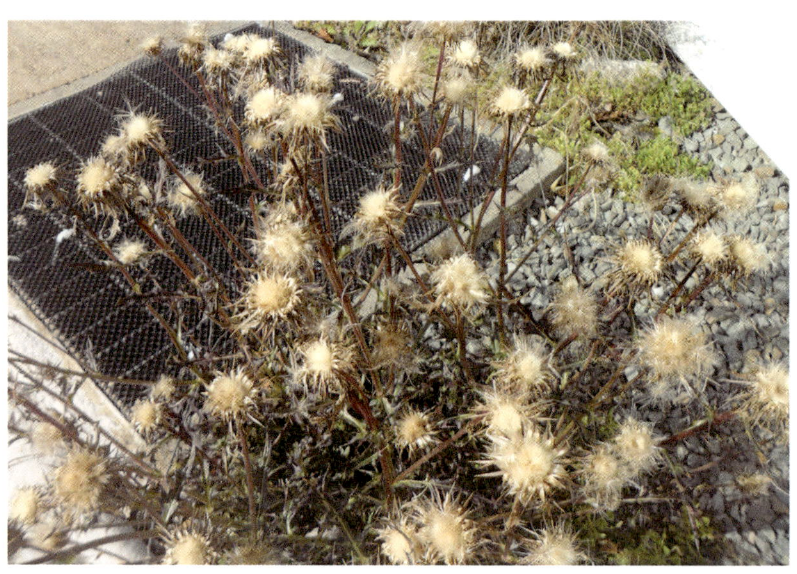

바늘엉겅퀴의 결실이 끝난 모습: 10월 초순경

　　　　이것이 토종 엉겅퀴다(This is Native Thistle)

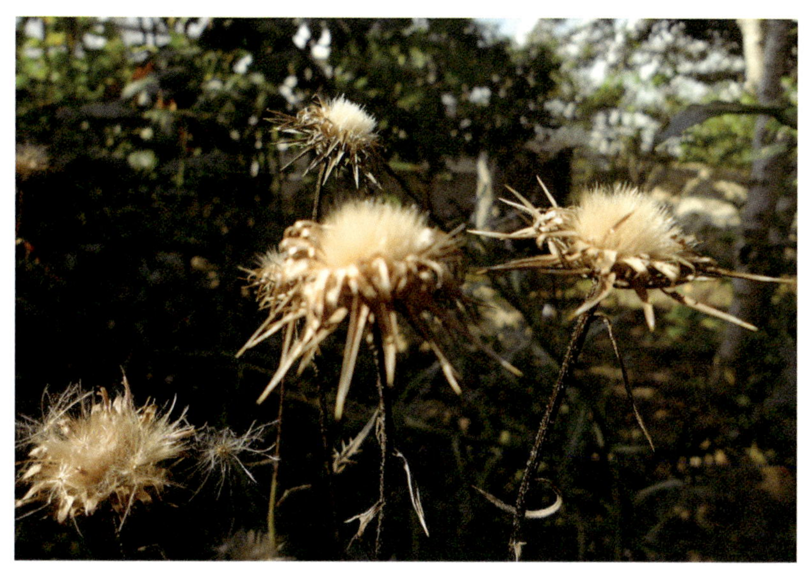

씨가 다 날아간 바늘엉겅퀴의 봉오리

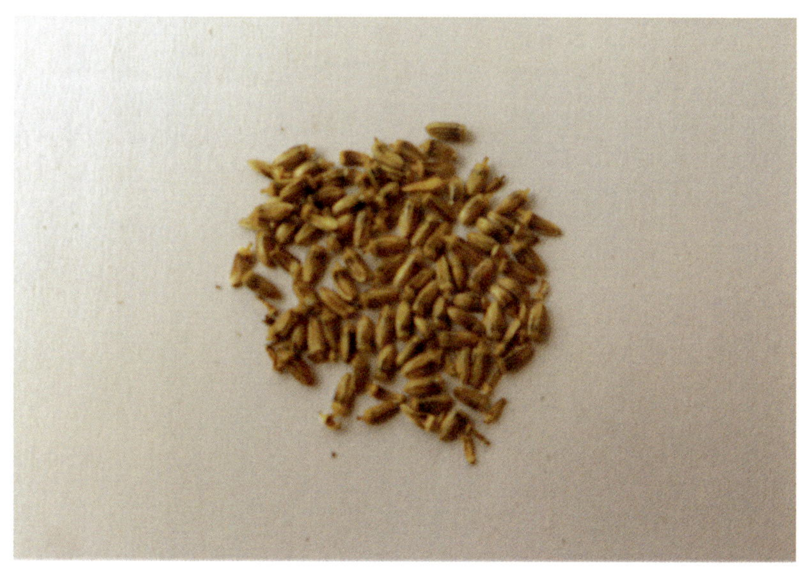

바늘엉겅퀴의 씨앗 모습

〔 **뿌리(root)** 〕

　근경(根莖)은 지하경의 덩어리 모양으로 양 끝이 뽀족한 방추형
이고 길이가 30~40㎝ 정도이다.

〔 **바늘엉겅퀴의 성분** 〕

　바늘엉겅퀴에서 폴리아세틸린, 쿠마린 및 5가지 플라보노이드
를 얻었으며, 특히 Ciryneol C. 스코폴레틴, 아카세틴, Cirsimarin이
바늘엉겅퀴에서 최초로 분리되었다
　바늘엉겅퀴 지상부의 염화메틸렌(CH_2Cl_2) 추출물에 대한 성분연
구를 수행하여 3종의 노르이소프레노이드 dehydrovomifoliol,
(+)-loliolide와 (-)-epiloliolide을 확인하였고, 또 3종의 플라보노이드
는 pectolinarigenin, apigenin과 cirsimaritin으로 각각 동정하였다.

〔 **활용** 〕

　한방에서 잎, 뿌리, 줄기 등 식물체 전체를 대계(大薊)라고 하여
약재로 사용하고 어린잎은 식용으로 쓴다.

〔 꽃말 〕

억세고 큰 가시 때문에 다른 동식물이 접근을 못 해 항상 혼자 있어 그런지 바늘엉겅퀴의 꽃말도 독립, 고독한 사람, 엄격, 근엄이다.

〔 기타 〕

바늘엉겅퀴는 순수 우리말 야생화로 다른 토종 엉겅퀴들을 대게(大薊)라고 하는데, 유독 바늘엉겅퀴만이 유일하게 귀계(鬼薊)라고 불린다. 그만큼 잎사귀에 가시가 사납게 돋아 있다. 제주도에서는 소들이 풀을 뜯기 위해 이것에 가까이 갔다가 날카로운 가시 때문에 뒤로 물러서는 모습을 보고 '소왕(牛王)'이라고 부른다.

학명에 '코뿔소'라는 뜻의 종소명(種小名)을 가진 것처럼 잎 가장자리에 딱딱하고 날카로운 가시가 달린 우리나라의 고유(특산)종이다. 제주도 특산식물은 바늘엉겅퀴·제주고사리삼·섬잔대·제주산버들 4종인데, 특히 바늘엉겅퀴가 당당히 한 자리를 차지하고 있을 뿐 아니라, 1997년도에는 희귀 및 멸종위기식물로 산림청 지정 보호식물로 지정되어 보호하고 있고, 또한 2016년도에는 한반도 특산식물 33종에 포함되어 자연보전연맹 '적색목록'에 등재되어 있기도 하다.

식물학회의 거두 이영노(1920~2008) 박사의 '가시엉겅퀴와 바늘엉경퀴는 우리나라 한라산에만 있다'라는 어록을 참고로 확인코자, 직접 식탐을 위하여 필자는 2023년 5~6월 제주도의 한라수목원을 비롯해 한라산과 각 오름을 오르내리며 가시엉경퀴와 바늘엉경퀴의 실체를 파악하였다. 제주 전역에 자생하는 가시엉경퀴와는 달리 바늘엉경퀴는 성산포 인근 오름에서 집단서식을 발견하였을 뿐이다.

흰색 꽃이 피는 것을 '흰꽃바늘엉경퀴(for albiflrum)'라고 한다.

바늘엉경퀴와 관련하여 추가 할 사항은 바늘엉경퀴와 비슷하여 혼동하기 쉬운 식물로 제주도와 전라남도 거문도에 자생하는 '가시엉경퀴'와 제주도에 자생하며 흰색의 꽃이 피는 '흰꽃가시엉경퀴' 그리고 '흰꽃바늘엉경퀴'가 있는데, 이들은 모두 한국의 고유 토종 식물이다. 그리고 확실하게 구분을 할 수 있는 방법은 특징과 개화 시기를 비교하는 것이다. 바늘엉경퀴는 다른 종에 비해 줄기가 비대하고 엽연에 바늘같이 딱딱하고 날카로운 가시와 수십 송이의 꽃을 밑에서 받치고 있는 모인 꽃 싸개가 길게 발달하는 특징이 있다. 또한 가시엉경퀴보다 약 한 달 정도 늦게 개화하므로 쉽게 구분이 가능하다.

〔 바늘엉경퀴 관련 자료 〕

바늘엉경퀴와 관련된 연구 자료들은, 「바늘엉경퀴의 Flavonoid 성분연구(1983)」와 「흰꽃바늘엉경퀴로부터의 플라보노이드(1994)」,

「바늘엉겅퀴의 노르이소프레노이드 성분연구(2002)」,「외부형태형
질에 의한 한국산 엉겅퀴속(Cirsium Miller)의 분류학적 연구(2007)」,
「한라산 특산식물 바늘엉겅퀴, 한라개승마(2009)」 등이 있다.

9.
흰꽃바늘엉겅퀴

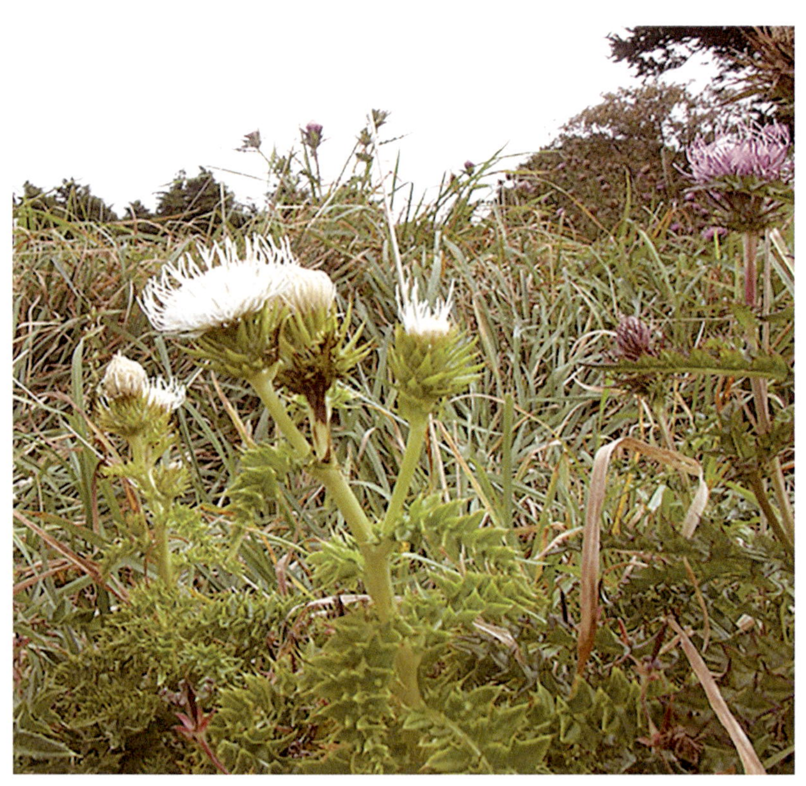

 이것이 토종 엉겅퀴다(This is Native Thistle)

학명: Cirsium rhinoceros for. albiflorum Sakata et Nakai

과명: 국화과(Asteraceae) 엉겅퀴속(Cirsium Miller)

종분류: 품종

원산지: 대한민국

분포지: 제주도

서식지: 중산간 지대

대표적 특징: 꽃 색깔이 백색이다

〔 전체 형태 (total form) 〕

흰꽃바늘엉겅퀴(흰바늘엉겅퀴)는 제주도 한라산 해발 1,500m 이상의 산지에서 드물게 자라는 여러해살이풀로 높이(키)는 약50~60㎝ 정도이다. 줄기의 윗부분이 2~3개로 갈라지고 잎과 가지가 많이 달리며 줄기에 줄과 털이 있다. 뿌리는 방추형(紡鐘形)의 지하경이며 길이는 30~40㎝ 정도이다. 근생엽(根生葉)은 꽃이 필 때까지 남아있거나 없어진다. 밑부분의 잎은 도피침형(倒披針形)이고 끝이 꼬리처럼 길어지고 밑부분이 좁으며 규칙적인 우상(羽狀)으로 갈라진다. 열편은 인접해 있으며 옆으로 또는 뒤로 젖혀지고 흔히 3개로 갈라지며 가장자리에 딱딱하고 날카로운 가시(0.7~1.9㎝)가 있다. 흰꽃바늘엉겅퀴의 화서인 두화는 방사상칭의 관상화(冠狀花)로 가지 끝과 원줄기 끝에 달리고 꽃의 기부에 가시 모양의 소포엽이 있으며 백색 꽃이 핀다.

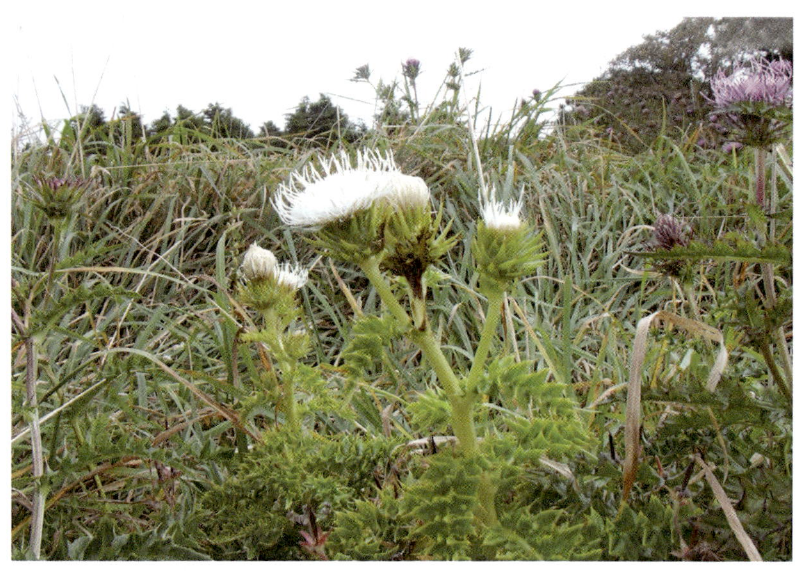

흰꽃바늘엉겅퀴: 자료 - 한라산국립공원관리소. 한상곤

〔 잎(leaf) 〕

흰꽃바늘엉겅퀴의 근생엽(根生葉)은 꽃이 필 때까지 남거나 없어
진다. 밑부분의 잎은 도피침형(倒披針形)으로 끝이 꼬리처럼 길어지
고, 밑부분이 좁으며 규칙적인 우상(羽狀)으로 갈라진다. 열편은 인
접해 있으며 옆으로 또는 뒤로 젖혀지고 흔히 3개로 갈라지며 가
장자리에 딱딱하고 날카로운 가시(0.7~1.9㎝)가 있다.

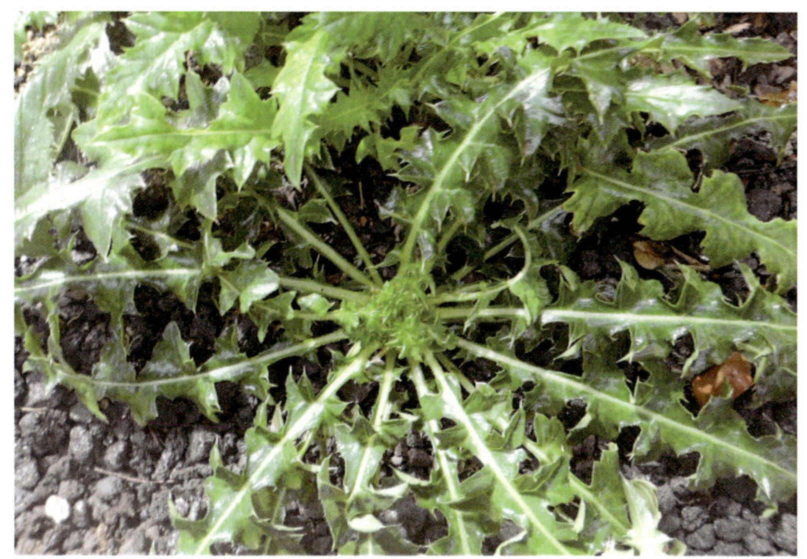

흰꽃바늘엉겅퀴 근생엽

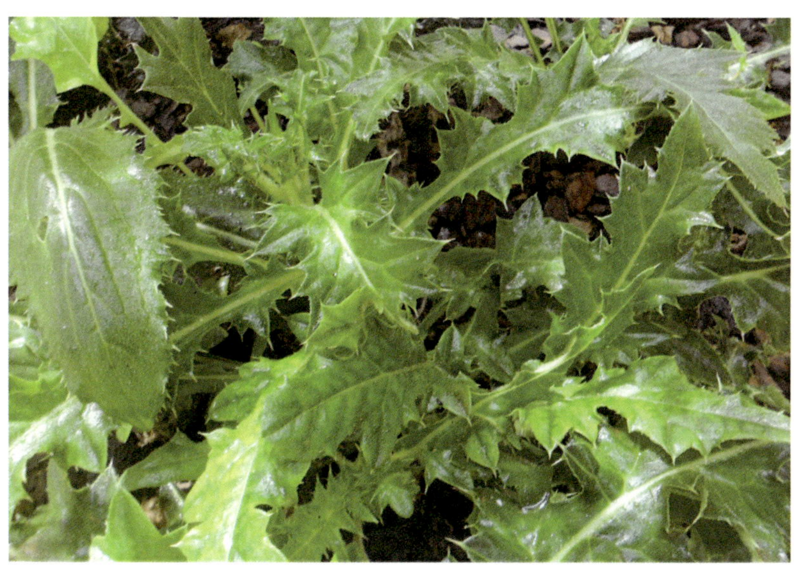

흰꽃바늘엉겅퀴

〔 줄기(stem) 〕

　줄기가 비대하고 곧게 서며 키는 50~80㎝ 정도이며 윗부분의 가
지는 2~3개로 갈라진다. 잎과 가지가 많이 달리고 세로로 줄과 털
이 있다.

〔 꽃(flower) 〕

　흰꽃바늘엉겅퀴의 꽃은 원줄기 끝과 가지 끝에 1개씩 흰색으로
피어나는데, 지름은 1.7~3.7㎝로 잎 같은 포(苞)로 싸여 있다.
　총포(總苞)는 길이 1.6~2.7㎝, 폭은 2.2~4.0㎝ 정도이다. 총포편
은 7줄로 배열된다. 외편은 침형으로서 퍼지고 거미줄 같은 털이
있다. 중편은 내편보다 길고 넓으며 중앙부의 폭이 0.2~0.3㎝ 정
도로 맥이 많다.

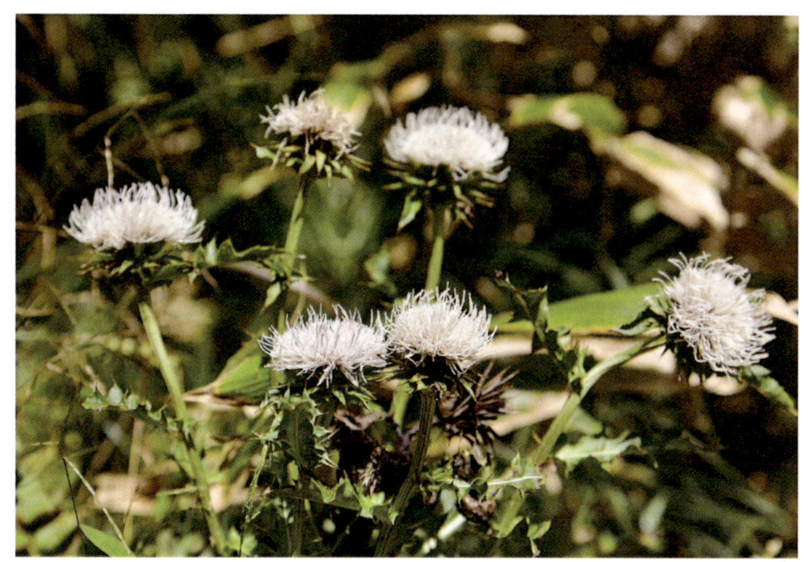

흰꽃바늘엉겅퀴 꽃: 자료 - 한라산국립공원관리소. 한상곤

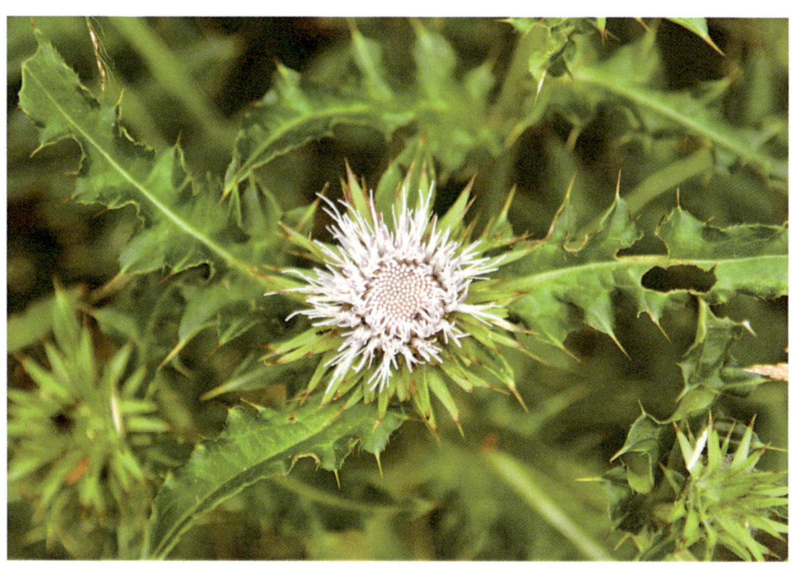

흰꽃바늘엉겅퀴 꽃술: 자료 - 한라산국립공원관리소. 한상곤

〔 열매(fruit) 〕

열매는 수과(瘦果) 형태로서 긴 타원형이며 길이는 0.35~0.4㎝
정도이고 폭은 0.15~0.25㎝ 정도로 윗부분이 황색이고, 다른 부분
은 자주색이다.

관모(冠毛)는 우상으로 길이 1.2~1.6㎝ 정도이며 색깔은 갈색이다.

〔 뿌리(root) 〕

뿌리는 방추형이며 길이 30~40㎝ 정도이다.

〔 흰꽃바늘엉겅퀴의 성분 〕

흰꽃바늘엉겅퀴로부터의 플라보노이드를 연구한 결과, 아피게
닌, 루테올린, pectolinarigenin-7-0-.betha-D-glucopyranoside, lin-
arin, pectolinarin 및 hispidulin-7-O-alpha-L-rhamonopyrano-
syl-(1->2)beta-D-glucopyranoside로 확인되었다.

〔 기타 〕

　바늘엉겅퀴와 거의 비슷하며 다만 흰 꽃이 피는 것이 다르고 개체수가 그다지 많지 않은 고유종이다. 산림청에서 흰꽃바늘엉겅퀴를 희귀 및 멸종위기식물로 1997년에 선정하여 보호하고 있다. 제주도를 몇 번 갔어도 때를 못 맞춰 흰꽃바늘엉겅퀴(흰바늘엉겅퀴)의 사진을 취하지 못했었는데, 한라산국립공원의 협조로 사진을 올리게 되었음을 밝히며 감사한 마음을 드린다.

〔 흰꽃바늘엉겅퀴와 관련된 자료 〕

　흰꽃바늘엉겅퀴 자료는 「흰바늘엉겅퀴로부터의 플라보노이드 (1994)」가 있다.

10.
엉겅퀴

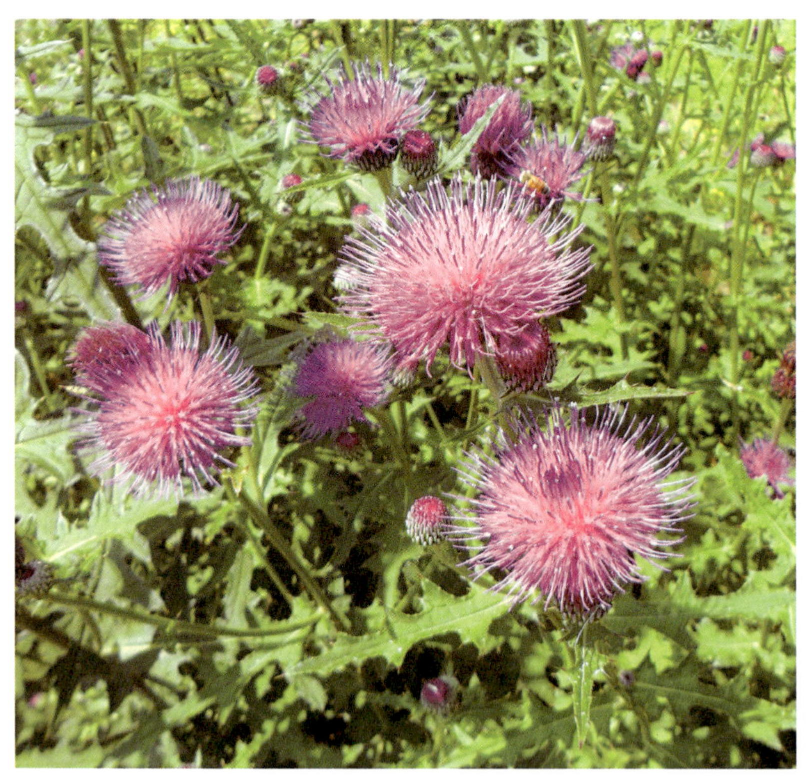

  이것이 토종 엉겅퀴다(This is Native Thistle)

〔 개요 〕

학명: Cirsium japonicum var. maackii (Maxim.) Matsum.

과명: 국화과(Asteraceae) 엉겅퀴속(Cirsium Miller)

이명: 가시나물

원산지: 대한민국

종분류: 기본종

분포지: 한국, 일본, 중국 북동부 및 우수리 지역

서식지: 해발 400미터 이내의 산야의 묘소 주변 및 밭 가장자리

대표적 특징: 꽃봉오리인 총포에 끈끈한 점액질

〔 전체 형태(total form) 〕

엉겅퀴는 우리나라 전역의 산과 들에서 자라는 여러해살이풀(多年生草本) 또는 2년생 초이다. 원산지가 우리나라로 이웃 중국의 북동부 및 우수리 지역과 일본 등지에 분포되어 있다. 엉겅퀴가 자라는 환경은 양지바른 곳과 물 빠짐이 좋은 마사토가 많은 토양이다.

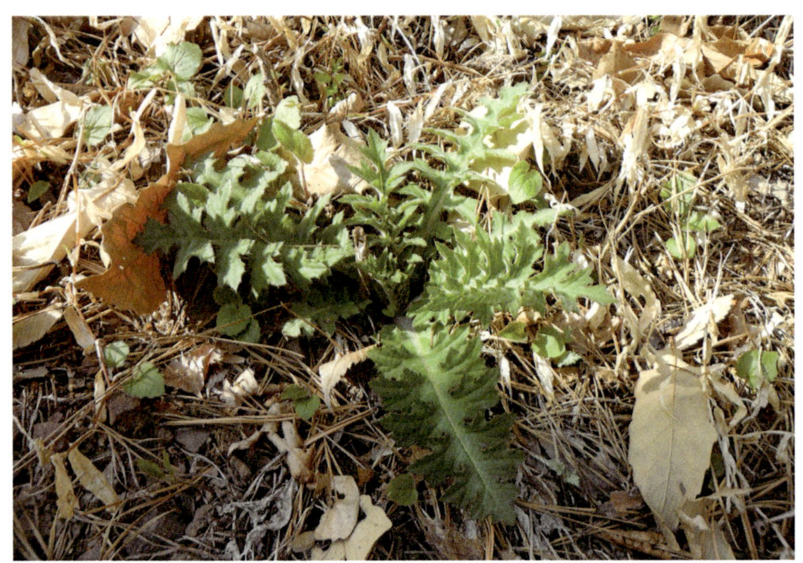

야생 밭둑의 1년생 토종 엉겅퀴 모습: 충북 영동, 4월 초순경

엉겅퀴의 키(全長)는 보통 50~100㎝ 내외이나, 토질의 비옥도에 따라 크게는 150㎝를 넘어 2m 이상 크는 것도 있다.

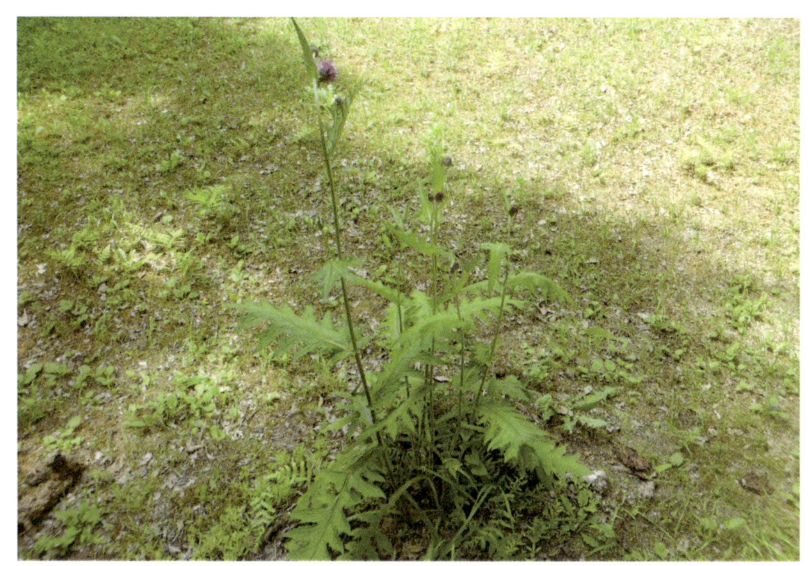

야생의 토종 엉겅퀴 키는 보통 대다수가 1미터 미만이다

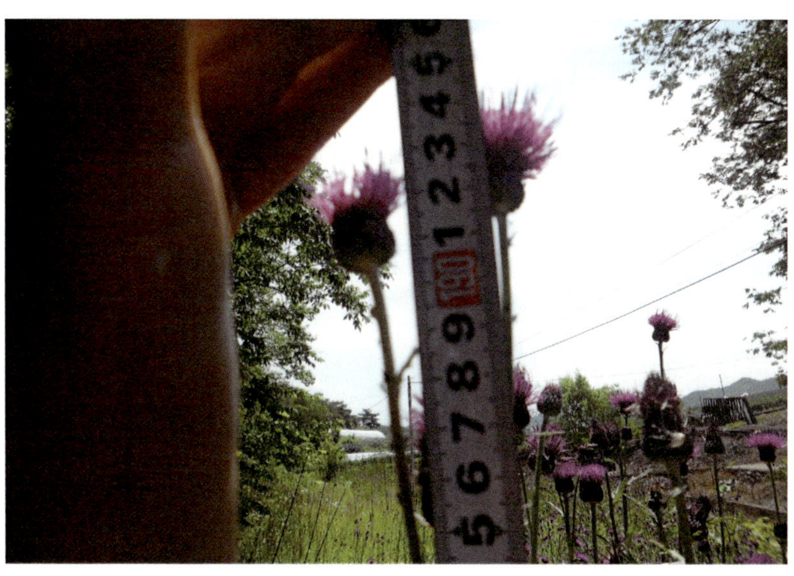

재배 중인 토종 엉겅퀴의 키: 경북 영양, 6월 중순경

본줄기는 2년 차에서 보통 3~4개에서 많게는 40여 개까지 나오고, 가지인 분지가 보통은 7~12개 많게는 30여 개 정도 뻗어 나온다. 꽃은 보통 5~9월 중에 피고 지기를 반복한다.

〔 잎(leaf) 〕

땅에 닿은 줄기에서 직접 땅 위로 돋아나오는 뿌리잎은 밑부분이 좁고 6~7쌍의 깃꼴로 갈라지는 도피침 모양으로 꽃이 필 때까지 남아있다가 차츰 시들어버리는데 줄기잎보다 크다. 잎끝은 뾰족하고 바늘 끝과 같은 뾰족한 짧은 가시가 있다. 잎의 양면에는 털이 있으며 기부는 점점 좁아져서 양옆에 날개가 달린 납작한 잎자루를 형성한다.

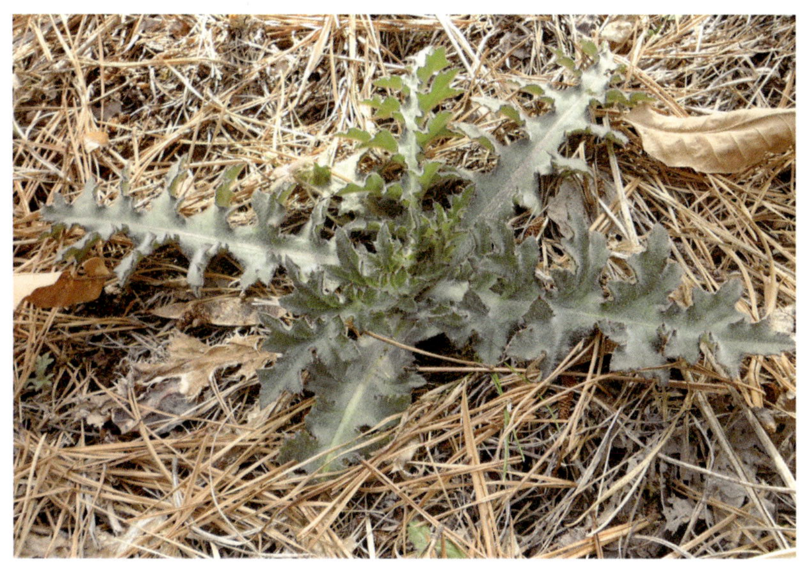

1년생의 밑동에서 잎이 올라오는 모습: 충남 논산, 4월 초순경

중앙부의 잎은 어긋나기 하며 형태상 변이가 큰 형질로 피침상 타원 모양이며, 밑부분이 원줄기를 감싸고 깃꼴로 갈라진 가장자리가 다시 갈라진다. 길이는 보통 30~50㎝ 정도이고 넓이가 15~20㎝ 정도이나, 재배 엉겅퀴는 토질에 따라서는 길이가 70㎝ 이상 큰 잎이 나오는 경우도 있다. 잎맥이 길고 잎 가장자리는 깊게 굴곡져 갈라지고 깊이 패어 들어간 모양의 톱니와 더불어 다소 짧은 가시가 길이 0.1~0.4㎝로 뾰족하게 솟아있다.

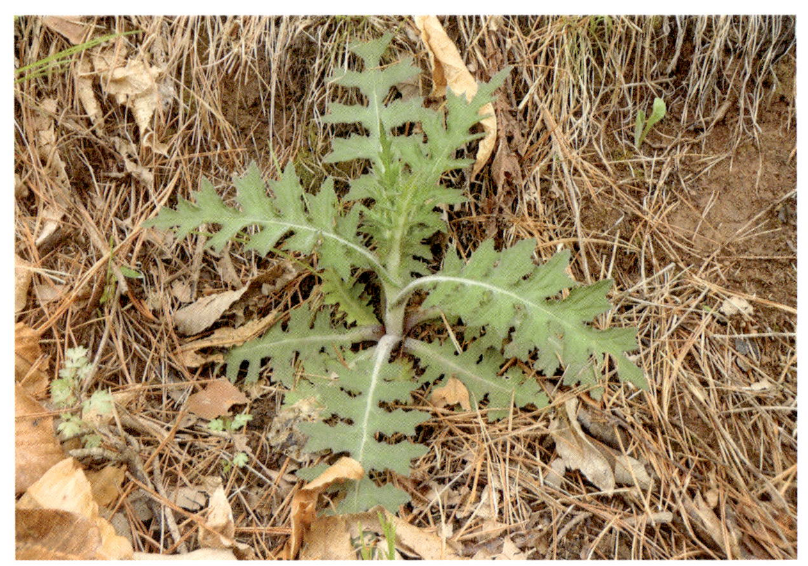

토종 엉겅퀴의 대궁에서 잎이 나오는 모습: 경북 봉화, 4월 하순경

잎의 위 표면은 회녹색 또는 옅은 황갈색이고, 아래 표면은 색이 비교적 옅으며 양면에는 전체에 흰털과 더불어 거미줄 같은 털이 있다.

 이것이 토종 엉겅퀴다(This is Native Thistle)

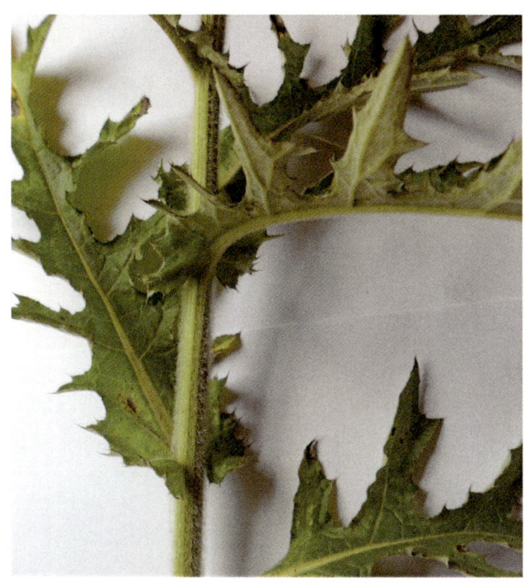

대궁에 난 토종 엉겅퀴잎의 어긋나기 모습

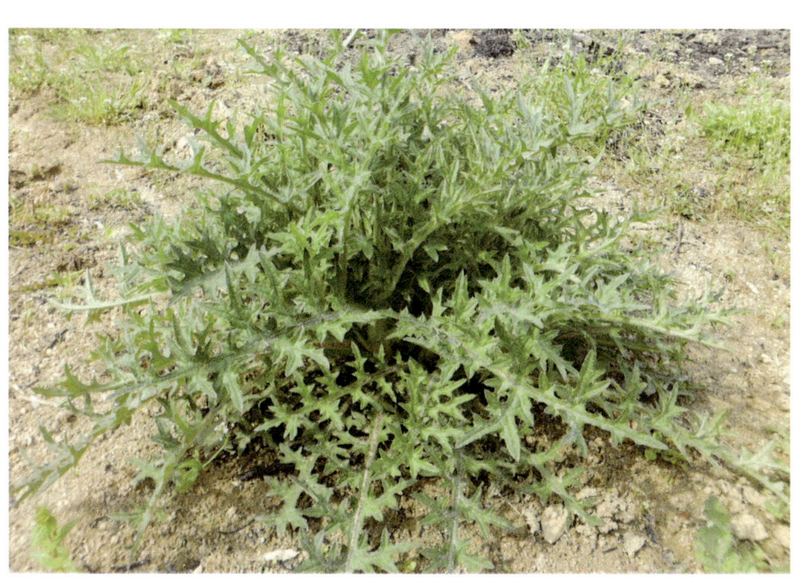

2년 차 왕성하게 자라는 토종 엉겅퀴: 충북 옥천, 5월 중순경

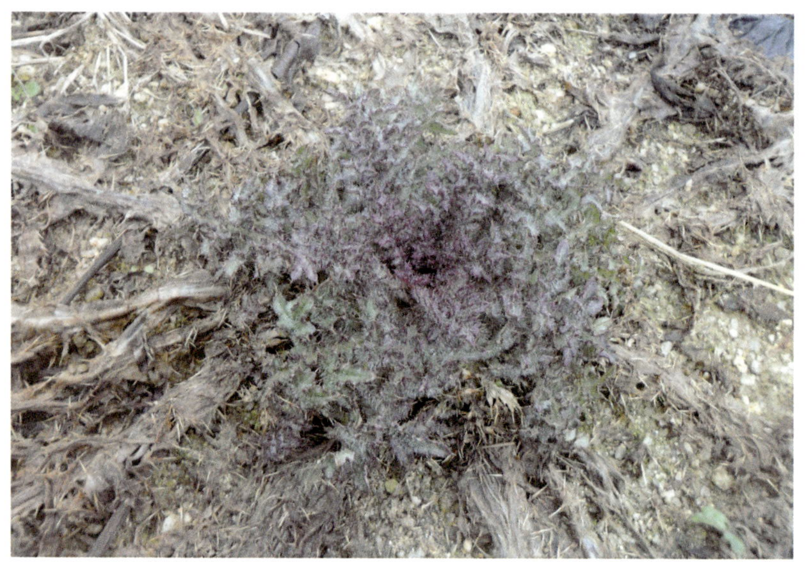

겨울을 이겨낸 2년생 토종 엉겅퀴: 충남 부여, 3월 초순경

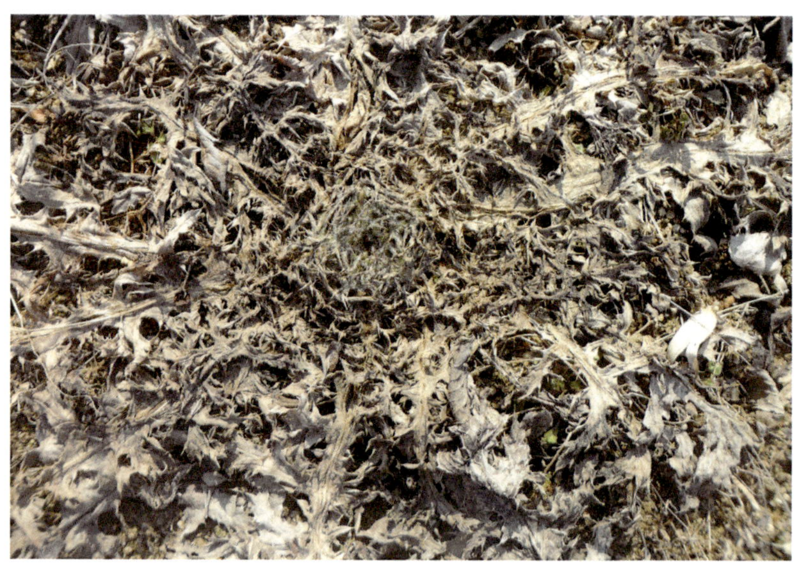

한겨울 2년생 토종 엉겅퀴의 생존 모습: 충남 금산, 1월 중순경

 이것이 토종 엉겅퀴다(This is Native Thistle)

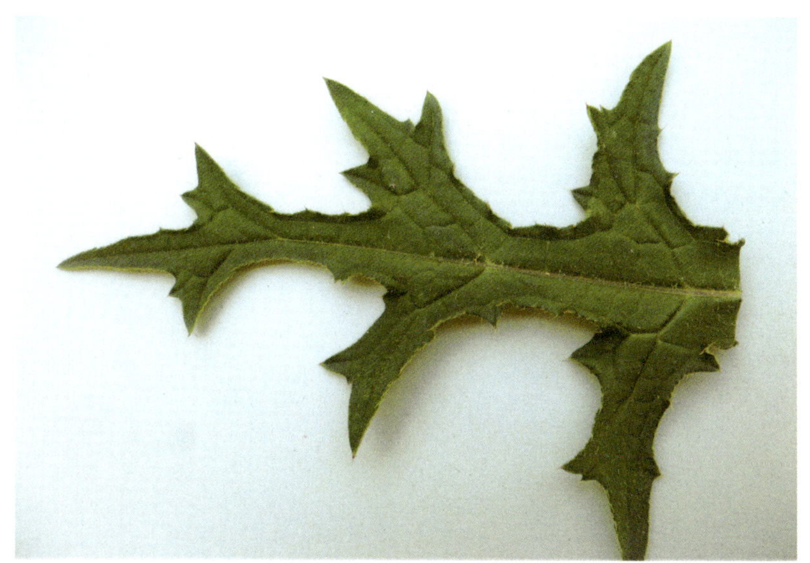

토종 엉겅퀴 잎의 앞면 모습

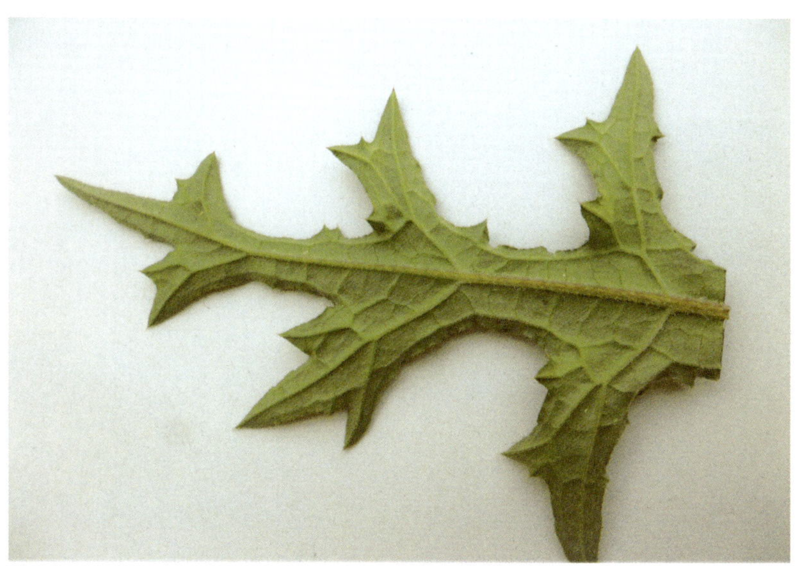

토종 엉겅퀴 잎의 뒷면 모습

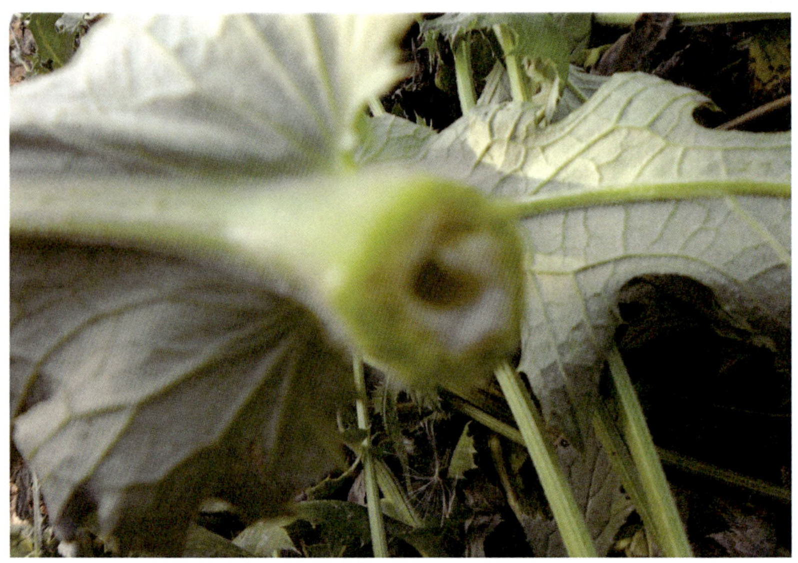

토종 엉겅퀴잎 꼭지 부분의 단면 모습

〔 줄기(stem) 〕

줄기인 대궁은 곧게 직립하고 굵기는 제일 아래쪽이 보통 직경 2.5~3.5㎝ 정도이나 위로 갈수록 가늘어진다. 처음에 솟는 줄기 대궁의 아래쪽에서부터 대궁을 감싼 솜털이 나기 시작하여 꽃송이가 생성되는 밑부분부터는 미세하게 남아있거나 없어진다. 솜털의 길이는 밑부분이 2.5~0.1㎜로 위로 갈수록 짧아지다가 아예 없어진다. 가시가 없이 매끈하고 위쪽으로 종선이 2~3개 생겨난다. 대궁의 바깥면의 색은 짙은 홍갈색 내지 녹갈색이고 위로 갈수록 색깔이 옅어지며 엷은 초록색으로 변한다.

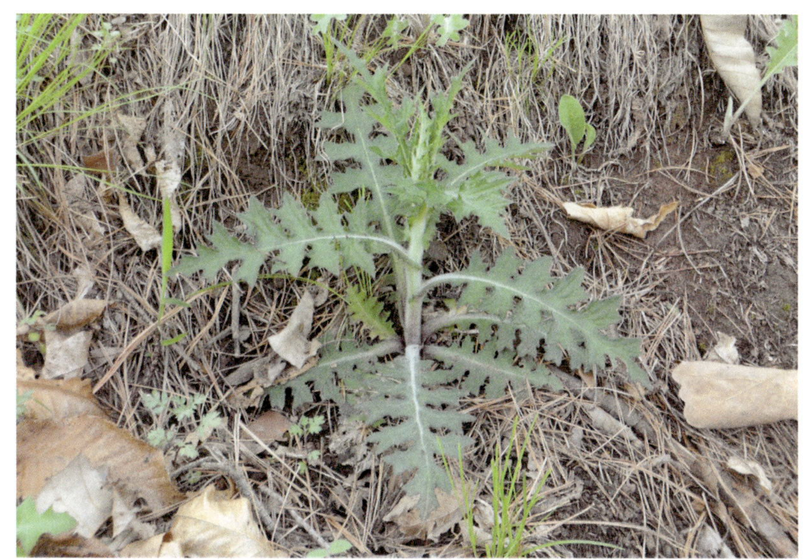

야생 토종 엉겅퀴 본대 대궁이 솟고 있는 모습

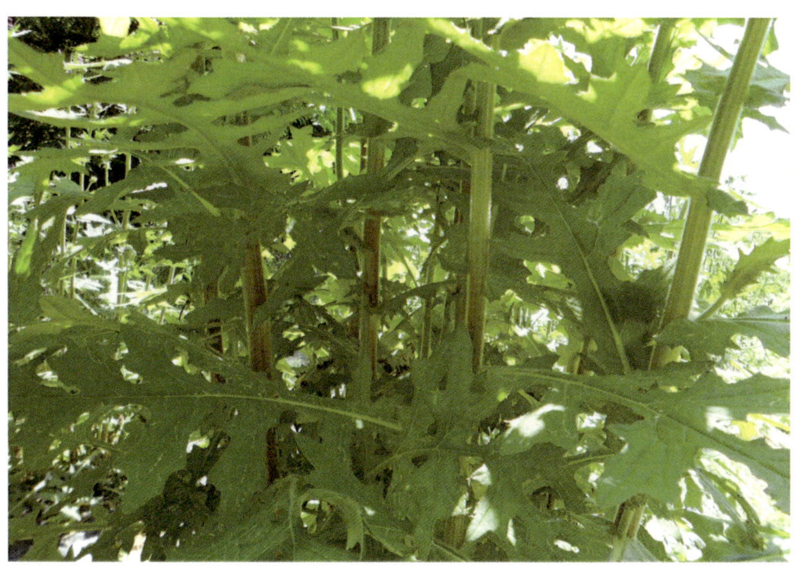

2년 차 토종 엉겅퀴 본대 대궁의 모습

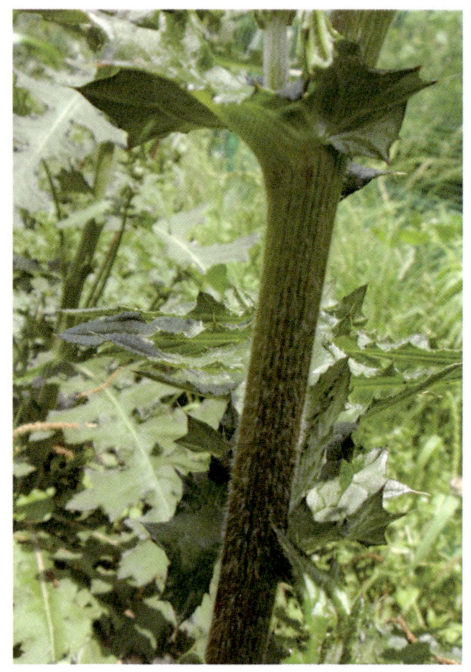

토종 엉겅퀴 본대 대궁 줄기를 확대한 모습

줄기를 자른 속 부분은 회백색이고 옥수수 속대처럼 성글거나 비어있다.

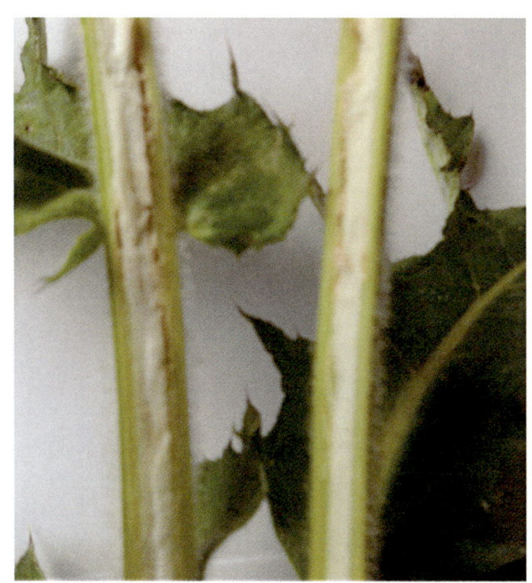

토종 엉겅퀴 대궁 속 모습

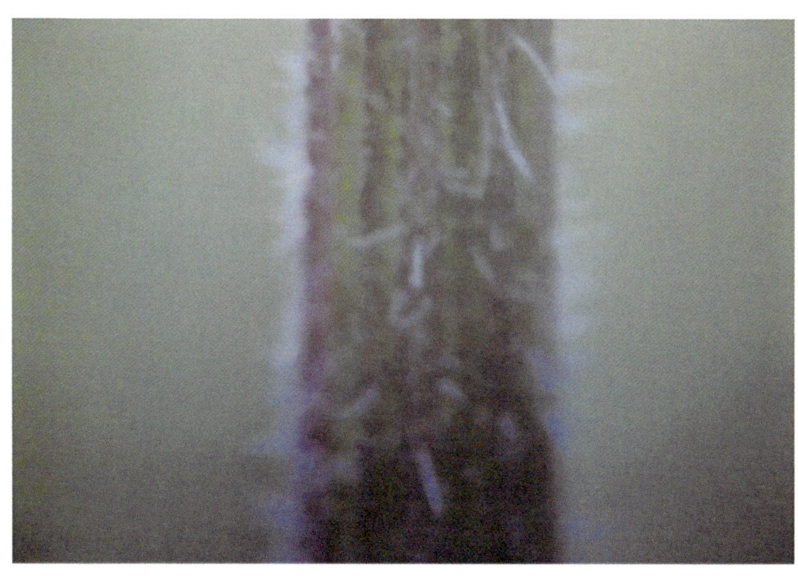

토종 엉겅퀴 대궁에 난 솜털 모습

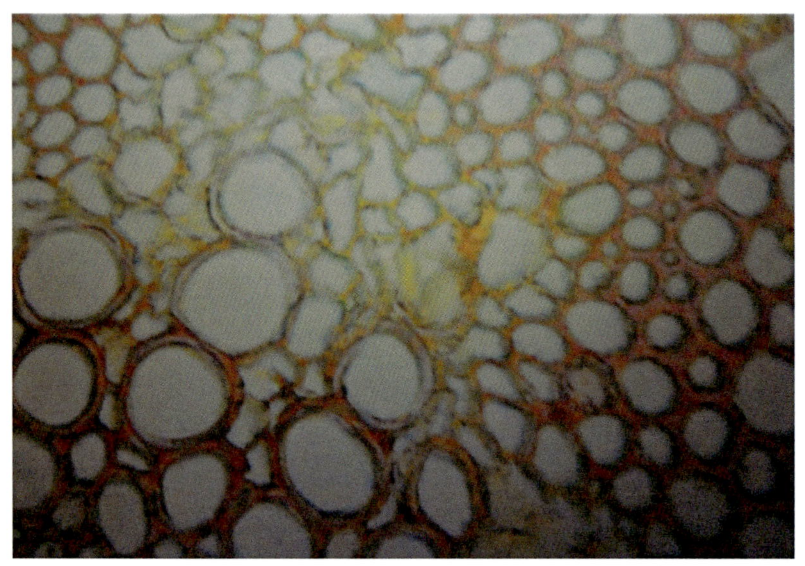

대궁은 2년 차 1포기에서 보통 3~4개에서 많게는 40여 개까지 솟아난다. 또한 여기에 대궁의 잎이 돋는 부분에서 생성되는 분지가 보통은 7~12개 많게는 30여 개 정도 나온다. 필자의 다년간 관찰한 바로는 자연산의 경우 분지는 보통 1~2개 많아야 3~5개 정도인데 비하여, 재배는 토질에 따라 자연산보다 5~10배 정도 더 왕성하게 자라 번성하고 있음을 확인할 수 있었다. 이렇게 자연산과 재배산은 여러 요인에 따라 크기 등이 다를 수 있다. 또한 줄기와 꽃송이 등에 변이현상이 나타나기도 하는데, 그 부분에 대하여 아래에 기술하여 보았다.

〔 **엉겅퀴 줄기 대궁에 나타나는 특이한 현상** 〕

엉겅퀴의 성장을 관찰하다 보니 간혹 특이한 현상을 볼 수 있었다. 그것은 엉겅퀴 본대 줄기의 합쳐짐의 현상과 꽃송이들의 합쳐짐이었다. 그 현상은 애초에 나타나는 것이 아니고 성장에 따라 본대가 올라오고 꽃송이가 맺혀질 즈음부터 나타난다. 이것은 줄기가 나무의 연리지(連理枝)처럼 넓적하게 뭉쳐서 나타나는 것도 있는데, 이때는 위로 갈수록 더 넓고 납작하게 된다. 왜 이런 현상이 나타나는 걸까?

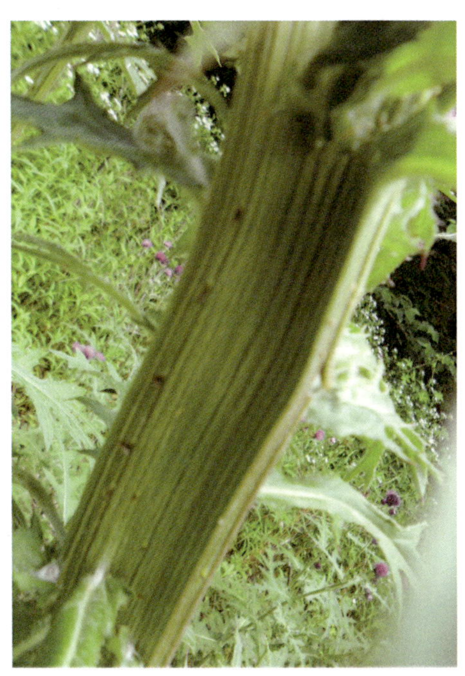

토종 엉겅퀴 대궁인 줄기가 연리지로 변한 모습

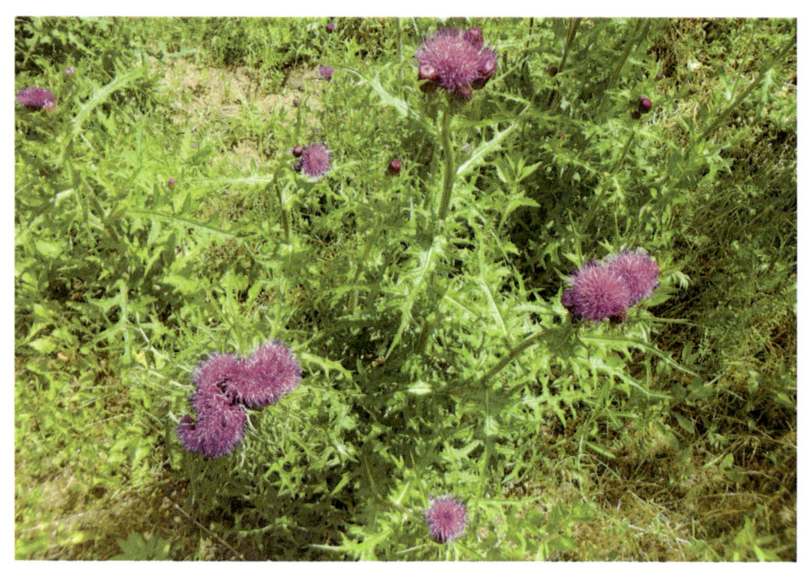

같은 1포기에서 좌측 아래 1개 대궁 줄기만 연리지로 변한 모습

〔 꽃(flower) 〕

엉겅퀴의 꽃은 많은 꽃술들이 꽃대의 끝에 뭉쳐 붙어서 머리모양을 이룬 꽃으로 5~9월경에 원줄기 끝과 가지 끝에, 지름이 3~3.5㎝ 정도의 자주색 또는 적색으로 1~3송이씩 위를 향해 피어난다. 꽃부리 크기는 1.9~2.4㎝ 정도이다.

꽃이 피는 시기에 대하여 필자가 수 년에 걸쳐 식생 탐험 및 재배하며 관찰하여 살펴본 결과, 자생과 재배하여 자라난 것에 약간의 차이가 생기는 것을 알게 되었다. 개화 시기는 자생엉겅퀴는 6월 중순경부터 피기 시작하여 9월 하순까지 순서에 의거 피는데, 먼저 핀 순서에 따라 결실을 맺는다. 그리고 재배한 엉겅퀴의 경우는 자생보다 조금 더 이른 5월 말경부터 피기 시작하여 늦은 10월 말까지 피기도 한다. 특히 이식재배의 경우 첫해에는 성장 속도에 따라서 6월 말경부터 늦게는 첫서리가 오기 전까지 개화하며, 이듬해인 2년 차에서는 정상 개화기에 꽃을 피운다. 꽃의 색깔은 보라색과 붉은색, 분홍색으로 자주색에서 적색으로 피고 지고 다시 새 꽃눈이 나와서 반복하며 개화 및 결실을 한다. 꽃봉오리가 맺히기 시작하여 4~5일 정도 경과하면 만개하고, 다시 6~7일 정도 지나면 완전 결실이 된다. 꽃송이 1개에서의 꽃은 가장자리부터 피기 시작하여 가운데 쪽으로 끝까지 빈틈없이 피는 것을 확인할 수 있었다.

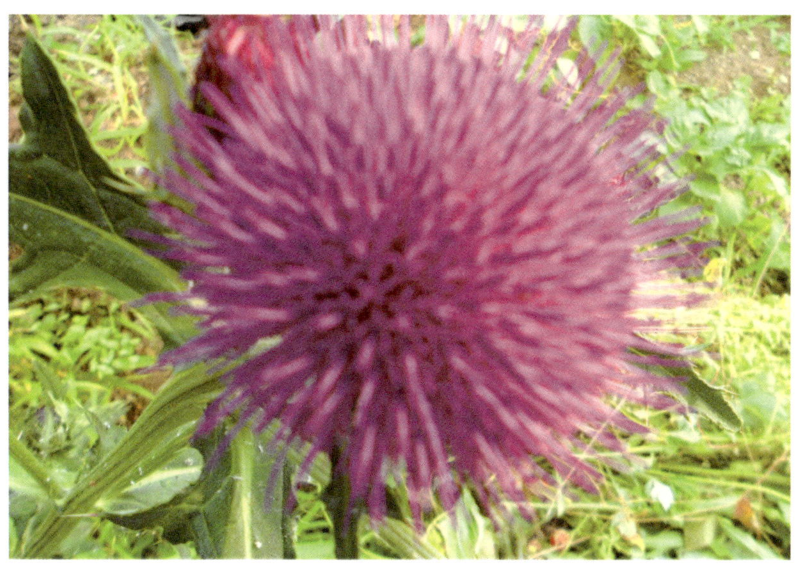

토종 엉겅퀴 꽃송이

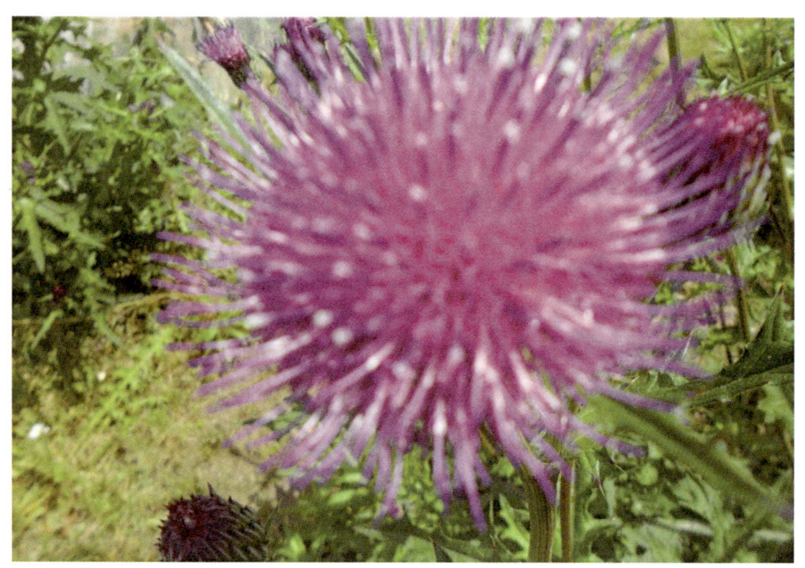

토종 엉겅퀴 꽃술

엉겅퀴의 모인꽃싸개(總苞)는 옅은 흰색의 거미줄 같은 털이 나 있으며 매우 끈적끈적한 점액을 분비한다. 이 점액이 씨방을 보호하고 또한 엉겅퀴에 많이 기생하는 진딧물까지도 이곳에는 기생하지 않는다. 모양은 편평한 통 모양 또는 공 모양(球形)이고 길이는 1.5~2㎝ 정도이며 폭은 2~3.5㎝ 정도로서 밑부분이 들어가 있다. 이것은 여러 가지 모양이 있으며 많은 종을 구별할 때 특징이 된다고 한다.

모인꽃싸개 조각(苞片)은 흑자색을 띠고 7~8줄로 배열해 있으며 안쪽일수록 길어지는 피침형이다. 외편(外片)은 피침형으로서 끝이 중앙까지 닿고 가장자리가 밋밋하며 끝이 뾰족하고 중편은 타원상 피침형이며 검은빛이 돌고 외편과 더불어 곧추 퍼진다.

엉경퀴의 꽃과 꽃술에 대해 좀 더 깊이 들어가 보자.

엉경퀴꽃은 꽃잎이 혀처럼 가늘고 길게 피어 꽃 전체가 설상화(舌狀花)이며, 꽃이 꽃대의 끝에 뭉쳐 붙어서 피는 두상화(頭狀花)라고도 한다. 또한 엉경퀴꽃은 꽃받침, 꽃잎, 수술, 암술을 모두 지닌 꽃으로 수술과 암술이 하나의 꽃 안에 있는 양성화(兩性花)이다. 즉 엉경퀴꽃은 무한꽃차례속의 두상꽃차례로 이는 작은 꽃자루가 없는 꽃들, 즉 낱꽃이 모여 꽃이 마치 1개처럼 보이게 피는 것이다.

꽃술은 수술이 먼저 나오고 암술이 나중에 발달하는 웅예선숙(雄蕊先熟)으로 이는 같은 식물체 내의 다른 꽃 내에서 일어나는 꽃가루받이인 자가수분(自家受粉)을 한다고 알려져 있다. 수술은 위쪽에 5개로 갈라져 있는데, 수술의 꽃밥이 하나로 오그려 협착(狹窄)하는 집약웅예(集葯雄蕊)이고, 꽃잎인 꽃부리는 5개로 깊게 갈라진다.

이는 수술과 암술이 서로 시간의 차이를 두고 개화하여 자가수정을 할 수 없는 자웅이숙화라고도 한다.

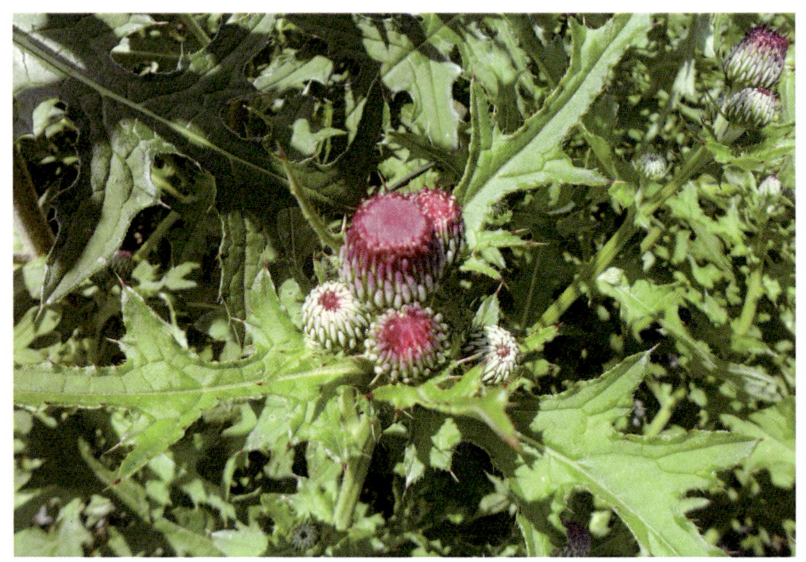

토종 엉겅퀴 꽃망울이 생성되는 모습

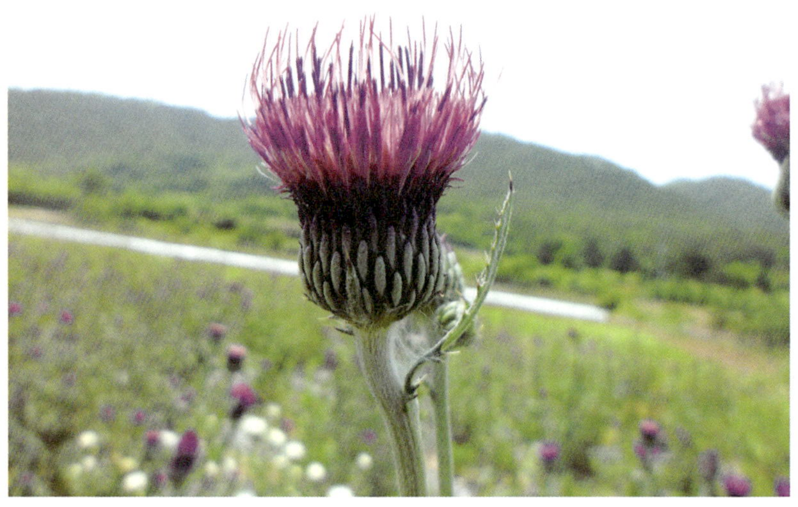

토종 엉겅퀴의 씨방이 형성되고 있는 모습

 이것이 토종 엉겅퀴다(This is Native Thistle)

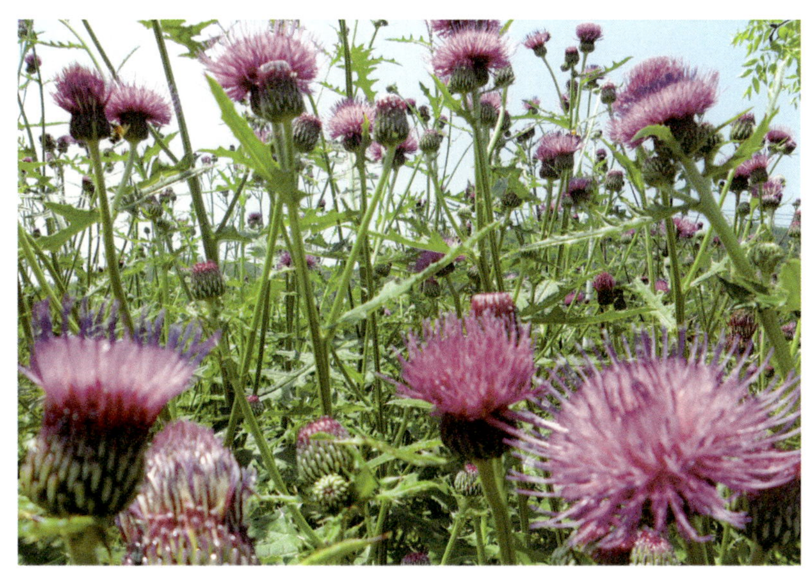

토종 엉겅퀴꽃의 만개 모습

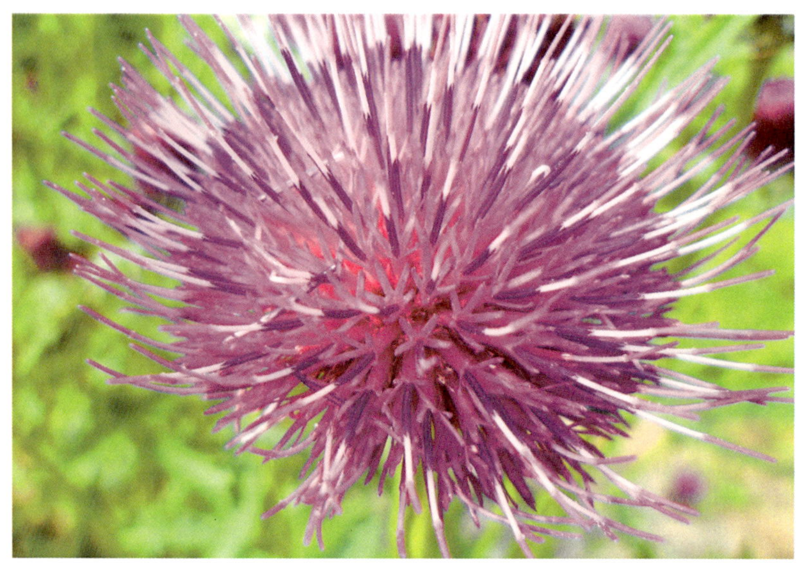

토종 엉겅퀴 꽃술의 확대 모습

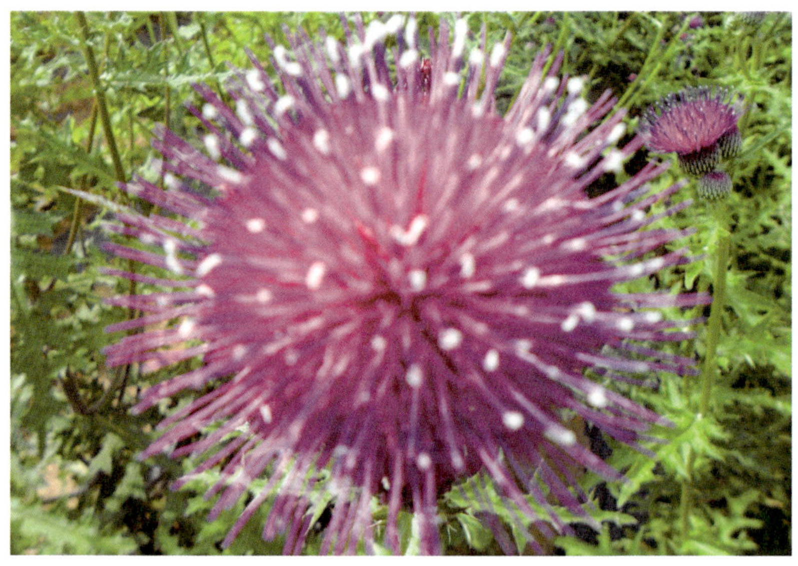

토종 엉겅퀴 꽃송이 개개의 꽃술 끝에 흰색의 꽃가루 모습

 이것이 토종 엉겅퀴다(This is Native Thistle)

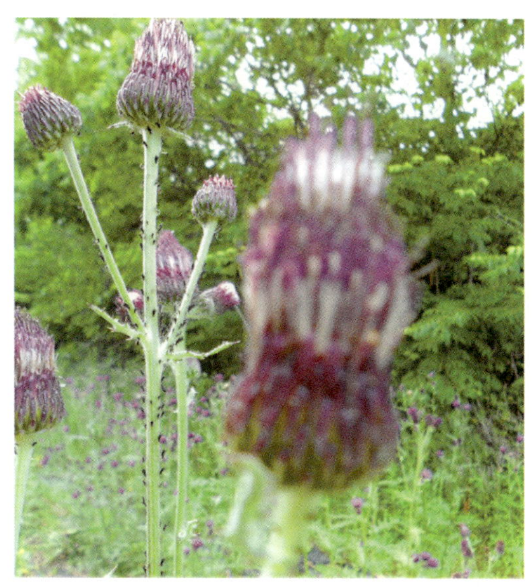

토종 엉겅퀴 줄기에 기생하는 진딧물 - 총포인 꽃봉오리에는 없다

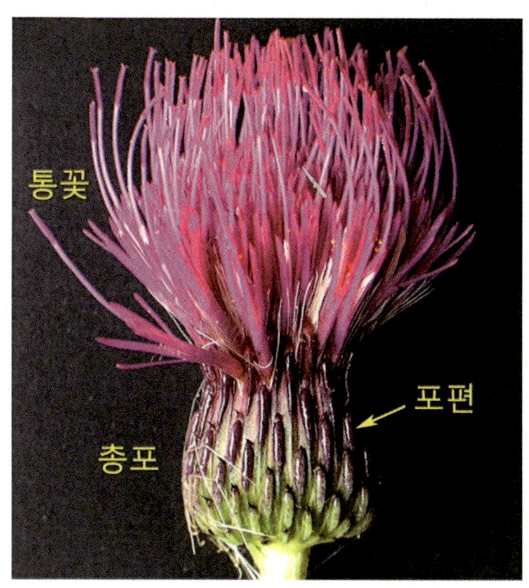

꽃송이 부위별 명칭: 자료: 한국식물학회, 안진흥 박사

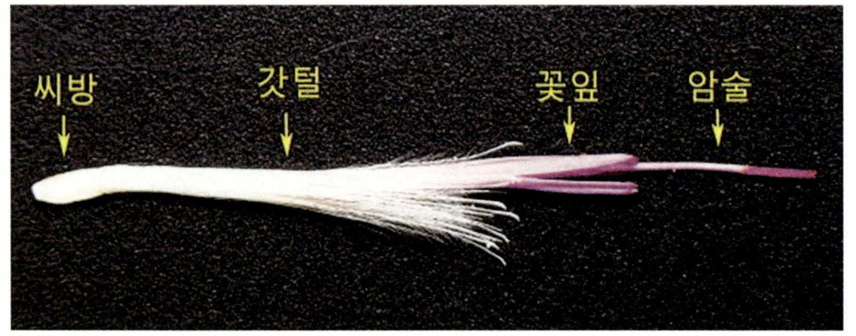

엉겅퀴통꽃 부위별 명칭: 자료: 한국식물학회, 안진흥 박사

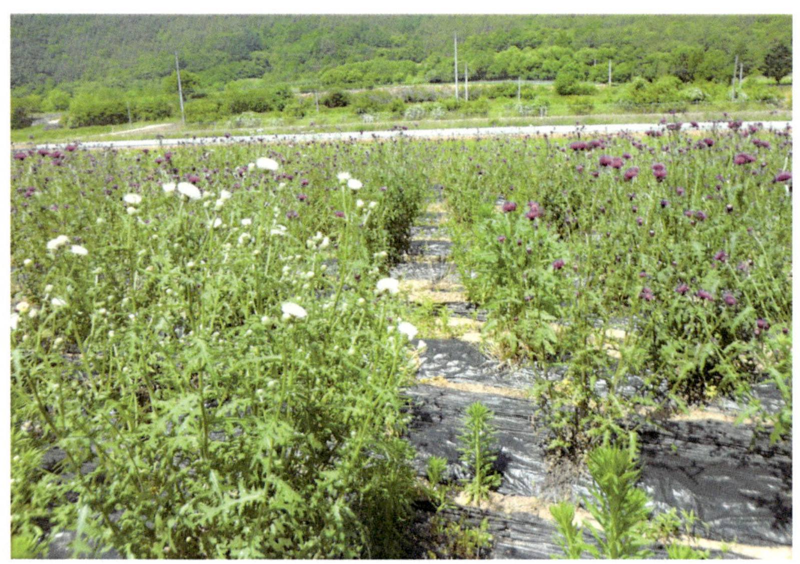

필자 시험농장에 좌측 흰꽃토종 엉겅퀴와 토종 엉겅퀴가 혼재한 모습

　이것이 토종 엉겅퀴다(This is Native Thistle)

엉겅퀴꽃에서도 특이한 형태의 현상이 나타나는 것을 확인할 수 있다.

① 줄기의 대공 줄기 여러 개가 뭉쳐서 연리지 형태로 되고 때로는 줄기가 납작하게 되는 현상들이다. 이렇듯 몇 가지 모양으로 생긴 본줄기가 연리지 등 형태로 성장하다가 개화 시기에 상층부에서 분리되어 정상적인 꽃 모양으로 개화가 이루어지는 경우도 있지만, 간혹 곱슬 형태도 나오고 또한 납작한 꽃 모양 그룹으로 모여서 피기도 한다.

② 정상적인 포기에서도 꽃술이 파머 곱슬머리처럼 생긴 꽃봉오리가 생기는 것도 간혹 볼 수 있다.

왜 이런 현상이 발생하는지 오직 엉겅퀴만을 십수 년 관찰한 필자도 연리지 형태로나 곱슬 꽃술이 생기는 원인을 아직 찾지를 못하였다.

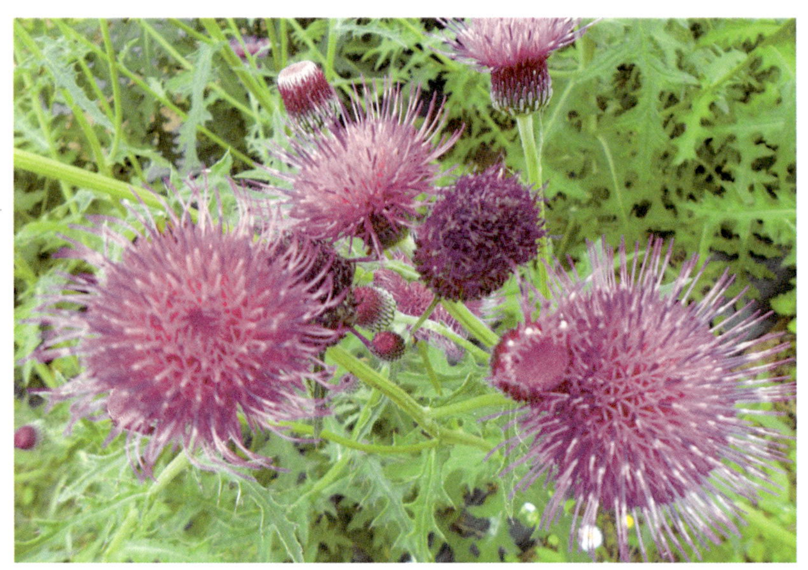

정상적으로 피어나는 토종 엉겅퀴 꽃송이 모습

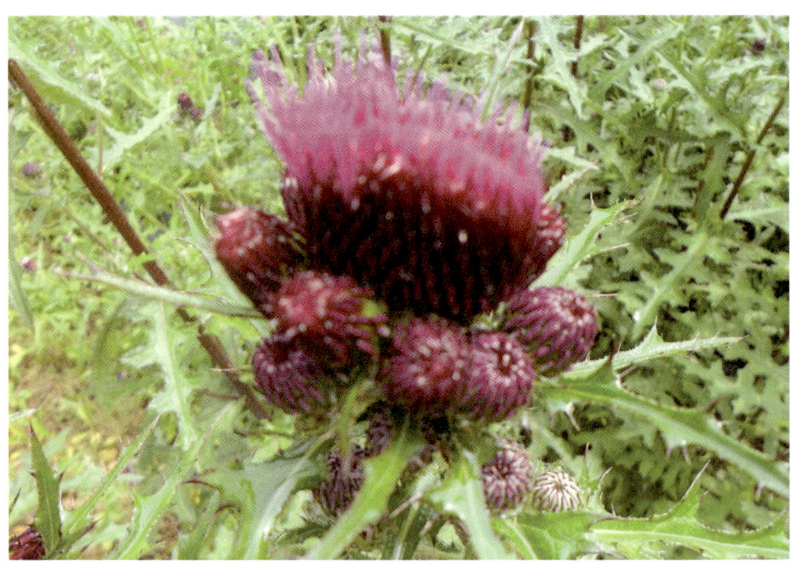

납작하게 피어오르는 토종 엉겅퀴 꽃송이 모습

     이것이 토종 엉겅퀴다(This is Native Thistle)

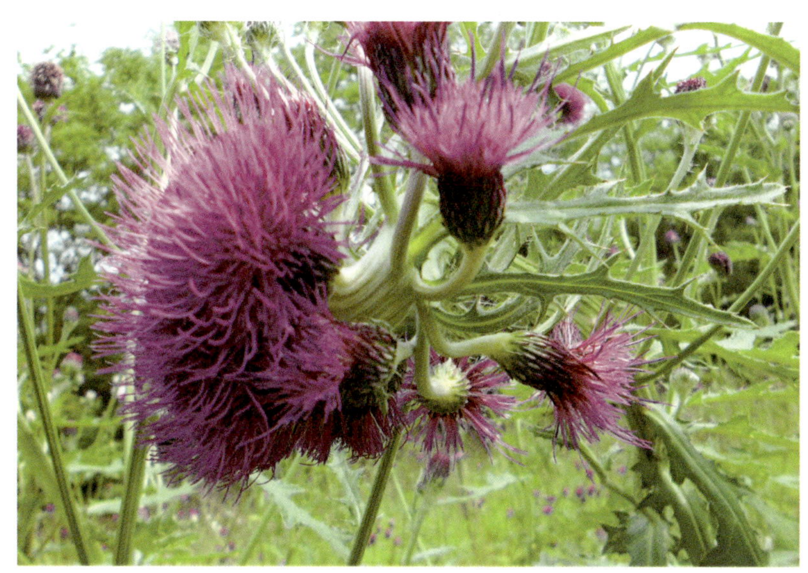

연리지가 된 줄기에 모여 핀 토종 엉겅퀴 꽃봉오리 모습

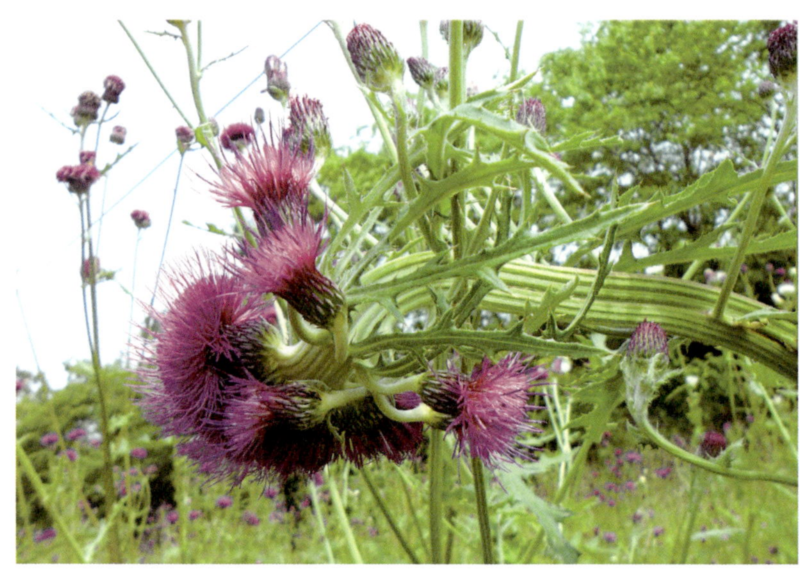

연리지 줄기와 토종 엉겅퀴 꽃봉오리: 직립하지 못하고 기운 모습

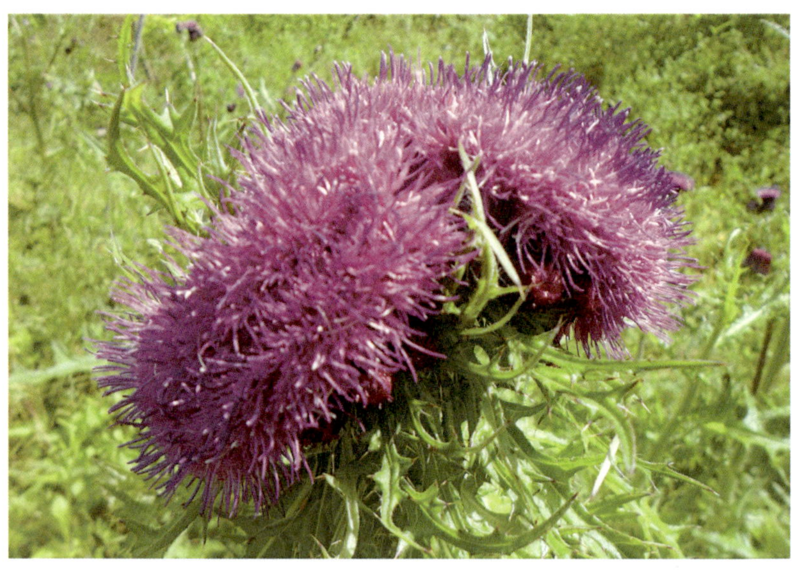

연리지가 된 줄기에서 뭉쳐진 토종 엉겅퀴 꽃봉오리 모습

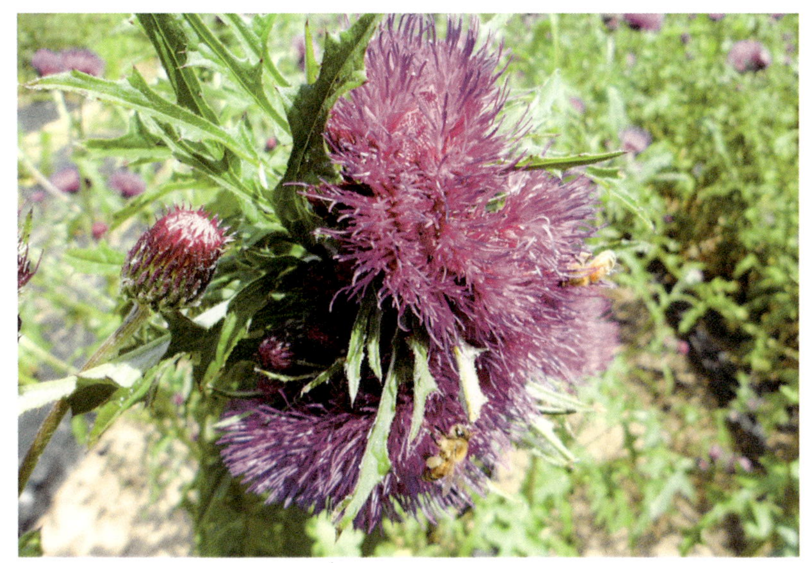

연리지 줄기에 핀 꽃송이의 꽃술도 들쑥날쑥하다

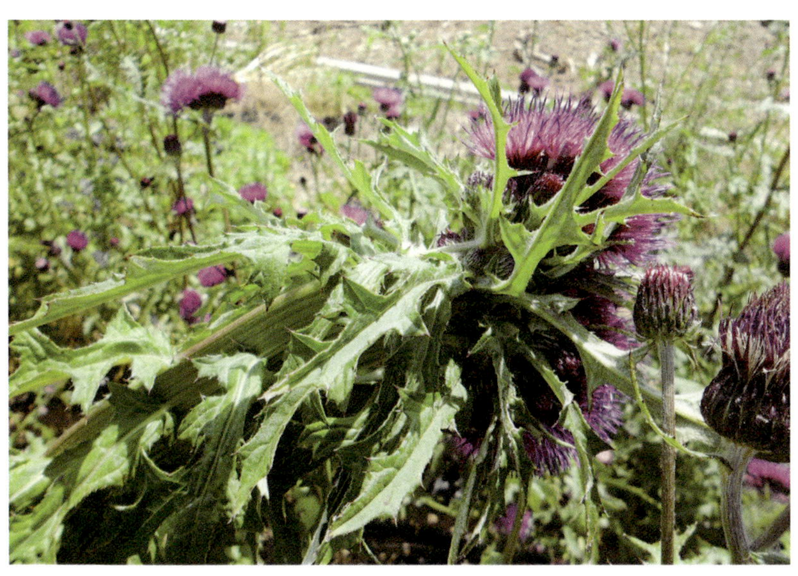

연리지 줄기에서는 줄기잎들도 기형으로 촘촘하게 뭉쳐진 모습

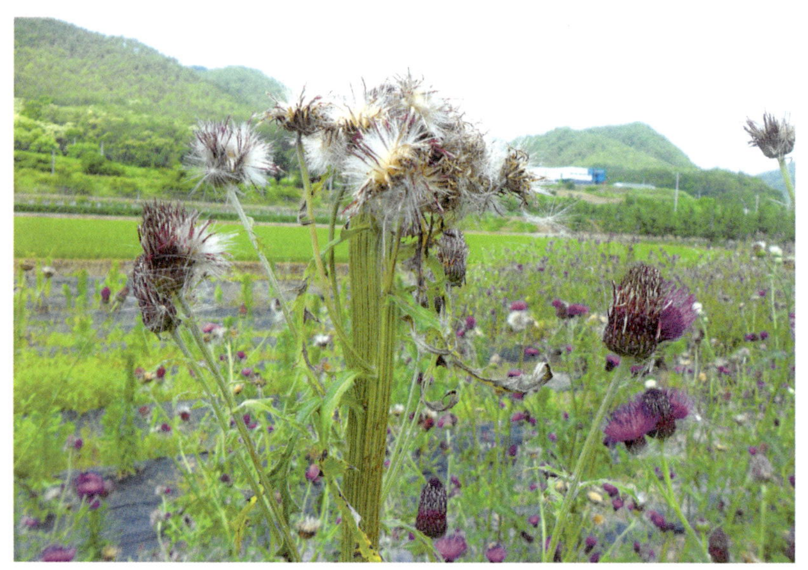

연리지 줄기의 꽃송이 결실 모습: 대부분 죽정이 씨앗임

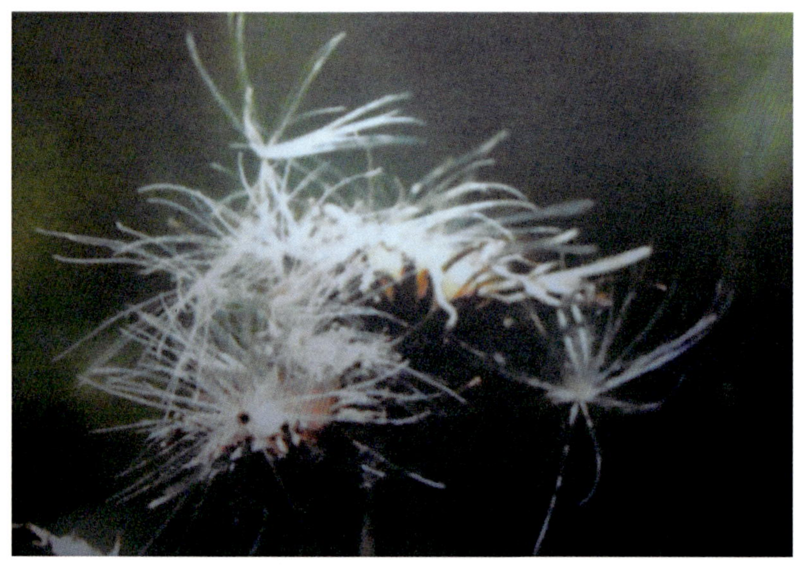

결실이 끝난 송이에서 씨앗 없는 관모만 몇 개 붙어있다

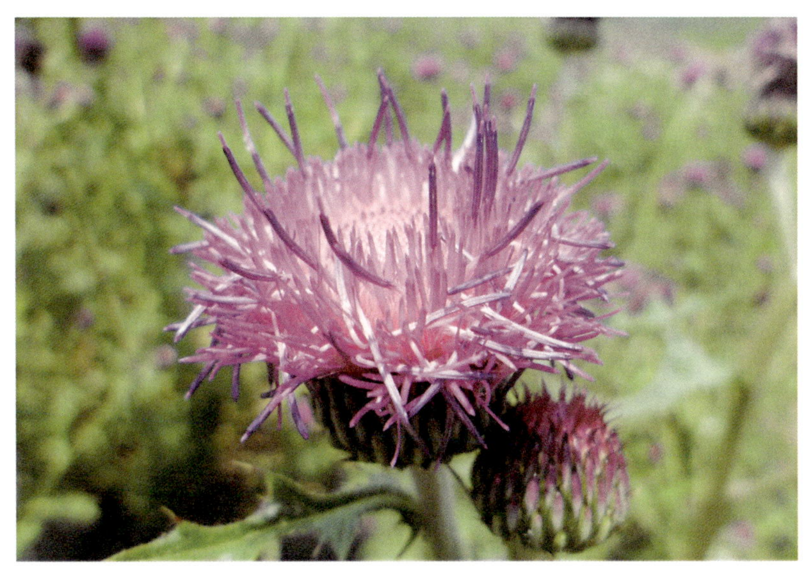

토종 엉겅퀴 꽃술이 곱슬 형태로 변이되고 있는 모습

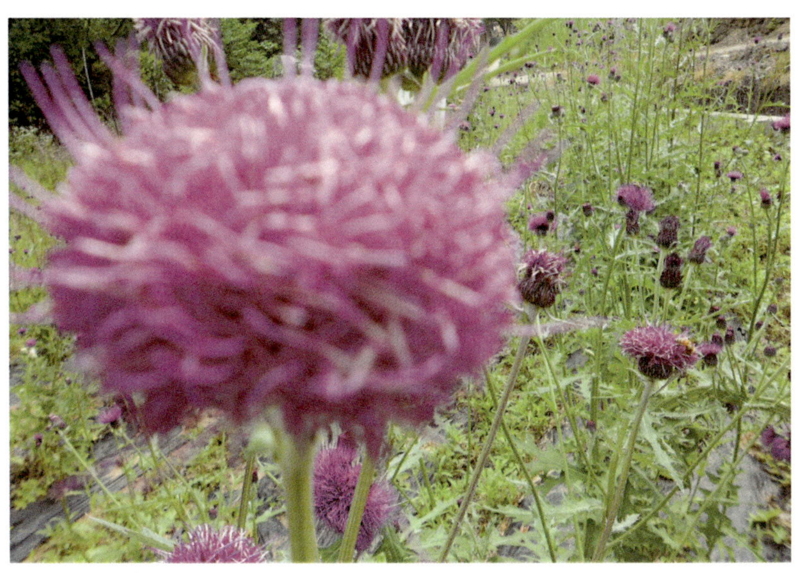

토종 엉겅퀴 꽃술이 곱슬형태로 변이된 모습

〔 **열매(fruit)** 〕

엉겅퀴의 열매는 6~10월경에 꽃이 핀 순서대로 익는다. 보통 꽃이 피고 일주일 후면 결실이 되는데, 결실 후 낙하산처럼 생긴 갓털을 달고 비상하여 민들레 홀씨처럼 사방으로 흩어진다.

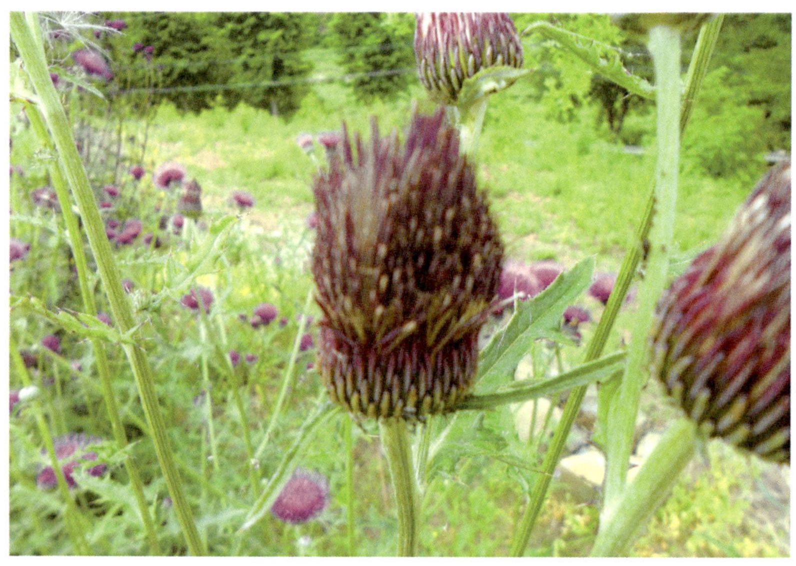

완전 결실된 토종 엉겅퀴 봉오리에서 씨앗이 날아가기 직전의 모습

 이것이 토종 엉겅퀴다(This is Native Thistle)

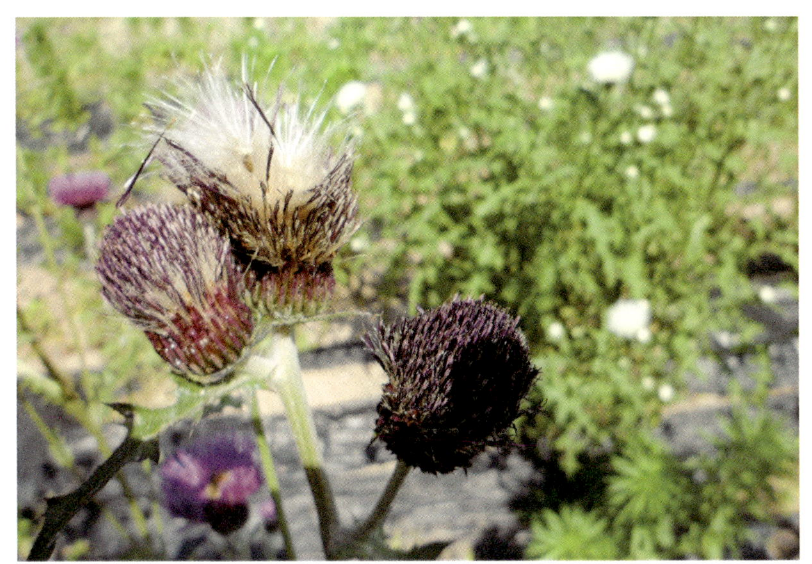

완전 결실된 토종 엉겅퀴 봉오리에서 씨앗의 비상 모습

엉겅퀴의 씨앗은 갈고리 모양의 긴 타원 모양으로 다 익은 뒤에도 껍질이 터지지 않고 종자를 싼 채로 떨어지는 수과(瘦果) 형태로서, 무게는 개당 약 0.004g 정도이고 크기는 길이가 0.3~0.4㎝ 정도이며 폭은 0.15~0.2㎝ 정도이다. 색깔은 짙은 갈색이다.

씨의 맨 끝에 붙은 솜털 같은 갓털은 42~44개의 매우 가느다란 털로 이루어져 있으며 우상(羽狀)이다. 길이는 1~1.8㎝ 정도이며, 갓털 1개에는 0.1㎝ 정도 크기의 가벼운 털이 촘촘히 붙어 있다. 갓털의 색깔은 검은빛을 띤 갈색이다.

엉겅퀴의 결실과정을 좀 더 세세하게 설명하면, 엉겅퀴는 보통 꽃이 개화한 지 5~8일째 부터 익기 시작한다. 이때 익은 열매의 식별은 총포인 씨방과 관모인 꽃술의 색이 초록색 → 엷은 갈색 → 짙은 갈색으로 변하고 꽃술이 위쪽으로 약

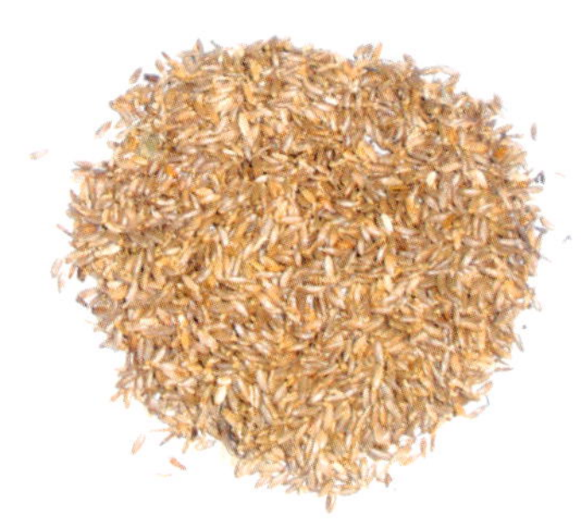

토종 엉겅퀴 씨앗 모습

간 봉긋이 부풀어 오른다. 꽃술이 부풀기 시작하고 2~3시간 후면 비상하여 흩날리기 시작하여 2시간 정도면 다 날아가 버린다.

대개 맑은 날의 경우 오전 8시부터 오후 4시 사이에 잘 여물고, 특히 정오경에 절정을 이룬다. 또한 날씨가 잔뜩 흐리거나 비가 내리기 전날에는 특히 많이 익는다.

아침에 해뜨기 전에는 웅크리고 있다가 햇볕을 받아 기온이 오르면 비상하기 시작한다. 해가 지고 나면 다시 웅크리고 있다가 다음날을 기약한다.

봉오리에서 씨가 다 날아가고 나면 얼마 후 봉오리 꼭지도 떨어져 버린다.

일기 등으로 인하여 간혹 미처 씨를 방출 못한 것은 흑갈색으로 탈색되어 붙어 있다가 그냥 떨어져 버리기도 한다.

종자들이 모체(母體)로부터 멀리 분리되는 이유는 바로 다른 식물의 생장을 억제하는 타감물질(他感物質)을 분비하는 까닭이다. 엉겅퀴의 종자가 바람에 날릴 수 있는 것은 관모(갓털) 때문이다.

 이것이 토종 엉겅퀴다(This is Native Thistle)

관모(冠毛)는 바람을 타고 종자를 비교적 멀리(보통은 몇십 미터에서 몇백 미터 정도인데 간혹 멀리는 2~3㎞까지도 날아간다)날리는 역할을 하기도 하지만, 흡수성을 발휘하여 수분을 모아 씨앗의 발아를 도와주기도 한다. 씨앗에 붙은 관모가 발달하는 이유로는 엉겅퀴도 비교적 양분을 많이 필요로 하는 식물이기 때문에 어린 종자가 곁에 붙어서 뿌리를 내리면 종모 자신은 물론 모체까지 생장에 어려움을 초래하기 때문이라 한다.

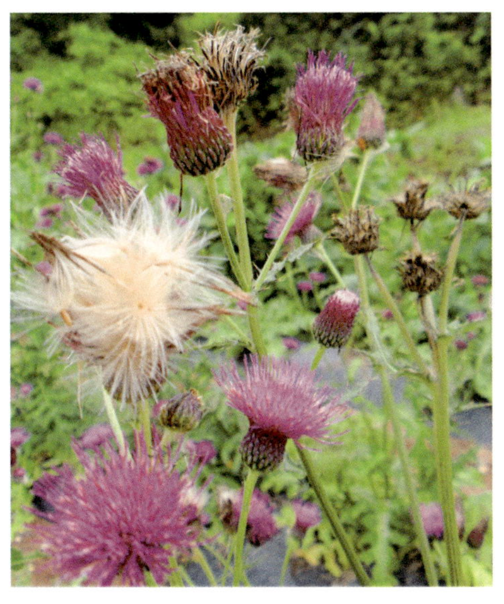

토종 엉겅퀴 씨앗의 비상 중인 모습

모체는 주변에 있는 비슷한 종자들이 발아하지 못하도록 할 수밖에 없는데, 이를 방지하기 위한 수단으로 보인다. 대개의 식물

종자들은 발아에 필요한 생식능력을 가지고 있어서 발아 조건이 충족되면 바로 발아하게 된다.

결실기가 끝난 엉겅퀴는 지상부의 대 위로는 고사하여 죽고 뿌리 부분은 살아남아 겨울을 난다. 그리고 2년이 지난 모근은 거의 (약 80~90% 정도) 고사하고 모근에 붙은 실뿌리가 가끔 살아나기도 하여 촉이 올라오기도 한다.

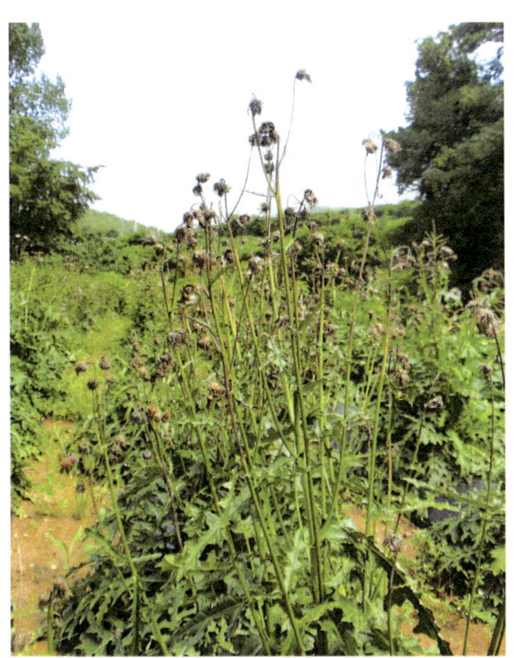

토종 엉겅퀴 씨앗이 다 날아가고 대궁이 고사 중인 모습

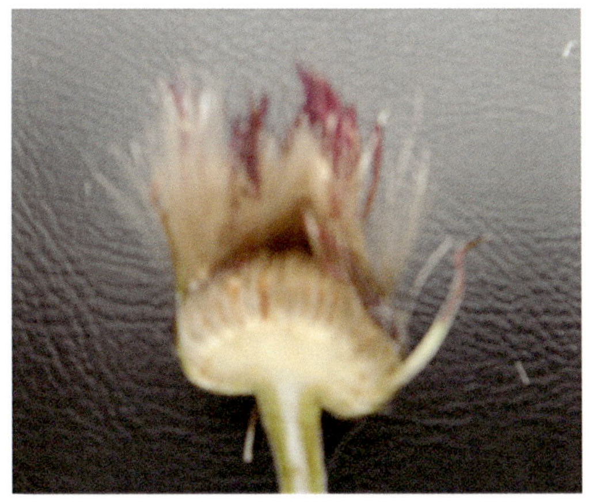

씨가 익어가는 토종 엉겅퀴 씨방의 속 모습

엉겅퀴의 씨앗이 완전히 익
지 않으면 꽃봉오리에서 씨앗
이 분리되지 않는다.

필자가 씨앗을 채종하여 본
결과 씨앗의 수거율도 자생엉
겅퀴는 송이 당 5~7%(쭉정이
93~95%) 정도였고, 재배엉겅퀴
는 40~50%(쭉정이 50~60%) 정
도였다.

참고로 토종 엉겅퀴씨 10㎖
의 씨앗 수는 1,500립 정도의
소립종자(小粒種子)이다.

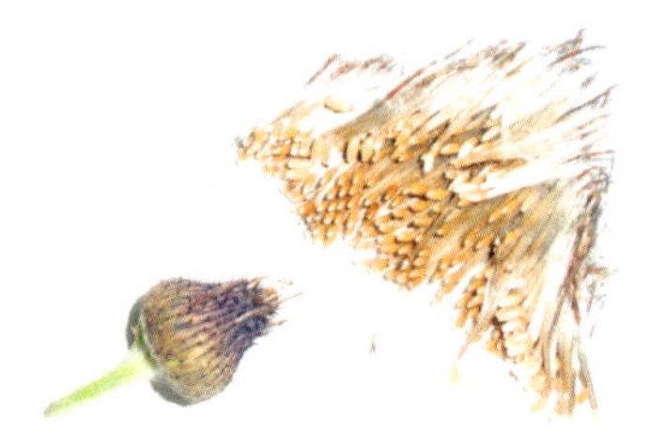

결실된 토종 엉겅퀴 봉오리와 씨의 분리

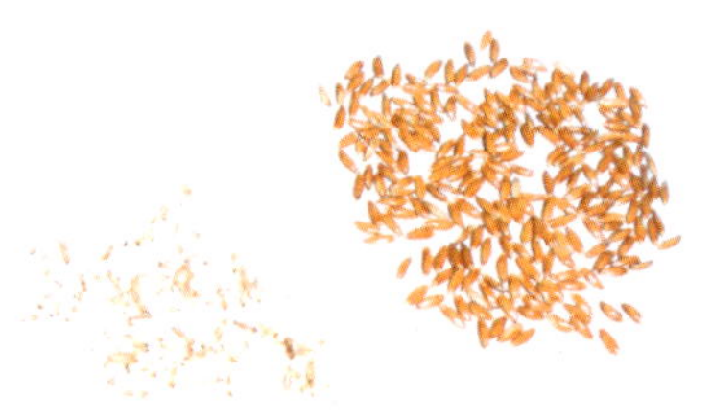

토종 엉겅퀴 씨앗: 쭉정이(左), 알찬 씨앗(右)

〔 뿌리(root) 〕

뿌리는 긴 방추형이고 보통 모여서 나거나 구부러져 있으며, 길
이는 보통 5~15㎝ 정도이나 재배의 경우에는 60~70㎝ 정도까지
길게 자라는 것도 있다. 뿌리의 지름은 0.2~1.6㎝ 정도이고, 속심
이 들어있다. 표면은 암갈색이고 불규칙한 세로 주름이 있으며, 껍
질은 단단하게 보이나 약하고 쉽게 절단되며 단면은 거칠고 회백
색인데, 1년생은 거의 흰색에 가깝고 2년생의 경우는 색이 회색으
로 더 짙어진다. 껍질 속에 들어있는 속심도 2년생인 경우에는 매

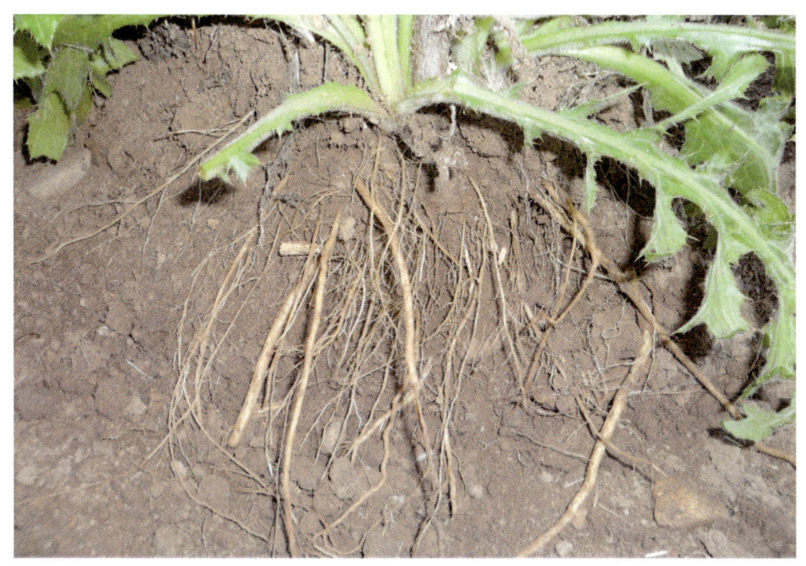

2년 차 토종 엉겅퀴의 흙 속 뿌리 모습

우 단단해진다. 또 여러 갈래로 뻗고 새 뿌리가 계속 생겨나오며 약간 상큼 시원한 냄새가 난다. 뿌리를 씹어보면 맛은 단맛이 나지만, 또 약간에 쓴맛도 난다. '동의보감'에는 엉겅퀴(大薊)의 맛은 '미감(味甘)'이다 고 수록되어 있다 즉 단맛이 난다고 하였다.

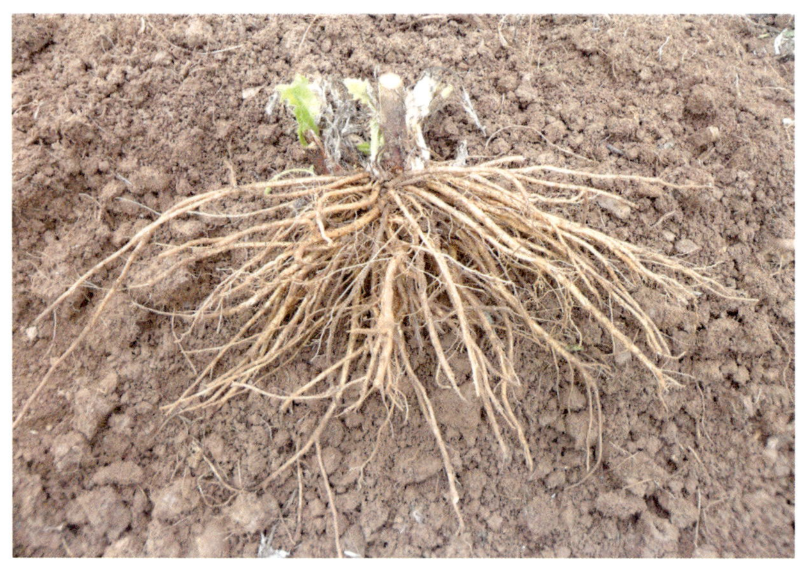

토종 엉겅퀴 2년생의 뿌리 모습

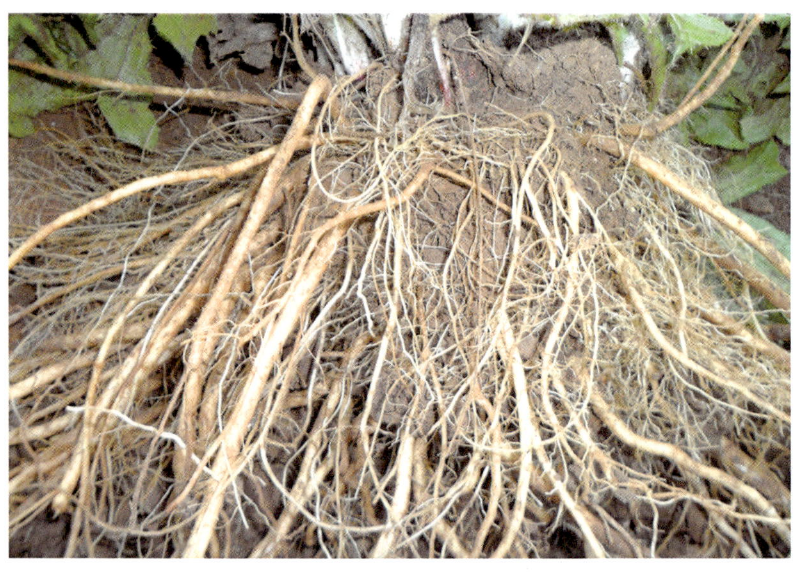

토종 엉겅퀴 2년생의 뿌리 모습: 2년생은 진하고, 1년생은 엷다

  이것이 토종 엉겅퀴다(This is Native Thistle)

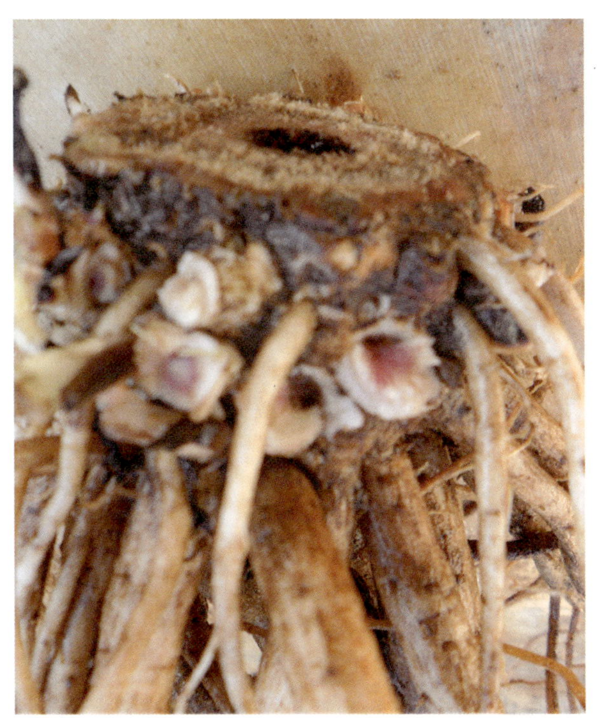

토종 엉겅퀴 2년생의 밑동 및 밑동에 난 뿌리 모습

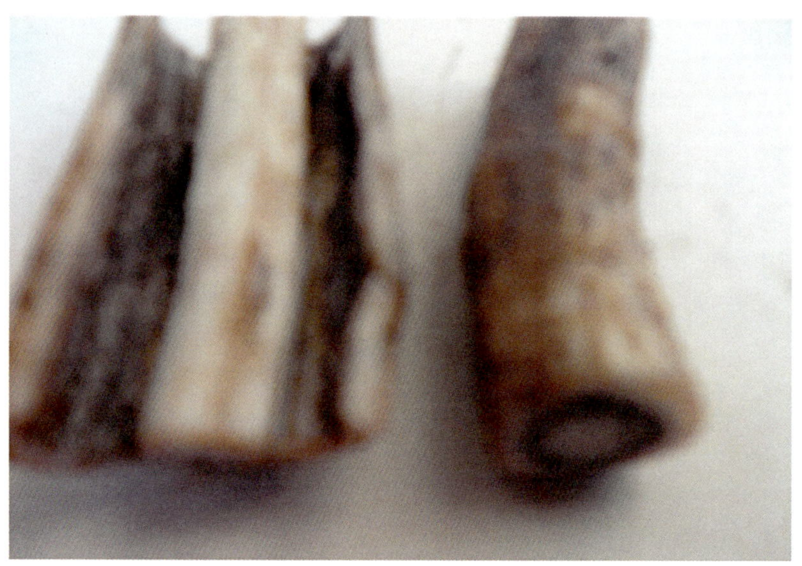

2년생 토종 엉겅퀴 뿌리의 절개 단면 모습: 표피 속에 심의 모습

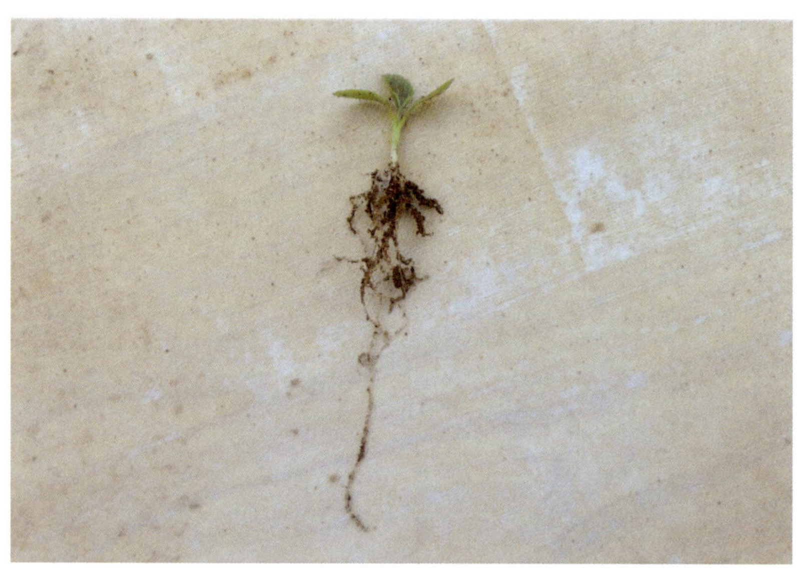

발아 5일경 아기 토종 엉겅퀴 모습: 키의 3~4배 정도 긴 뿌리

〔 **엉겅퀴의 월동** 〕

한겨울인 1월 초순경의 엉
겅퀴는 어떤 모습일까? 늦가
을까지 왕성하게 번성하였던
1년생 엉겅퀴의 밑동 잎들은
거의 엷은 갈색에서 짙은 갈
색 심지어는 검은색을 띠며
말라버렸다. 그러나 자세히
살펴보면, 엉겅퀴의 중심부에
서는 약간 보라색을 낀 초록
빛을 띠며 생명이 살아있음을
볼 수 있다. 영하 15℃에서도
얼지 않고 생명이 뭉쳐 있음
을 볼 수 있다. 그만큼 강한 생
명력으로 약성을 보존하고 있
음을 느낄 수 있다.

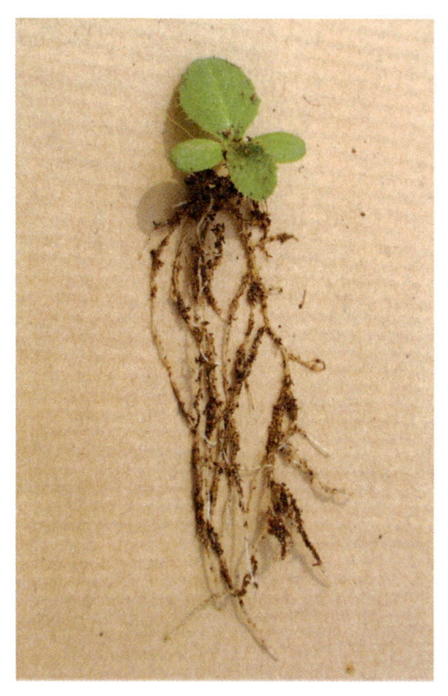

발아 10일경 아기 토종 엉겅퀴 모습: 뿌리의
발육이 대단하다

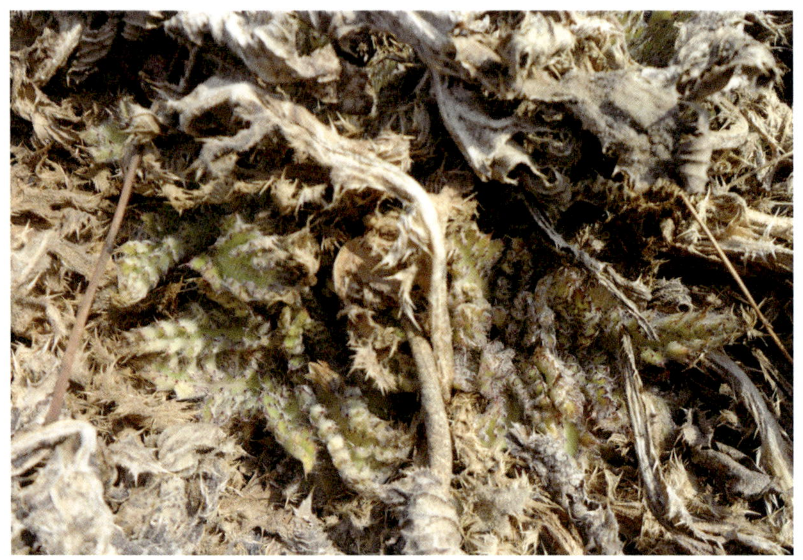

월동 중인 2년 차 토종 엉겅퀴 모습: 충남 논산, 1월 중순경

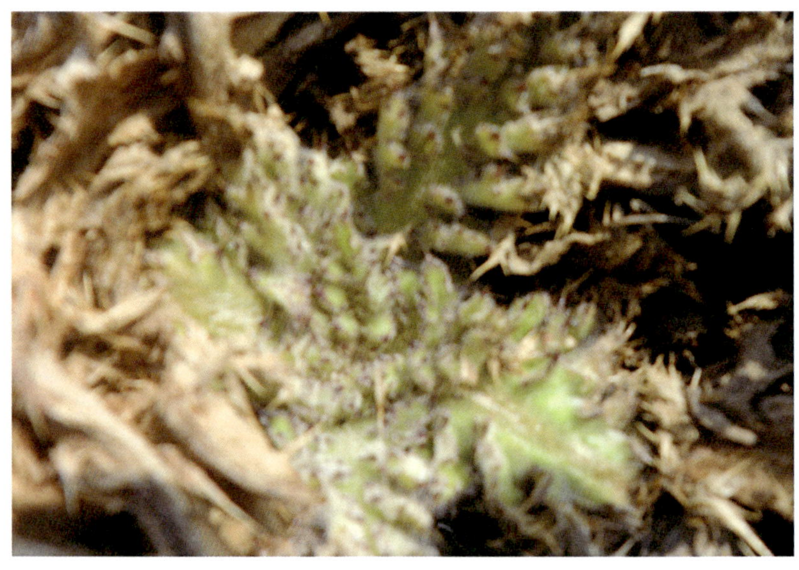

월동에서 깨어나는 토종 엉겅퀴 모습: 충남 논산, 2월 중순경

　　　이것이 토종 엉겅퀴다(This is Native Thistle)

〔 **토종 엉겅퀴의 번식** 〕

토종 엉겅퀴는 주로 씨를 통하여 번식하지만, 간혹 옆에 돋아나는 촉으로 분할하여 번식하기도 한다.

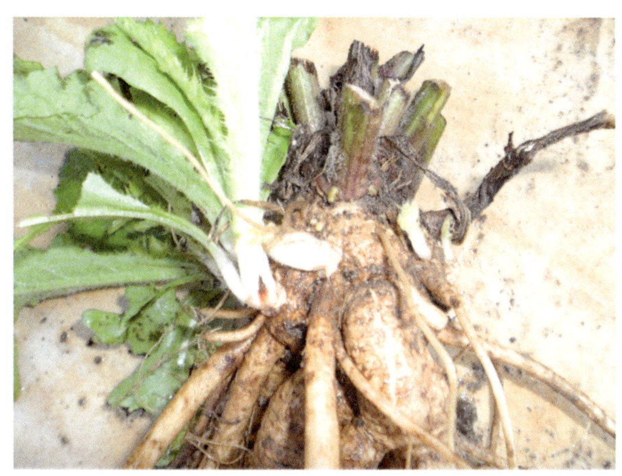

2년생 토종 엉겅퀴 뿌리 주변에 촉이 돋는 모습

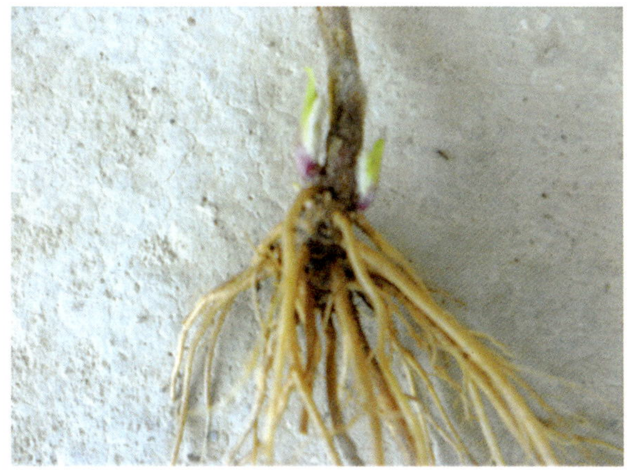

2년생 토종 엉겅퀴 뿌리 주변에 촉이 돋는 모습

〔 엉겅퀴의 활용 〕

식용 또는 약용으로 이용

엉겅퀴의 어린 식물체는 나물 등, 식용으로 쓰이고, 다 자란 식물체는 잎, 줄기, 뿌리, 씨앗 등은 약용으로 아래와 같이 이용한다.

① 차로 마시기: 꽃, 줄기, 잎, 뿌리

② 분말로 섭취: 전초

③ 어린 순: 나물, 된장국, 장아찌

④ 엉겅퀴생즙: 꽃대가 생성되기 전의 전초

⑤ 엉겅퀴진액 내리기: 엉겅퀴 전초 말린 것

⑥ 엉겅퀴환: 엉겅퀴 전초 말린 것

염료로 이용

엉겅퀴를 염색을 할 수 있는 원료인 염료로 활용도 한다. 이때에는 엉겅퀴의 잎을 주로 사용하는데, 갈색 계통의 염료를 얻을 수 있다.

관상용으로 이용

엉겅퀴는 꽃송이를 많이 생성하고 상쾌한 향을 발산하므로 관상 가치가 높다. 화단이나 화분에 심어 꽃을 감상할 수 있다.

〔 엉겅퀴 관련 자료 〕

엉겅퀴의 연구와 관련된 자료는 매우 많이 있다. 1960년대 발표된 「한국산 소계, 대계의 생약학적 연구(1964)」를 비롯하여 2024년 현재까지 약 50여 편의 연구 자료들이 있다.

〔 기타 〕

한국의 엉겅퀴에 대해 회자(膾炙)와 유례(類例)된 사연이 있어 옮겨보았다.

먼저 회자된 사연은, 1910년대에 선교사인 남편을 따라 국내에 왔던 미국 여성인 플로렌스 H. 크렌이 1931년경에 순천에서 저술한 『한국의 야생화 이야기-한국의 야생화가 서양에 최초로 알려짐』에서 우리나라에서 자생하고 있는 엉겅퀴에 대하여 이렇게 묘사(描寫)하고 있다. 옮겨보면 (What cow would eat a thistle? But this 'thorn flower', nevertheless, gives up a 'valued drug', from its roots.) - 역(譯): 어떤 소가 엉겅퀴를 먹으려 할까? 그러나 이 '가시 돋친 꽃'은 가시가 있음에도 불구하고 그 뿌리는 '소중한 약재'로 쓰인다.

어느 자료들에는 표현된 이 엉겅퀴가 고려엉겅퀴(Cirsium setidens)라 하는데, 필자의 생각에는 당시 전라도 지방에 많이 자생하고 있던 엉겅퀴(Cirsium japonicum)를 표현한 것이라 보인다.

또 엉겅퀴 꽃봉오리의 끈적끈적한 점액질에서 유례되었다고 알려진 사연이다.

엉겅퀴가 '생체모방공학(生體模倣biomimicry工學: 대자연속의 특정 사물을 모방해 생활에 적용 가능한 형태로 만들어 내는 학문)'에 적용된 사례로 일명 '찍찍이'로 불리는 접착포인 벨크로(Velcro)이다. 순간적으로 찍 달라붙지만 잘 떨어지지 않는 벨크로는 지금은 지퍼만큼이나 널리 사용되고 있는데, 이는 1948년 스위스의 공학자인 '조지 드메스트랄(George de mestral)'이 하이킹을 나갔다가 자신의 옷과 애견의 털에 달라붙는 엉겅퀴를 보고 영감을 얻었다 한다.

11.
흰꽃엉겅퀴

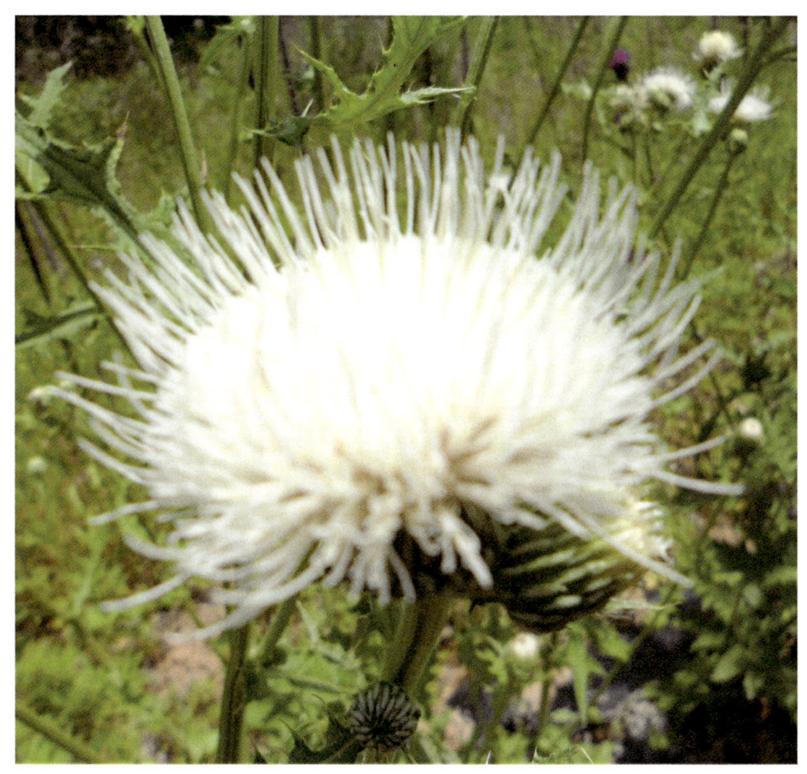

〔 개요 〕

    학명: Cirsium japonicum f. alba

    과명: 국화과(Asteraceae) 엉겅퀴속(cirsium Miller)

    원산지: 대한민국

    종분류: 품종

    분포: 한국의 산야

    서식지: 산야의 양지바른 곳

    대표적 특징: 꽃이 흰색이다(엉겅퀴와 동일)

〔 전체 형태(total form) 〕

  흰꽃엉겅퀴(흰엉겅퀴)는 우리나라 원산지로 주로 중부 이북의 산비탈 초지에서 자라며, 키는 약 30~100㎝ 정도로 곧게 서며 녹색 또는 암자색을 띠고 골이 있은 능선이 있으며 겨 같은 털이 다소 있고 가지가 갈라진다. 이는 엉겅퀴와 거의 같다. 다만 줄기 끝과 가지 끝에 흰색 꽃이 핀다. 꽃색이 희다 하여 품종으로 흰엉겅퀴라 명명한 것을 필자의 글에서는 더 쉽게 구별하고자 '흰꽃엉겅퀴'로 표기하였다.

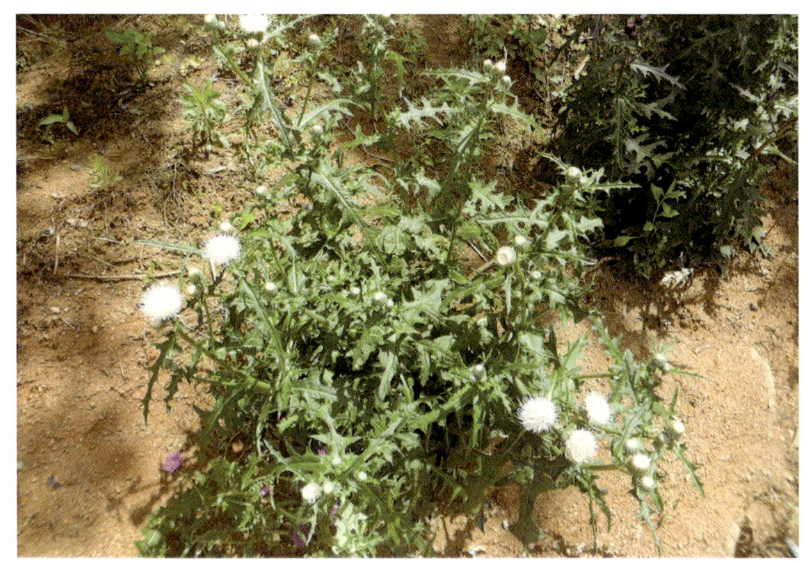

흰꽃엉겅퀴 모습

〔 잎(leaf) 〕

뿌리 부근의 잎과 밑부분의 잎은 엽병이 있고 꽃이 필 때쯤이면 마르거나 사라진다. 중앙줄기에 나는 잎은 어긋나기 하고 형태상 변이가 큰 형질로 피침상 타원 모양이며, 밑부분이 원줄기를 감싸고 깃꼴로 갈라진 가장자리가 다시 갈라진다. 잎의 앞면과 뒷면에 미세한 솜털이 나 있다. 길이는 보통 30~50㎝ 정도이고 넓이가 15~20㎝ 정도이다.

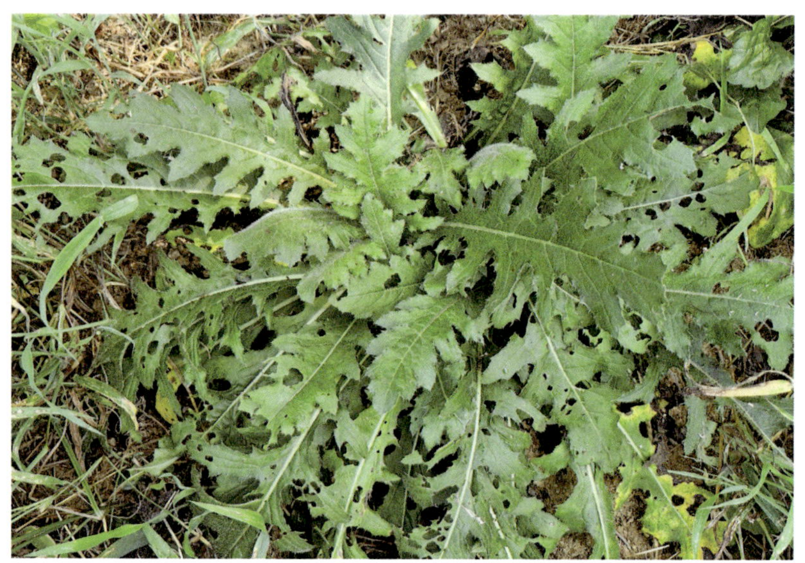

왕성하게 번성 중인 흰꽃엉겅퀴 잎 모습

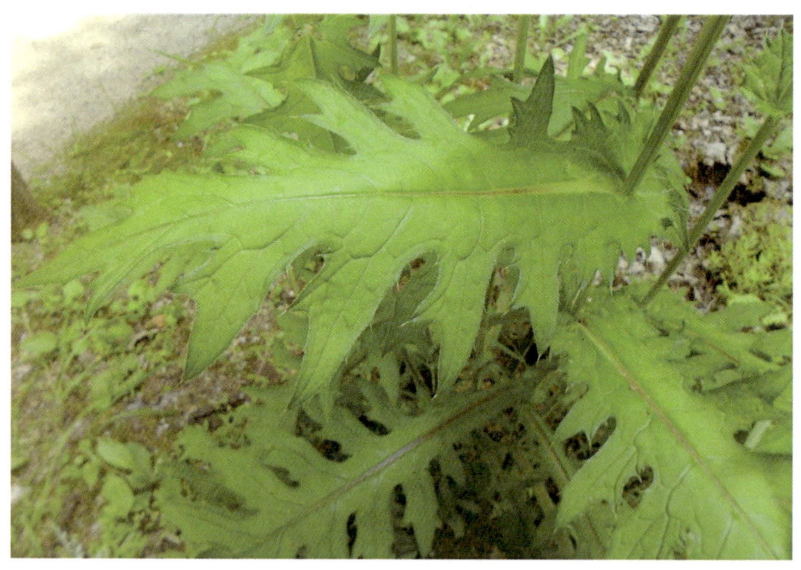

흰꽃엉겅퀴 대궁의 중앙부 잎 모습

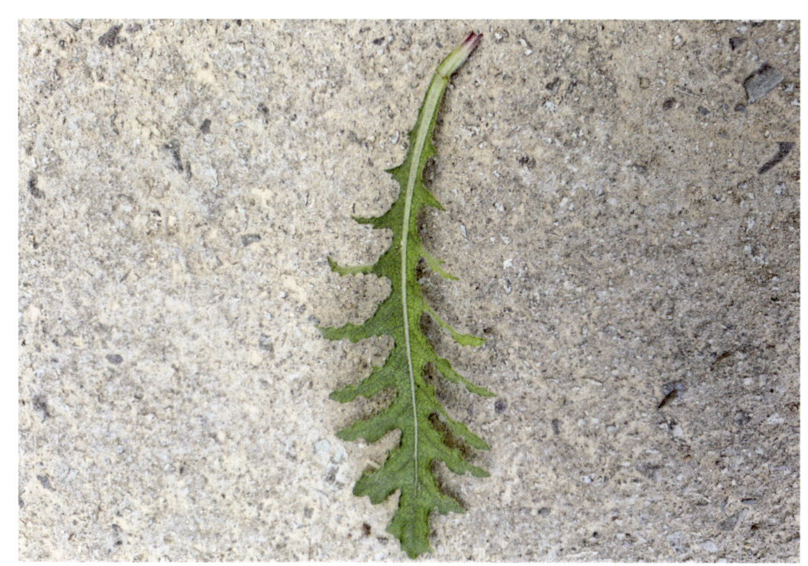

흰꽃엉겅퀴 줄기 잎 윗면 모습

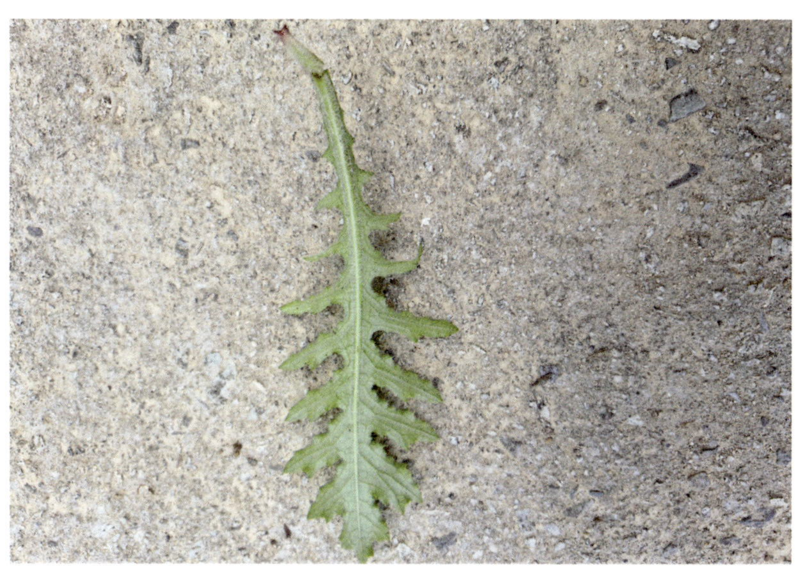

흰꽃엉겅퀴 줄기 잎 아랫면 모습

〔 줄기(stem) 〕

높이는 30~100㎝ 정도이고 줄기는 곧게 서며 녹색 또는 암자색을 띠고 골이 있은 능선이 있으며 겨 같은 털이 다소 있고 가지가 갈라진다.

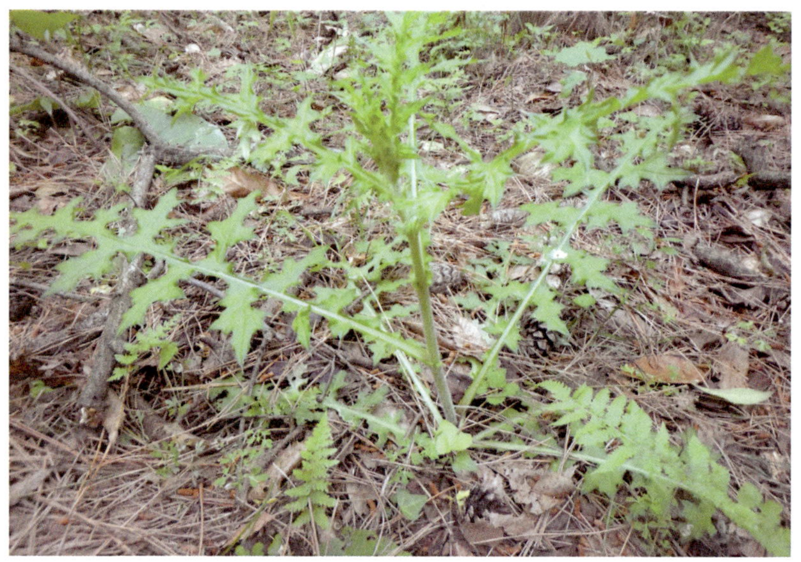

흰꽃엉겅퀴 대궁이 올라오는 모습

 이것이 토종 엉겅퀴다(This is Native Thistle)

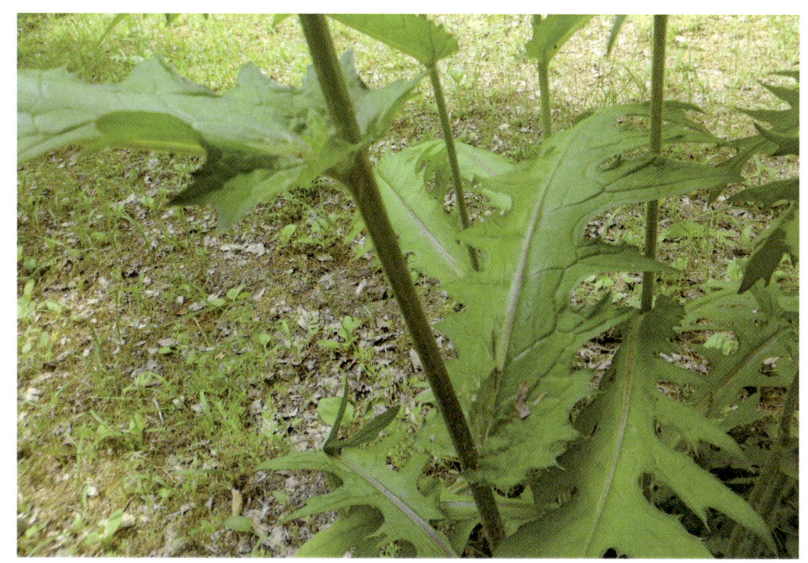

흰꽃엉겅퀴 대궁 모습

〔 꽃(flower) 〕

흰꽃엉겅퀴의 꽃은 5~8월에 피고 흰색이며 머리모양꽃차례는 밑에 포가 다소 있고 지름이 3~3.5㎝ 정도로서 줄기 끝과 그 부근의 잎겨드랑이에 곧추 달려 핀다.

총포는 종상 구형이며 길이는 1.5~2㎝ 정도이고 폭은 2~3㎝ 정도로서, 흔히 거미줄처럼 보이고 성기는 밀생모가 감싸고 있으며, 겉에 점질이 약간 있다.

포편은 6줄로 배열되고 외편은 선형이며 중편보다 짧고 끝이 가시처럼 뾰족하다. 꽃부리는 길이 18~19㎝ 정도이다.

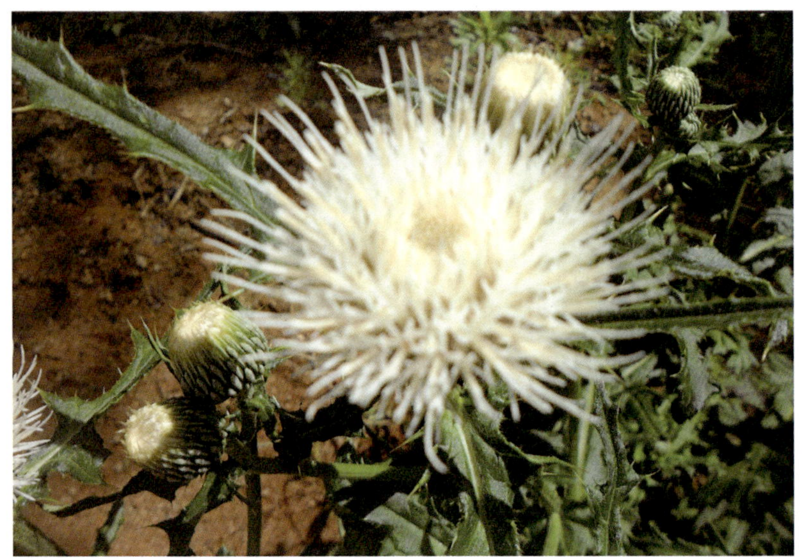

흰꽃엉겅퀴 모습

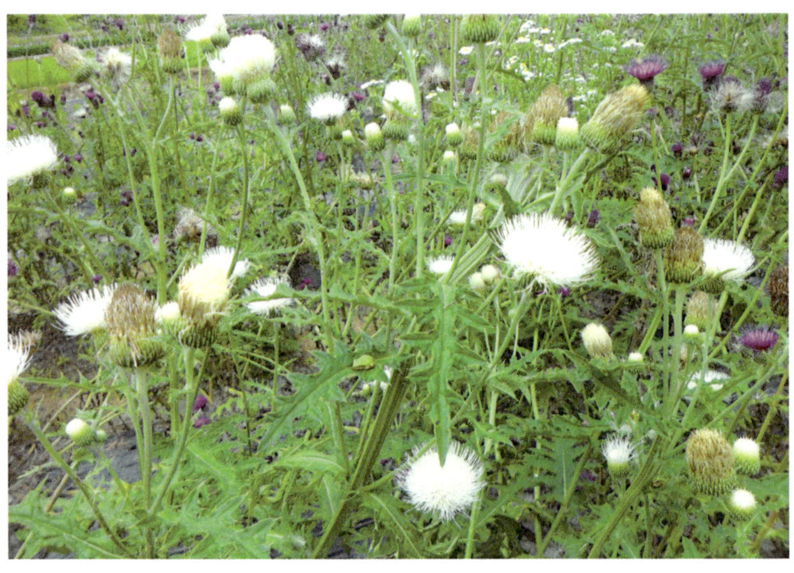

만개한 흰꽃엉겅퀴 모습

  이것이 토종 엉겅퀴다(This is Native Thistle)

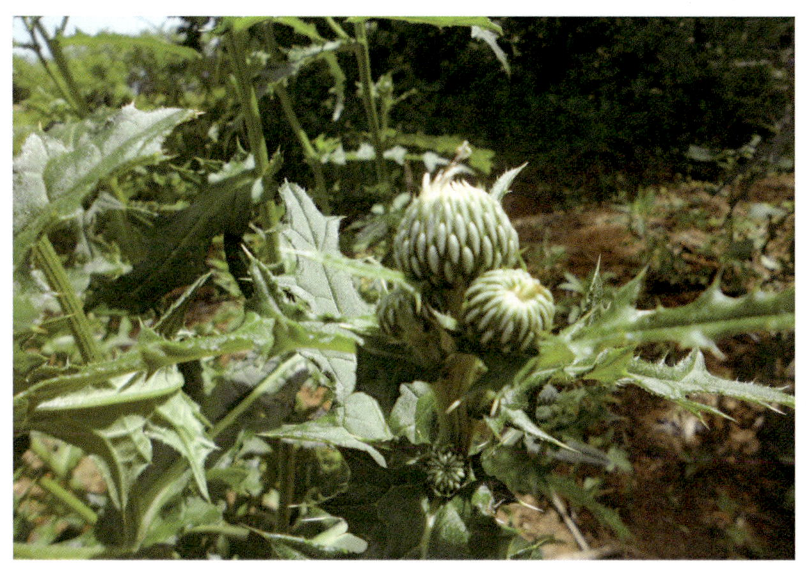

흰꽃엉겅퀴 봉오리인 총포가 생성되는 모습

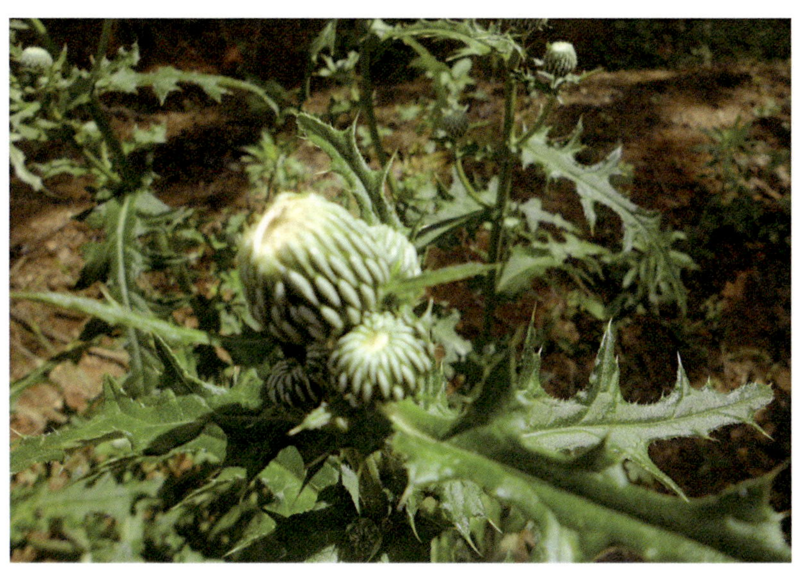

꽃이 피기 전의 흰꽃엉겅퀴 봉오리인 총포의 모습

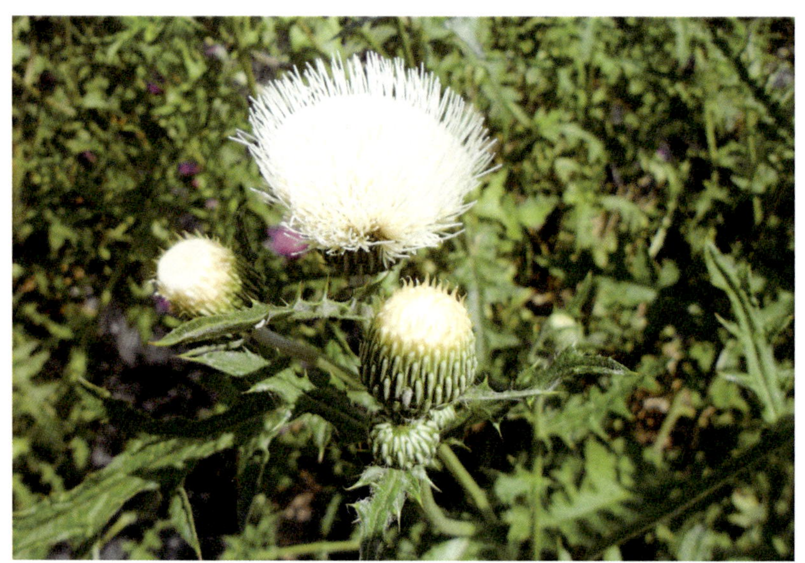

꽃이 피기 시작하는 흰꽃엉겅퀴 봉오리와 총포의 모습

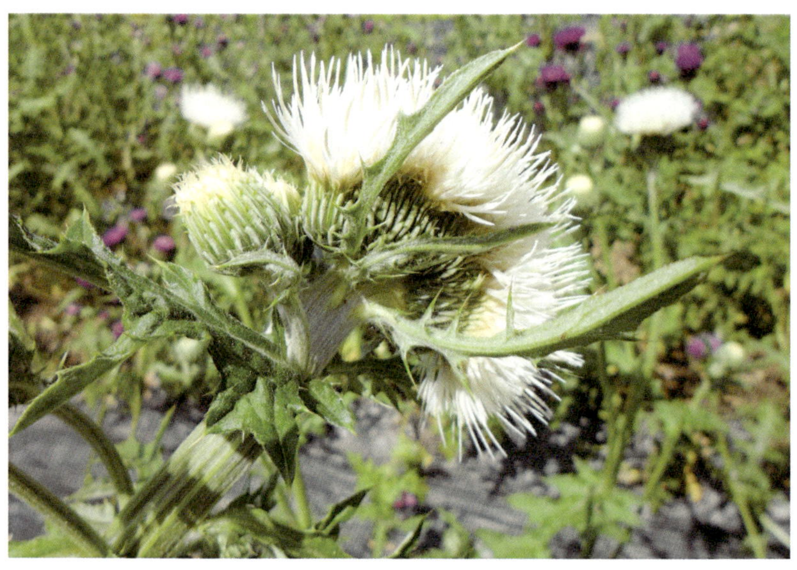

연리지 된 줄기에 모여 핀 흰꽃엉겅퀴 봉오리 모습

　　　　이것이 토종 엉겅퀴다(This is Native Thistle)

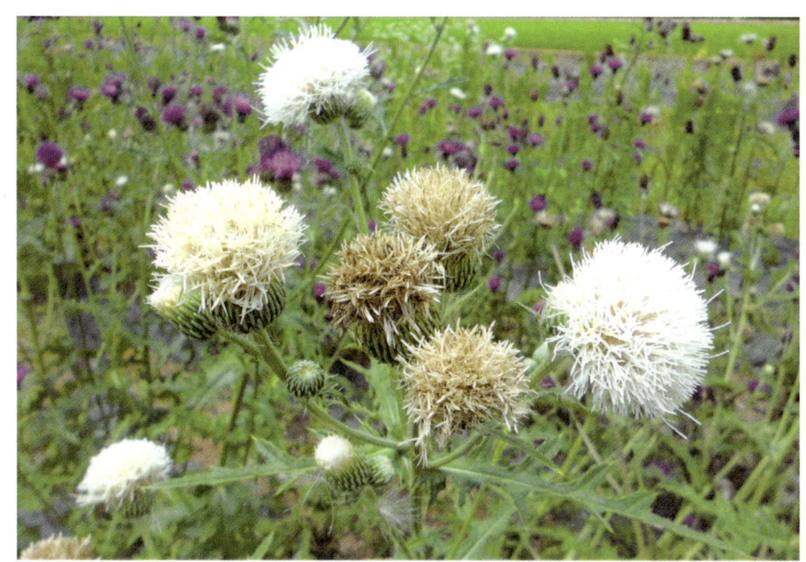

흰꽃엉겅퀴의 곱술 꽃봉오리 모습: 갈색은 결실 중인 것

〔 열매(fruit) 〕

흰꽃엉겅퀴의 열매는 7~8월경에 익으며, 다 익은 뒤에도 껍질이 터지지 않고 종자를 싼 채로 떨어지는 수과(瘦果)의 형태로, 편평한 긴 타원형이고 길이는 0.35~4㎝ 정도로서 밑부분이 좁은 희미한 사각 모양이며 연한 갈색 줄이 있다.

갓털은 길이가 1.3~1.5㎝ 정도로서 갈색이다.

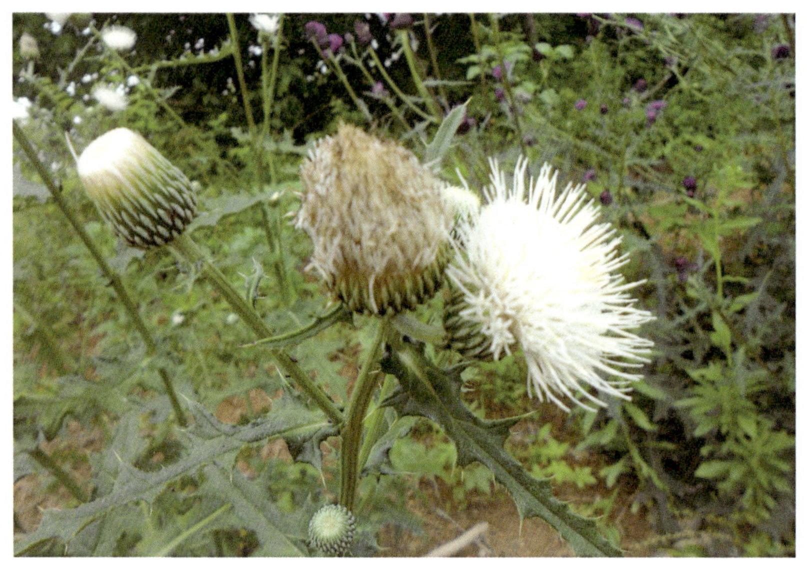

결실 중인 흰꽃엉겅퀴 모습

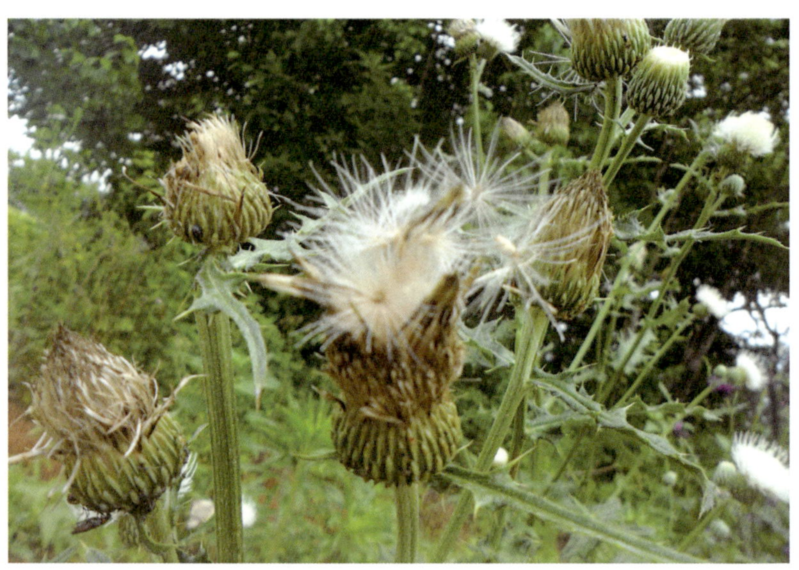

완전 결실된 흰꽃엉겅퀴 씨앗의 비상 모습 - ①

 이것이 토종 엉겅퀴다(This is Native Thistle)

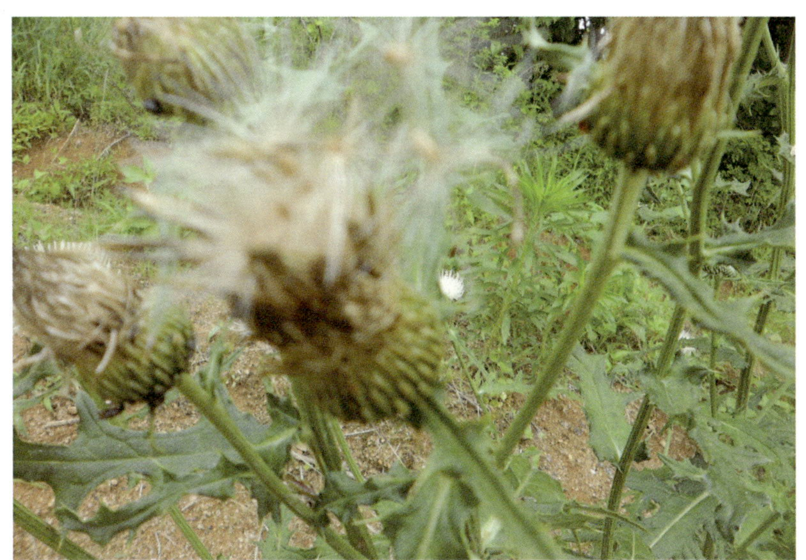

완전 결실된 흰꽃엉겅퀴 씨앗의 비상 모습 - ②

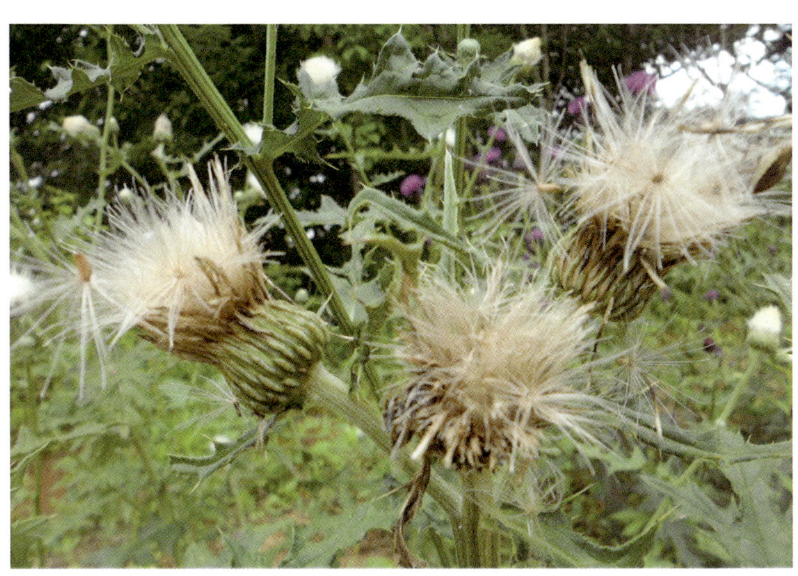

완전 결실된 흰꽃엉겅퀴 씨앗의 비상 모습 - ③

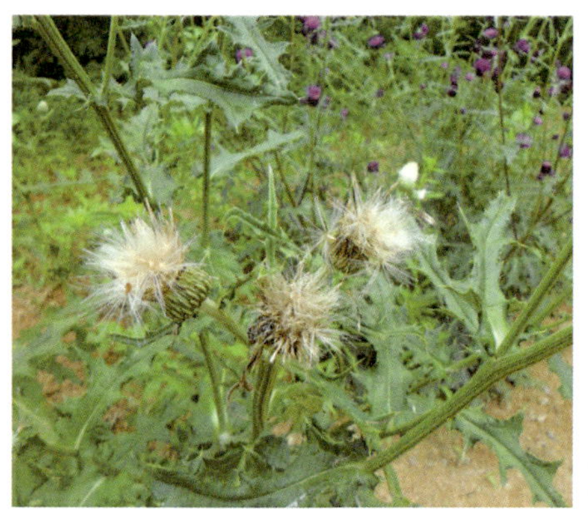 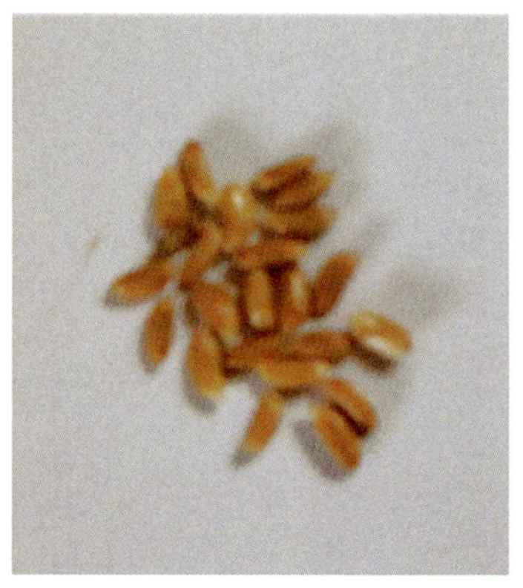

완전 결실된 흰꽃엉겅퀴 씨앗의 마지막 비상모습
- ④

흰꽃엉겅퀴 씨앗 모습

〔 뿌리(root) 〕

흰꽃엉겅퀴의 뿌리는 원줄기 밑에 회백색의 통통한 육질의 뿌리
가 모여서 나며, 길이는 5~20㎝ 정도이고 폭은 0.2~1.6㎝ 정도이
다. 2년생의 경우에는 단단한 속심
이 들어 있다. 표면은 연한 암갈색
이고 불규칙한 세로 주름이 있으
며, 껍질은 쉽게 끊어진다. 1년생
은 흰색에 가깝고 2년생의 경우는
색이 더 짙어진다.

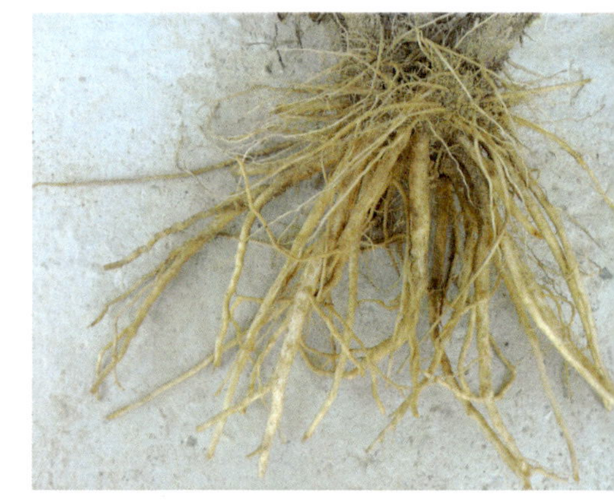

흰꽃엉겅퀴 뿌리 모습

12.
정영엉겅퀴

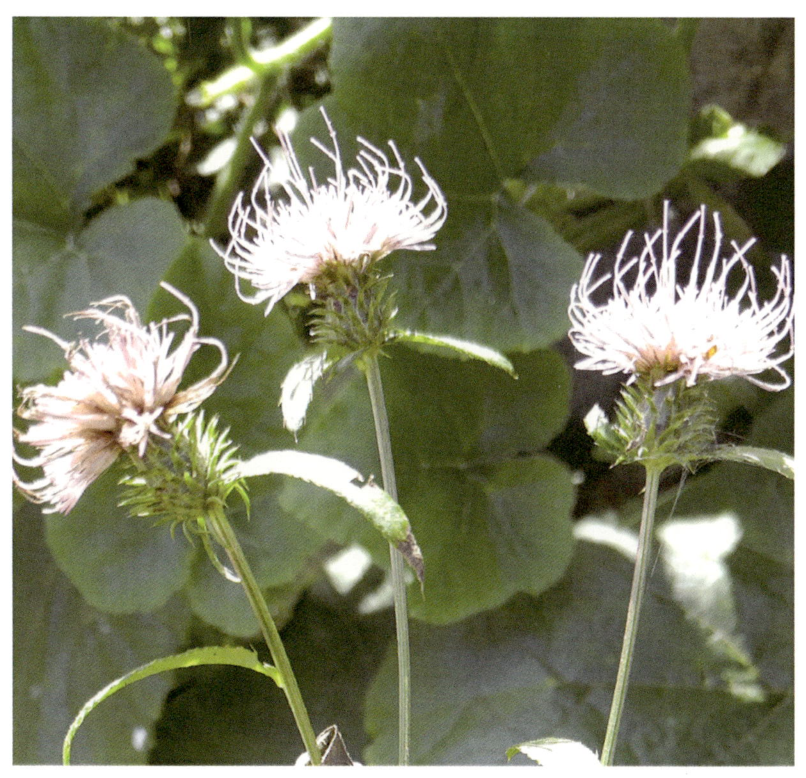

〔 개요 〕

학명: Cirsium chanroenicum (L.) Nakai

과명: 국화과(Asteraceae) 엉겅퀴속(Cirsium Miller)

원산지: 대한민국

종분류: 기본종

분포지: 지리산(정령치), 문경 조령산, 합천 가야산, 전남 구례

서식지: 깊은 산 계곡의 습기 많은 곳 및 풀밭

대표적 특징: 꽃술 끝이 약간 노란색으로 변하는 형상

〔 전체 형태(total form) 〕

정영엉겅퀴는 국화과에 속하는 다년생초로서 우리나라에서만 서식하고 있는 특산종(特産種)이다. 일반 엉겅퀴에 비하여 고산지대의 능선 주변에 양지나 음지를 가리지 않고 단본이나 군락을 이루고 있다. 정영엉겅퀴의 높이(키)는 50~100㎝ 정도이고, 원줄기는 골이 약간 파진 능선이 있으며 가지가 갈라진다.

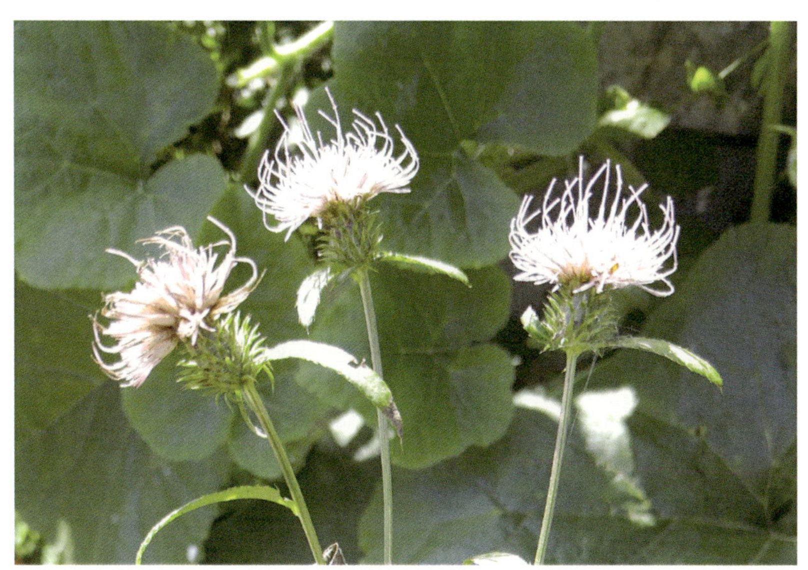

정영엉겅퀴 - 자료: 국립생태원, 천광일 박사

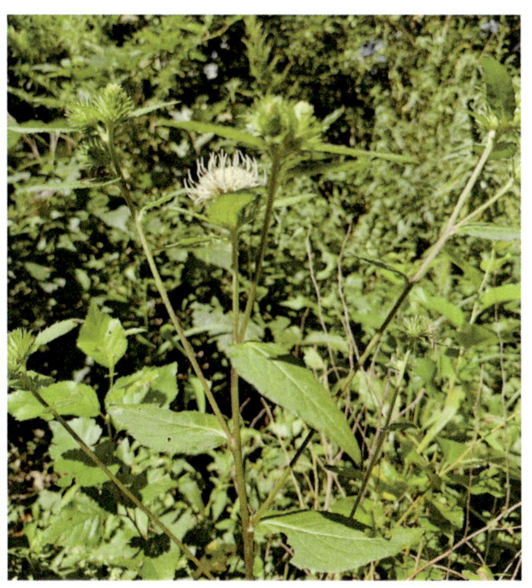

정영엉겅퀴: 지리산 정령치, 2024. 8

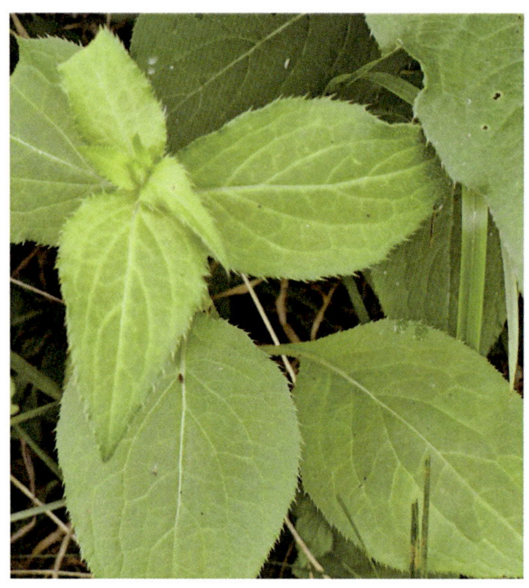

생육 중인 정영엉겅퀴: 지리산 정령치, 2024. 8

〔 잎(leaf) 〕

근생엽(根生葉)은 꽃이 필 때 흔히 없어진다. 근생엽의 잎자루가 잎몸 전체의 길이보다도 더 긴 것도 있다.

경생엽(莖生葉)인 중앙부의 잎은 난형(달걀모양)이며 잎자루가 4~5.5㎝ 정도로 길고 끝이 뾰족하며 잎몸의 길이는 11~16.5㎝ 정도로서 짧은 솜털이 다소 있으며 밋밋한 가장자리에 침상의 톱니가 있다. 간혹 밑부분의 잎은 약간 1~2쌍 정도로 결각 형태를 띠기도 한다.

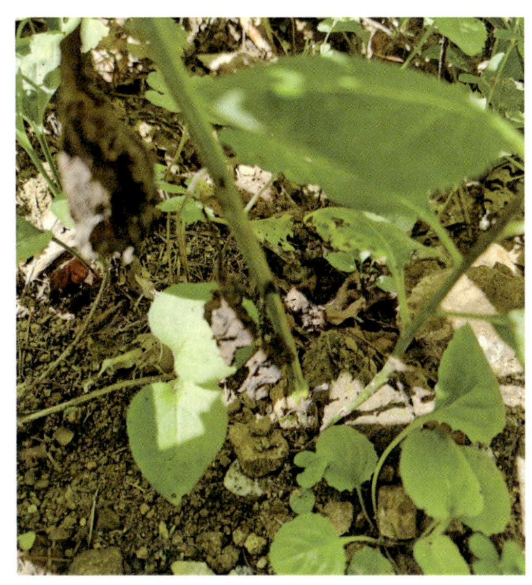

정영엉겅퀴의 뿌리잎이 검게 말라 있다: 함양 수방령, 2024. 8

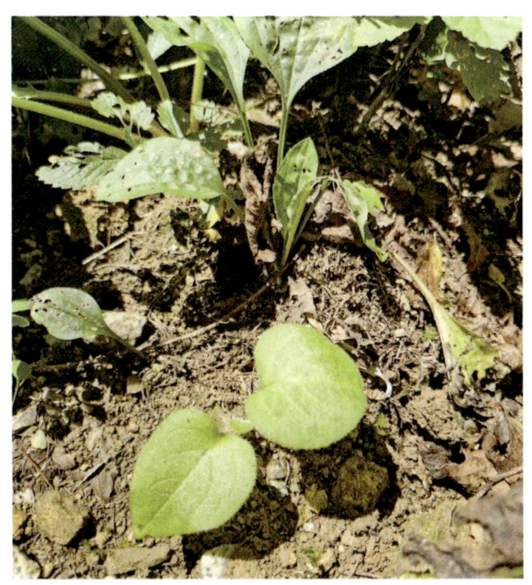

1년생 정영엉겅퀴의 본잎: 함양 수방령, 2024. 8

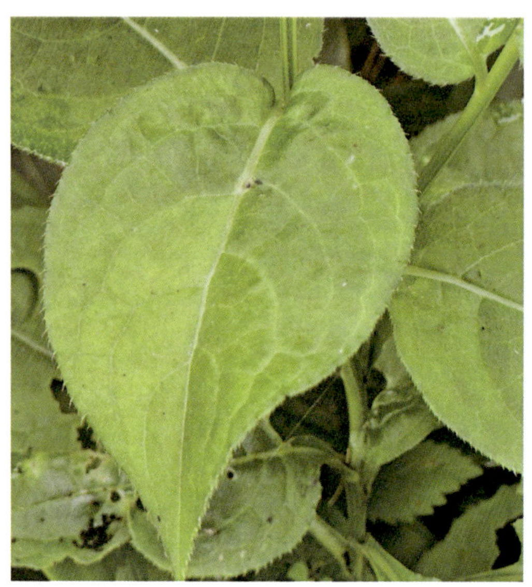

정영엉겅퀴의 줄기잎: 지리산 정령치, 2024. 8

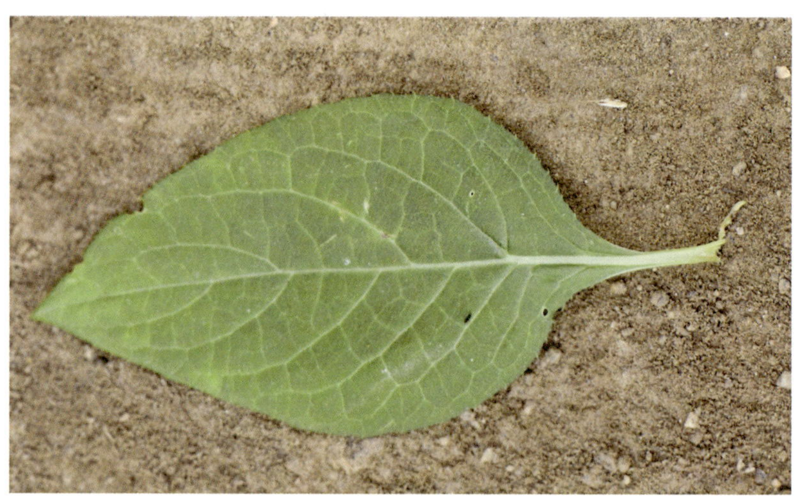

정영엉겅퀴 줄기잎 앞면: 지리산 정령치, 2024. 8

 이것이 토종 엉겅퀴다(This is Native Thistle)

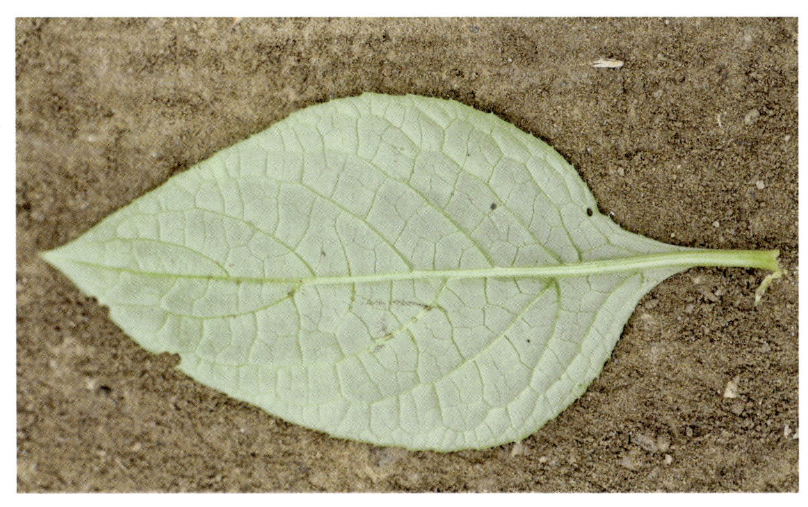

정영엉겅퀴 줄기잎 뒷면: 지리산 정령치, 2024. 8

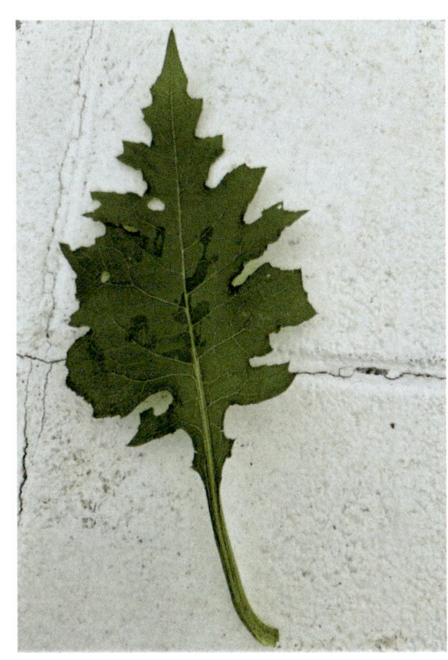

정영엉겅퀴 뿌리잎 앞면: 지리산 정령치,
2024. 8

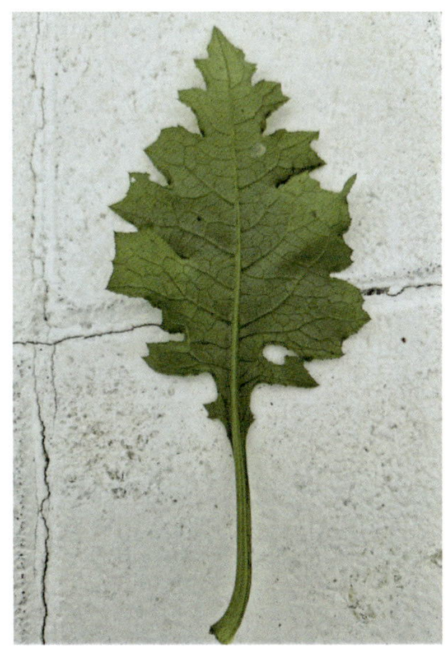

정영엉겅퀴 뿌리잎 뒷면: 지리산 정령치,
2024. 8

〔 줄기(stem) 〕

원줄기는 약간의 골이 파진 능선이 있고 미세한 짧은 솜털이 있으며 곧게 위로 뻗는다. 줄기잎과 줄기 사이에서 가지가 갈라진다. 색깔은 자주색이 약간 가미된 밝은 녹색이다.

〔 꽃(flower) 〕

꽃인 두상화는 줄기와 가지 끝에 1개씩 달리고, 지름 2.5~3.0㎝ 정도로서 화경이 짧다.

총포(總苞)는 종형이고 길이가 0.2㎝ 정도이며 폭은 1.5~2.0㎝ 정도이다.

총포편의 길이는 0.3~0.4㎝, 폭 0.1~0.2㎝ 정도로서 거미줄 같은 털이 있으며, 6줄로 배열된다. 외편(外片)은 선형 또는 난형이며 끝이 길게 뾰족해지고 뒷면에 다소 점질이 있다. 화관(花冠)은 길이 약1.8㎝ 정도이고, 꽃의 색깔은 노란빛이 도는 황백색이다. 다른 엉겅퀴들은 모구 수술이 곧게 서 있지만, 정영엉겅퀴는 안으로 들어가는 모습을 하고 있으며 수술이 나중에 터지게 되면 윗부분이 노랗게 변한다.

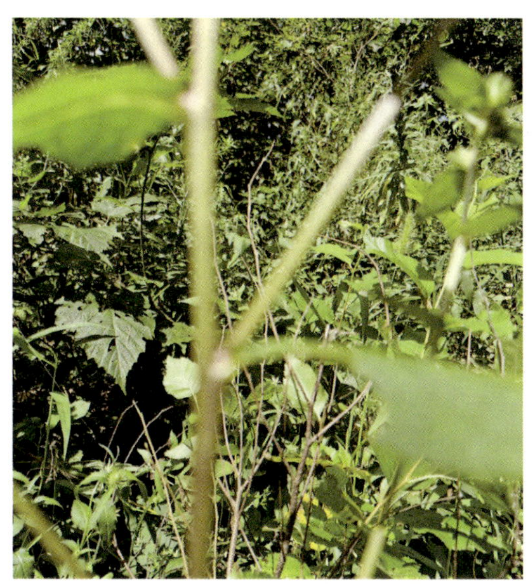

정영엉겅퀴 대궁 줄기: 함양 수망령, 2024. 8

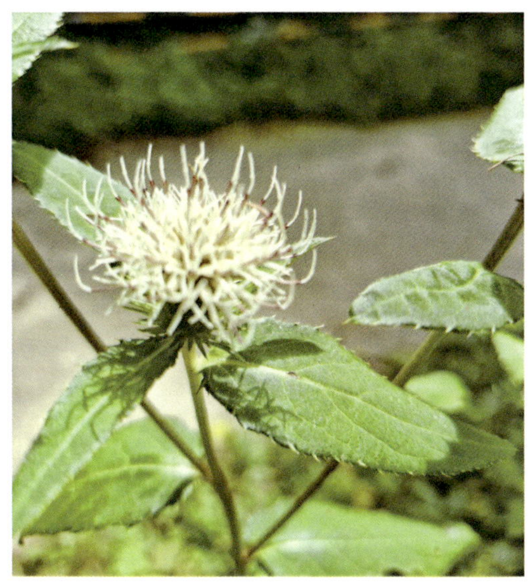

정영엉겅퀴꽃: 지리산 정령치, 2024. 8

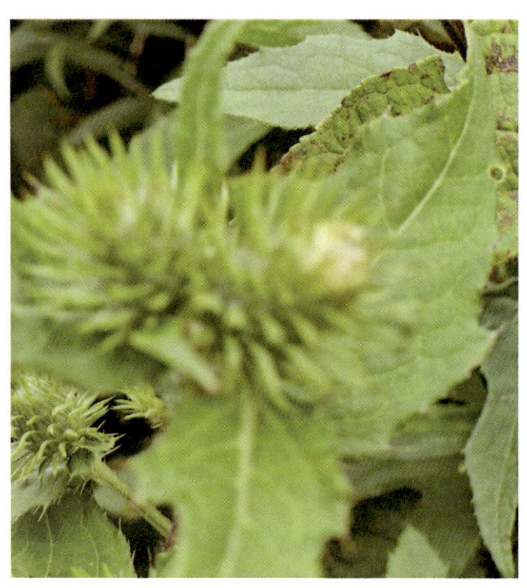

정영엉겅퀴 총포: 지리산 정령치. 2024. 8

　　정영엉겅퀴의 특이점으로 보통은 흰색으로 곧게 뻗어있는 것으로 보이지만, 약간 안쪽으로 들어가는 모습을 보이며, 또한 꽃술 끝(약1~2㎜ 정도)이 약간 노란빛을 띤 흰색(황백색)으로 변하는 형상이 독특한 특징으로 볼 수 있다.

〔 열매(fruit) 〕

　　열매인 수과(瘦果)는 편평한 긴 타원형으로 길이 0.17~0.21㎝이고 폭은 0.1~0.2㎝ 정도로서 밑부분이 좁으며 자주색 줄이 있다.

관모(冠毛)는 우상으로 0.27~1.19㎝ 정도이고, 관모의 수는 4~44
개 정도이며 색깔은 오갈색이다.

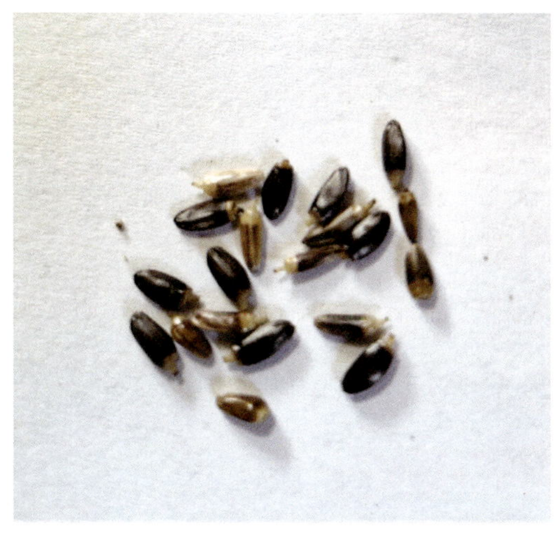

정영엉겅퀴의 씨앗 모습

〔 뿌리(root) 〕

정영엉겅퀴의 뿌리는 직근으로 땅속 깊이 들어가며 본근 주변에
자잘한 실뿌리가 많이 돋아난다. 2년생의 경우는 뿌리잎 밑으로
잔 실뿌리들이 모여 나는 것을 확인할 수 있다.

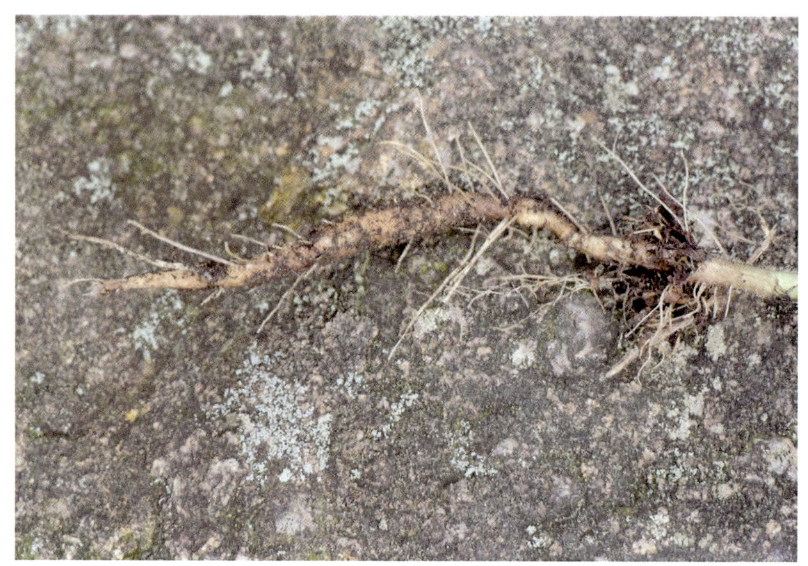

정영엉겅퀴의 뿌리 모습

〔 정영엉겅퀴의 활용 〕

어린잎은 식용(나물)으로 사용하고, 포기 전체를 약재로 활용한다.

농촌진흥청에서 정영엉겅퀴의 뿌리를 성분분석한 결과, 열량은 282.26kcal/100g, 탄수화물은 46.64%, 수분은 24.74%, 조회분은 5.47%, 조지방 0.62%, 조단백질 22.53%, 칼슘 717.09mg/100g, 인 563.97mg/100g, 철 347.09mg/100g, 나트륨 71.24mg/100g, 칼륨 867.52mg/100g이라고 밝혔다.

〔 **정영엉겅퀴의 유래** 〕

정영엉겅퀴는 지리산 '정령치'라는 곳에서 최초로 발견되었다고 하여 '정영엉겅퀴'로 명명되었다고 하는데 논란이 좀 있는 중이며, 또 꽃이 엉겅퀴꽃과 비슷해서 '정녕 네가 엉겅퀴란 말이냐?'라고 한 데에서 유래했다고도 한다.

〔 **정영엉겅퀴와 관련 연구 자료** 〕

정영엉겅퀴와 관련된 자료로는 「고려엉겅퀴, 정영엉겅퀴 및 동래엉겅퀴의 분류학적 실체검토(2005)」와 「야생정영엉겅퀴 재배기술 및 가공식품 개발(2007)」이 있다. 특히 「고려엉겅퀴, 정영엉겅퀴 및 동래엉겅퀴의 분류학적 실체검토(2005)」에 따르면, Nakai는 Cnicus chanroenicus NaKai, Cirsium buergeri var. chanroenicum NaKai, cirsium mokchangense NaKai 등 다양한 명칭들을 혼용하였으며, Kitamura는 정영엉겅퀴의 변종(變種)으로 정영엉겅퀴에 비해 잎이 피침형 또는 선상피침형으로 좁고 끝이 뾰족한 특징의 가는잎정영엉겅퀴(Cirsium chanroenicum var. lanceolata)와 잎이 깃꼴 모양 특징의 깃잎정영엉겅퀴 (Cirsium chanroenicum var. pinnatifolium)가 있다고 하였으나, 고려엉겅퀴와 혼동하여 그리하지 않았을까 하는 생각이다.

13.
가는정영엉겅퀴

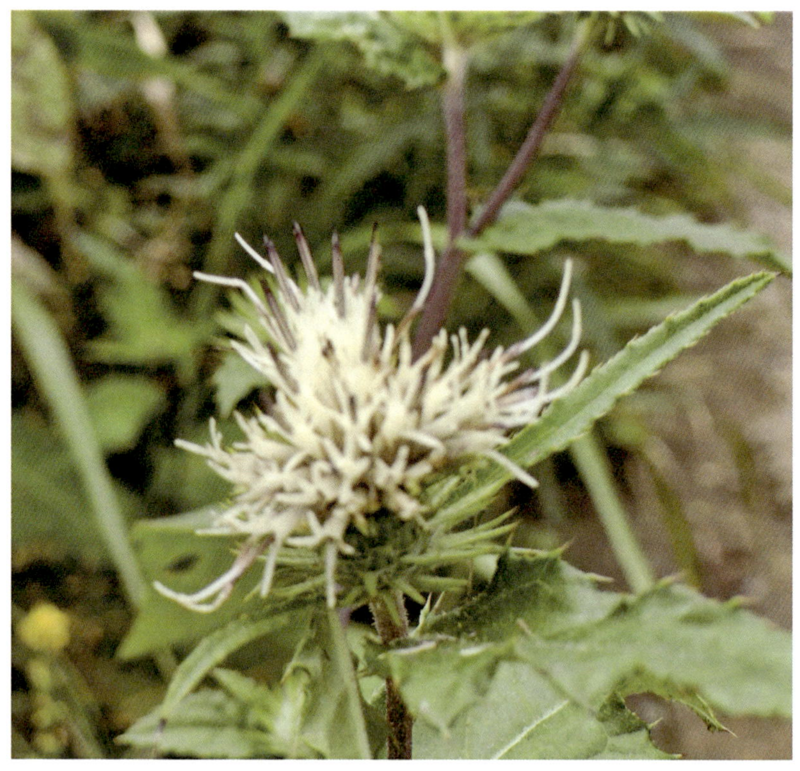

 이것이 토종 엉겅퀴다(This is Native Thistle)

〔 개요 〕

학명: Cirsium chanroenicum var. lanceolata Kitamura.

과명: 국화과(Asteraceae) 엉겅퀴속(Cirsium Miller)

원산지: 대한민국

종분류: 변종

분포지: 지리산, 금오산, 가야산 등

서식지: 깊은 산 계곡의 습기 많은 곳 및 풀밭

대표적 특징: 줄기 끝이나 가지잎이 피침형으로 좁고 끝이 뾰족하다.

〔 전체 형태(total form) 〕

가는정영엉겅퀴는 우리나
라에서만 서식하고 있는 특
산종(特産種)인 정영엉겅퀴의
변종으로 여러해살이 초이
다. 키는 30~90㎝ 정도로 깊
은 산의 산등성이의 양지바
른 곳에서 자란다. 줄기는
곧게 서고 가지가 많이 갈라
진다. 꽃은 7~10월경에 줄
기와 가지 끝에 두상화가 백

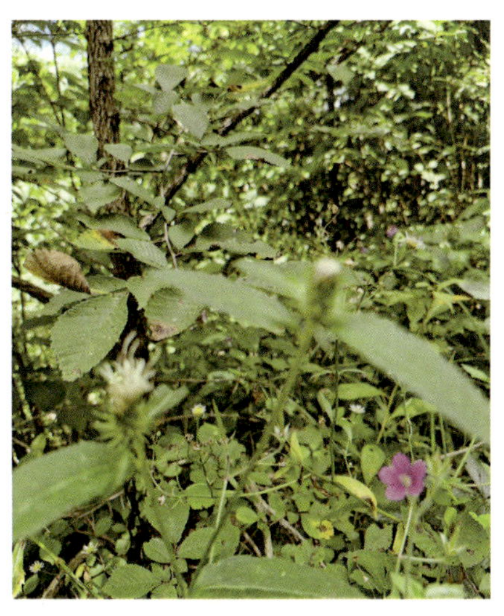

가는정영엉겅퀴: 지리산 정령치, 2024. 8

황색으로 핀다. 정영엉겅퀴와 거의 비슷하나, 기본종인 정영엉경
퀴에 비해 잎이 피침형 또는 선상 피침형으로 좁고 끝이 뾰족하다
는 점이 다르다.

〔 잎(leaf) 〕

아랫 줄기 뿌리 부근의 잎은 꽃이 필 때쯤 시들다가 사라진다.
본대인 대궁 줄기에 붙은 중앙부의 잎은 어긋나기로 달리며 결
각이 심하게 나타나는 피침형 또는 선상 피침형으로 폭이 좁고 끝
이 뾰족하다. 잎의 밑부분이 1~2쌍 정도 깃꼴 모양으로 갈라지기
도 한다. 대궁 줄기와 줄기잎 사이에서 나온 가지에서 나오는 잎은
가는 피침형(창 모양)으로 잎 폭이 좁고 크기도 작으며 가장자리에
가시같이 뾰족한 톱니가 있다. 이렇게 기본종인 정영엉겅퀴에 비
해 본잎이 결각진(깃꼴 모양) 깃잎처럼 갈라지는 것과 윗잎이 가는
것이 가는정영엉겅퀴의 특징이다. 잎자루는 약 4~5.5㎝ 정도이고
잎의 전체 길이는 약 11~16.5㎝ 정도이다.

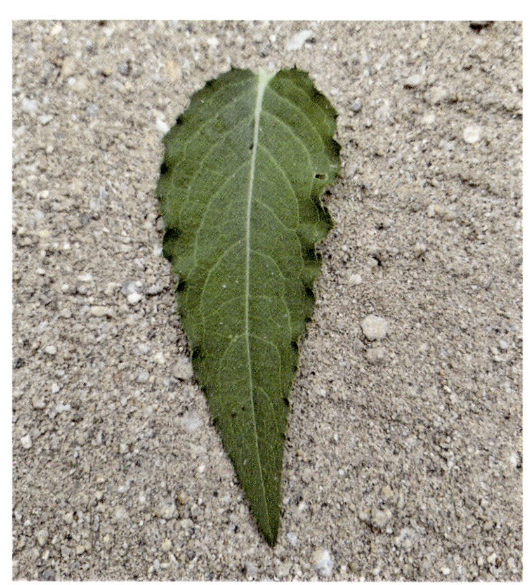

가는정영엉겅퀴 잎 앞면: 지리산 정령치, 2024. 8

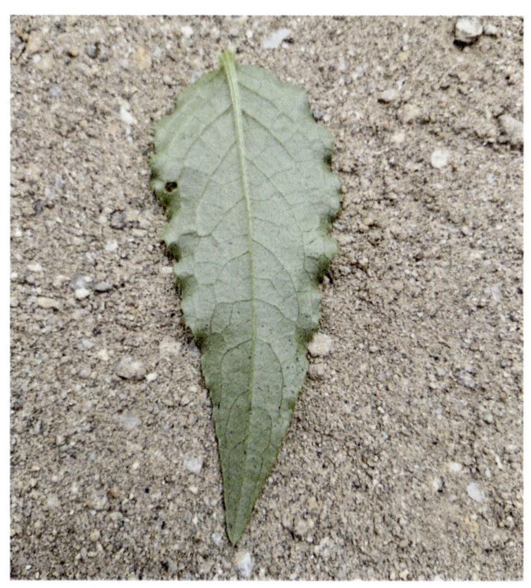

가는정영엉겅퀴 잎 뒷면: 지리산 정령치, 2024. 8

〔 **줄기(stem)** 〕

　원 대궁 줄기는 곧고 매끄러우며 약간 골이 파진 능선이 있으며 녹색에 자주색이 가미된 색상을 띤다. 대궁줄기에 나온 잎과 대궁 줄기 사이에서 나온 가지들이 많이 생겨난다.

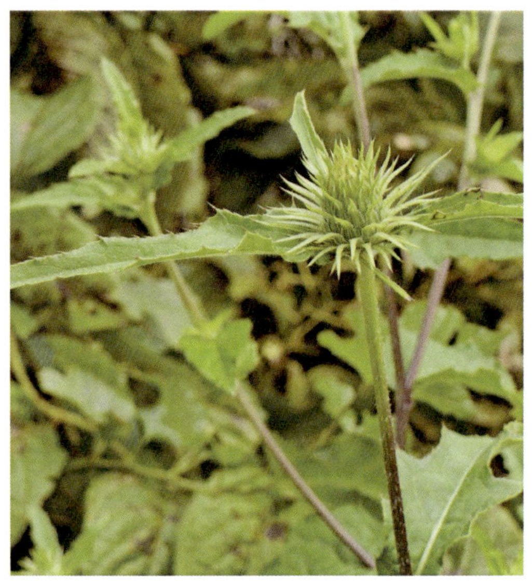

가는정영엉겅퀴 줄기 및 총포: 지리산 정령치, 2024. 8

〔 **꽃(flower)** 〕

　가는정영엉겅퀴의 꽃은 7~10월 중에 대궁 줄기 끝이나 가지 끝에 1개씩 위를 향해 핀다. 꽃송이의 지름이 2.5~3.0㎝ 정도이고 이는 고려엉겅퀴 꽃송이보다는 작다. 색깔은 흰색 꽃술에 약간 엷은 누런 노란빛 꽃술이 더러 섞인 흰색으로 백황색으로 표현하는 것이 더 적당할 것 같다. 총포(總苞)는 종 모양이고 길이는 1.5~1.8㎝ 정도이며 폭은 1.5~2㎝ 정도로 고려엉겅퀴보다는 작으며 거미줄 같은 털이 있다. 포편은 6줄로 배열되고, 길이는 0.3~0.4㎝ 정도이며 폭은 0.1~0.2㎝ 정도이다. 외편(外片)은 선형 또는 난형이며 끝이 길게 뾰족해지고 뒷면에 다소 점질이 있다.

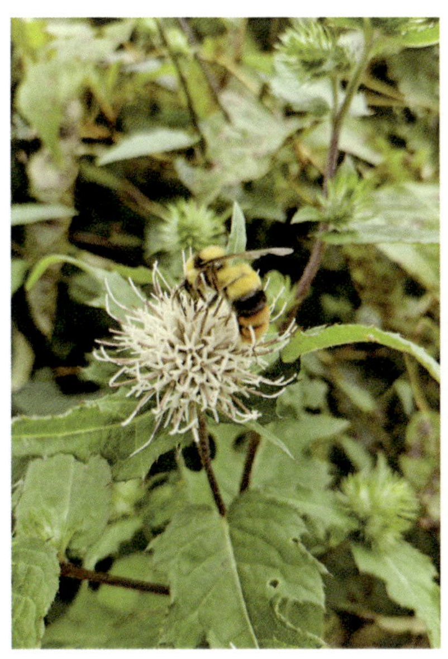

가는정영엉겅퀴 꽃술: 지리산 정령치,
2024. 8

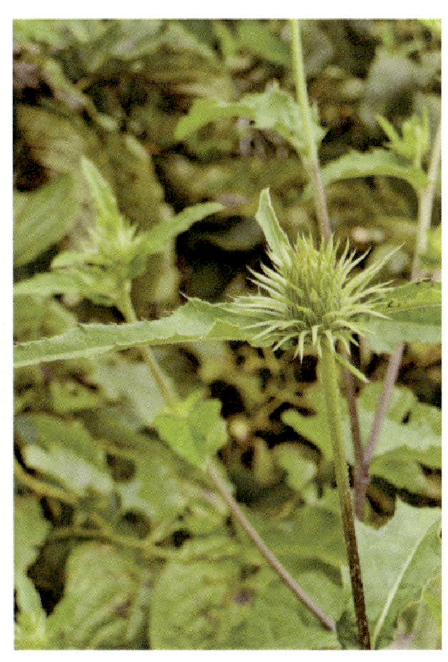

가는정영엉겅퀴 총포: 지리산 정령치,
2024. 8

〔 열매(fruit) 〕

열매인 수과(瘦果)는 편평한 긴 타원형으로 길이 0.17~0.21㎝이고 폭은 0.1~0.2㎝ 정도로서 밑부분이 좁으며 자주색 줄이 있다. 관모(冠毛)는 우상으로 0.27~1.19㎝ 정도이고, 관모의 수는 4~44개 정도이며 색깔은 오갈색이다.

〔 뿌리(root) 〕

2년 차 가는정영엉겅퀴의 뿌리는 1년 차보다 굵으며 깊이 들어간다.

〔 가는정영엉겅퀴 변종명을 붙인 사유 〕

가는정영엉겅퀴의 변종명인 'lanceolata'는 '창끝 모양의, 피침형의, 창 모양의'의 뜻을 가진 형용사로 가지에 붙은 잎의 모양에서 따온 것으로 생각된다.

14.
흰잎엉겅퀴

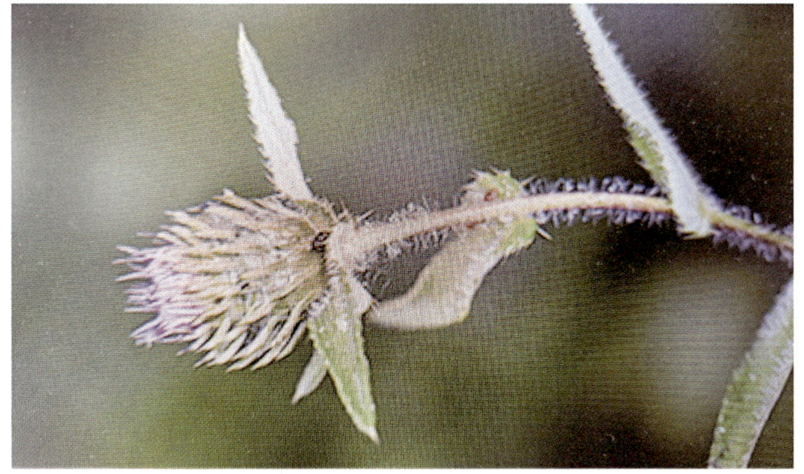

흰잎엉겅퀴

〔 개요 〕

학명: Cirsium vlassovianum Fisch. ex DC.

과명: 국화과(asteraceae) 엉겅퀴속(cirsium Miller)

이명: 쇠젖풀, 대왕풀

원산지: 대한민국

종분류: 기본종

분포: 한반도(중부 이북), 중국, 몽골, 러시아

서식지: 산비탈의 초지

대표적 특징: 잎사귀 뒷면에 거미줄 같은 털의 밀생

〔 전체 형태(total form) 〕

흰잎엉겅퀴는 우리나라가 원산지로 중부 이북의 산비탈 초지에서 자란다. 키는 약 30~100㎝ 정도로 줄기는 곧게 서며 녹색 또는 암자색을 띠고 골이 있은 능선에 솜털이 다소 있다.

〔 잎(leaf) 〕

뿌리 부근에 달린 잎은 모여 나고 피침형 또는 타원형으로 길이는 7~18㎝, 폭은 2~4㎝ 정도이며 짧은 잎자루가 있다. 이 잎자루는 꽃이 필 때 마르거나 없어진다.

중앙부의 줄기잎은 어긋나기를 하며 긴 타원상 피침 모양 또는 피침 모양이다. 잎끝이 뾰족한 침상의 톱니가 있으며 밑부분이 좁아져서 원줄기를 둘러싸기도 하고, 길이는 8~20㎝ 정도이고 폭은

2~4㎝ 정도이다.

　잎의 앞면은 녹색이고 솜털이 있으며, 뒷면은 백색이고 거미줄 같은 털로 덮여 있어 더 희게 보인다. 중간부위 이상에 달린 잎은 잎자루가 없으며 꽃대 쪽으로 올라갈수록 잎 폭과 크기가 작아진다.

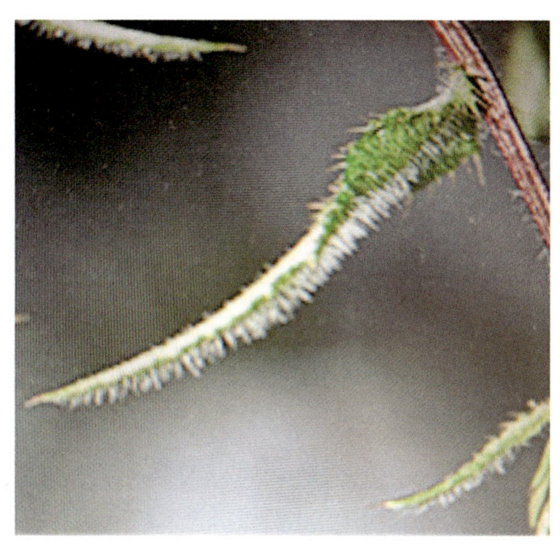

흰잎엉겅퀴잎 앞면

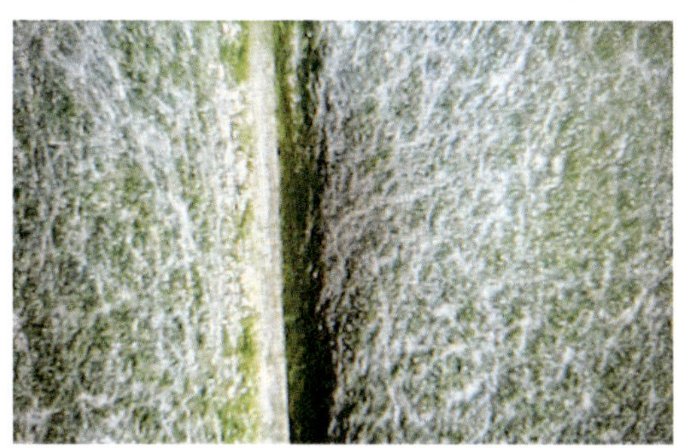

흰잎엉겅퀴잎 뒷면

〔 줄기(stem) 〕

대궁인 줄기는 곧게 서며 녹색 또는 암자색을 띤다. 골이 파진
능선이 있으며 희미한 솜털이 다소 있다.

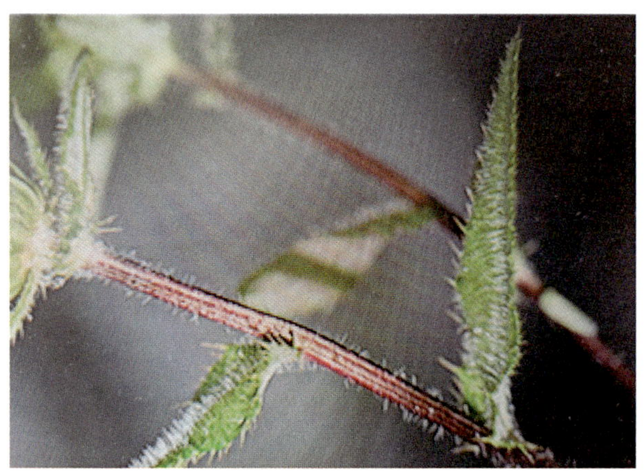

흰잎엉겅퀴의 대궁

〔 꽃(flower) 〕

꽃은 7~9월경에 보라색 또는 자주색으로 피는 머리모양꽃차례
로 줄기 끝과 그 부근의 잎겨드랑이에 지름이 3~3.5㎝ 정도의 크
기로 위를 향해서 핀다.

총포는 종형상 둥근 모양이며 길이는 1.5~2㎝ 정도이고 폭은
2~3㎝ 정도이다. 흔히 거미줄처럼 성거보이는 밀생모가 감싸고 있

으며 겉에 끈적이는 점질이 약간 있다.

포편은 6줄로 배열되고 외편은 선형이며 중편보다 짧고 가시가 없다. 꽃부리의 길이는 1.8~1.9㎝ 정도이다.

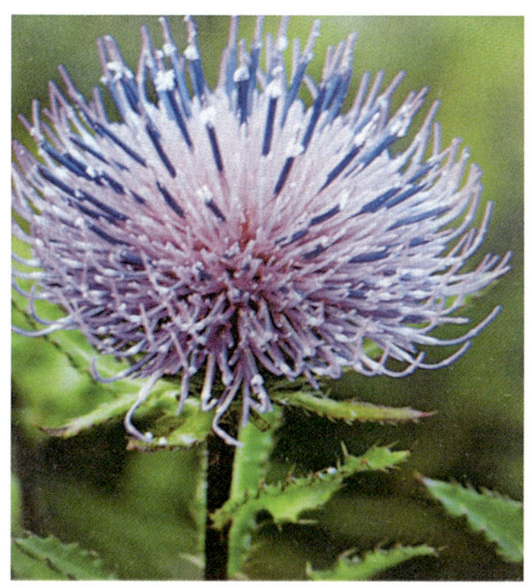

흰잎엉겅퀴의 꽃술

〔 열매(fruit) 〕

흰잎엉겅퀴의 열매는 다 익은 뒤에도 껍질이 터지지 않고 종자를 싼 채로 떨어지는 수과(瘦果)의 형태로 편평한 긴 타원 모양이고 길이는 0.35~0.4㎝ 정도이다. 밑부분이 좁은 희미한 사각형이며 자주색 줄이 있고, 한쪽으로 비스듬히 기울어져 있으며 8~9월경에 익는다.

관모인 갓털은 우상으로 길이가 1.3~1.5㎝ 정도이며 갈색이다.

〔 뿌리(root) 〕

흰잎엉겅퀴의 뿌리는 원줄기 지하에 회백색의 굵고 통통한 육질의 덩이로 되어 있다. 뿌리의 생긴 모양이 쇠젖처럼 덩어리졌다고 하여 쇠젖풀이라고도 한다.

〔 기타 〕

흰잎엉겅퀴의 학명인 'vlassovianum'은 어디에서도 찾을 수가 없어서 무슨 뜻인지 모르겠다. 다만 필자의 좁은 소견에는 '흰잎엉겅퀴'라는 학명을 중국에서 붙여주지 않았나 하는 생각이다. 이유는 한반도 이북에서 중국으로 널리 분포되었기에 추측해 보는 것이다. 혹시 흰잎엉겅퀴의 잎사귀 뒷면에 거미줄 같은 털이 있어서 올가미 밧줄이란 뜻의 'lasso'란 의미가 아니겠나 하는 생각도 해 보았다.

그리고 흰잎엉겅퀴, 민흰잎엉겅퀴, 흰꽃잎엉겅퀴는 흰잎엉겅퀴가 정명학명이고, 민흰잎엉겅퀴와 흰꽃잎엉겅퀴는 비추천명이다.

참고로 네이버 지식백과에 따르면, 흰잎엉겅퀴는 유일하게 '조선향토대백과'에 흰꽃흰잎엉겅퀴'로 수록되어 있음을 확인할 수 있다.

15.
물엉겅퀴

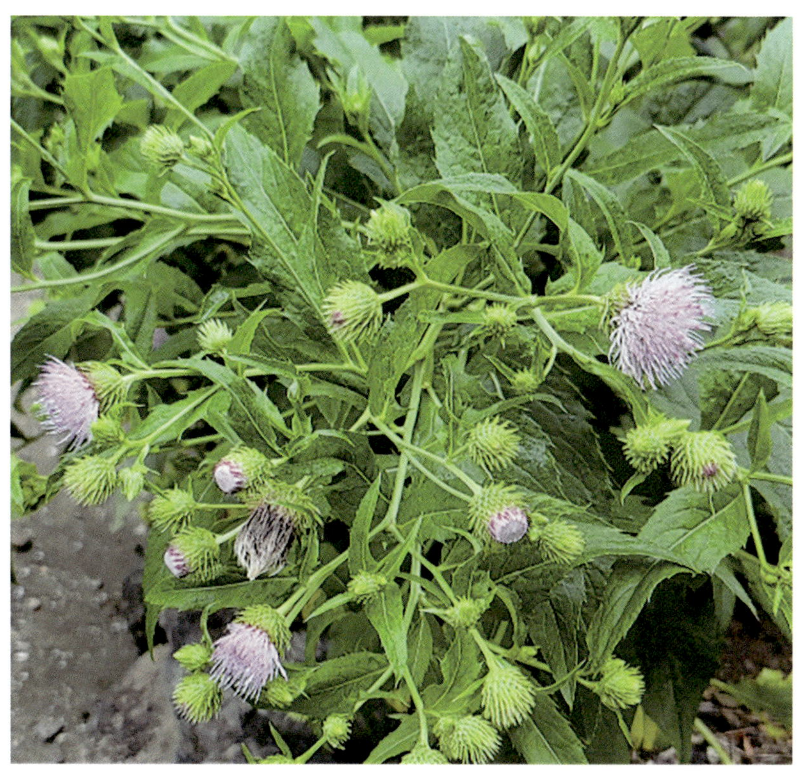

〔 개요 〕

학명: Cirsium nipponicum (Maxim.) Makino

과명: 국화과(Asteraceae) 엉겅퀴속(Cirsium Miller)

이명: 섬엉겅퀴, 울릉엉겅퀴, 엉거꾸

원산지: 대한민국

종분류: 기본종

분포지: 한국의 울릉도

서식지: 산속 길가나 계곡의 습기 많은 곳 및 풀밭

대표적 특징: 일반 엉겅퀴보다 큰 키

기타: 산림청 희귀식물 중 위기종(EN)에 등재됨

〔 전체 형태(total form) 〕

물엉겅퀴는 우리나라에서는 울릉도에서만 자생하는 숙근성(宿根性) 다년생초본으로 종 분류는 기본종으로 섬엉겅퀴라고도 불린다. 키(草丈)는 보통 100~200㎝ 정도이나 물가의 비옥한 땅에서는 250~300㎝까지도 성장을 한다. 대궁인 줄기는 곧게 위로 자라며 가지가 많이 갈라진다. 본대인 대궁은 골이 파진 능선이 있고 자줏빛이 돌며 거미줄 같은 털이 있거나 없다. 잎은 줄기 밑동에서 돋기 시작(근생엽)하여 위로 어긋나기로 돋아난다.

물엉겅퀴의 성장과 함께 돋기 시작하는 잎은 7~8개까지는 결각

이 크게 지는 잎 모양을 띠고, 그 다음 잎부터는 결각의 폭이 대폭
으로 줄어들고 잎 폭이 커진 모양으로 성장을 한다. 잎 끝에 돋는
가시는 억세지 않고 부드럽다. 꽃은 대체로 8~11월경에 피며 자
주색이다.

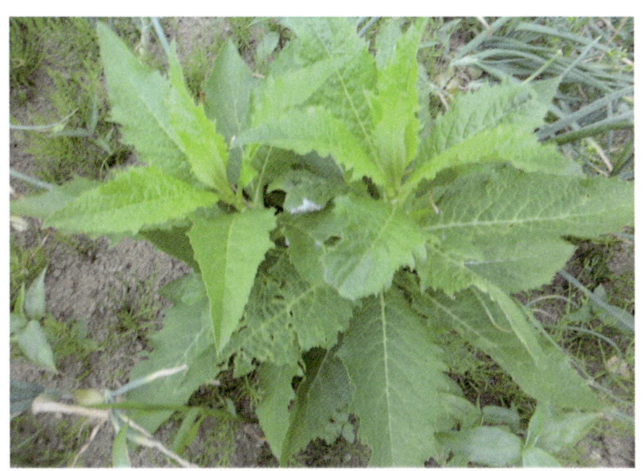

물엉겅퀴: 울릉도, 2024. 5월

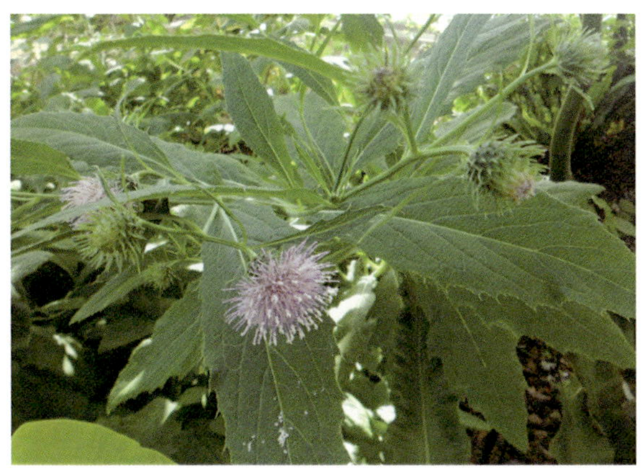

물엉겅퀴: 국립세종수목원

〔 잎(leaf) 〕

 뿌리에 달린 잎(根生葉)은 심한 결각이 10~15개 정도로 많이 생기며 줄기를 따라 어긋나기로 6~7개 잎까지 비슷한 모양으로 돋아난다. 경생엽보다 일찍 마르며 꽃이 피기 시작하면 마르기 시작하여 결국은 사라진다. 다음으로 이어 돋아나는 중앙부의 잎(莖生葉)은 잎 폭이 넓어지는 변이로 피침상 타원형이고 끝이 뽀족하며 밑부분이 엽병으로 흘러서 날개로 되지만, 원줄기를 감싸거나 밑으로 흐르지 않고 길이 20~30㎝ 정도이다. 보통 양면이 미끈하지만 간혹 미세한 솜털이 다소 있는 것도 있다. 잎자루에도 창 모양의 가시가 있으나 강하지 않다. 가장자리가 대개 밋밋하고 치아상 또는 결각상으로 갈라지며 끝에 길이 0.1~0.2㎝ 정도의 톱니 같은 짧은 가시를 가지고 있으나 억세지 않고 부드럽다. 강하지 않기에 식용인 나물로 사용한다. 때로는 잎의 모양이 5~6쌍으로 「물엉겅퀴의 엽형 특성과 재배법확립에 관한 연구(1996)」에 따르면, 물엉겅퀴만의 특징이 있는 엽형의 구분은 우상으로 갈라지는 습성을 가진다고 하였다. 특히 무결각형과 결각형으로 대별되었고 무결각형 중에 가장자리에 가시가 큰 것 과 작은 것으로 나누어지고 염색체수는 잎의 모양과 관련 없이 동일하다고 하였다.

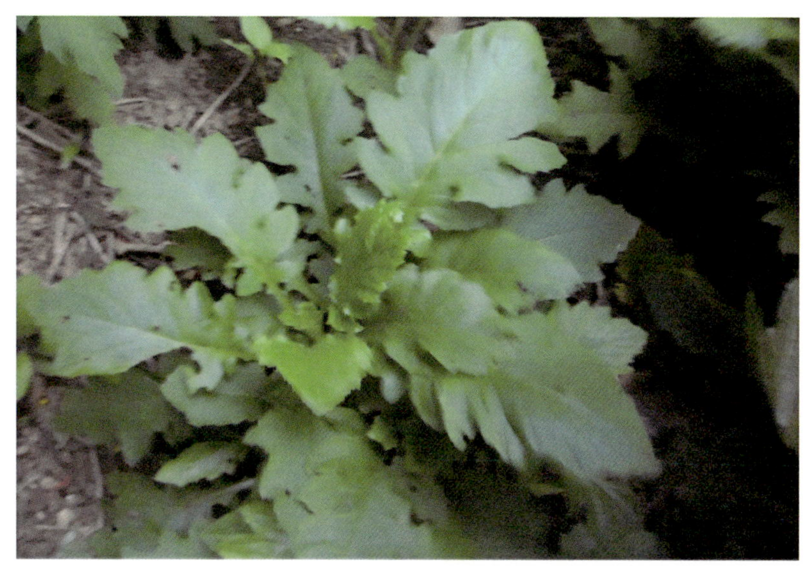

물엉겅퀴 근생엽의 모습: 울릉도, 2024. 5월

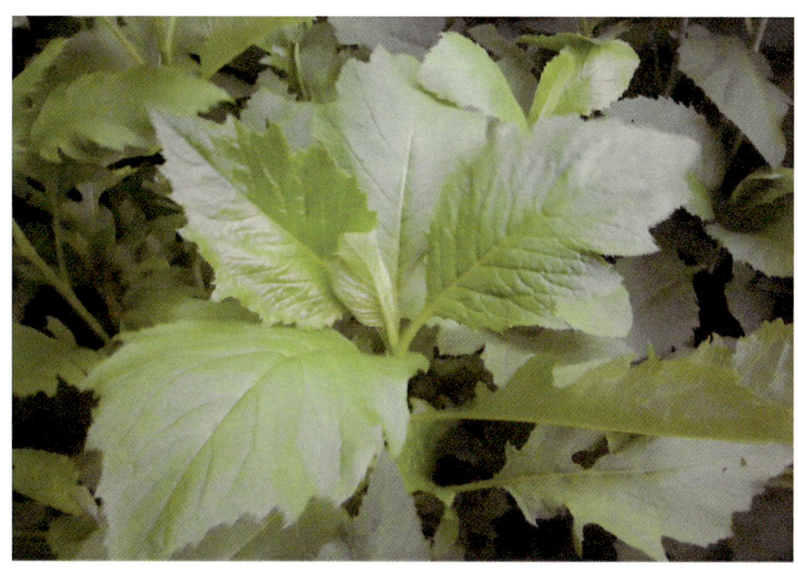

물엉겅퀴 줄기잎의 모습: 울릉도, 2024. 5월

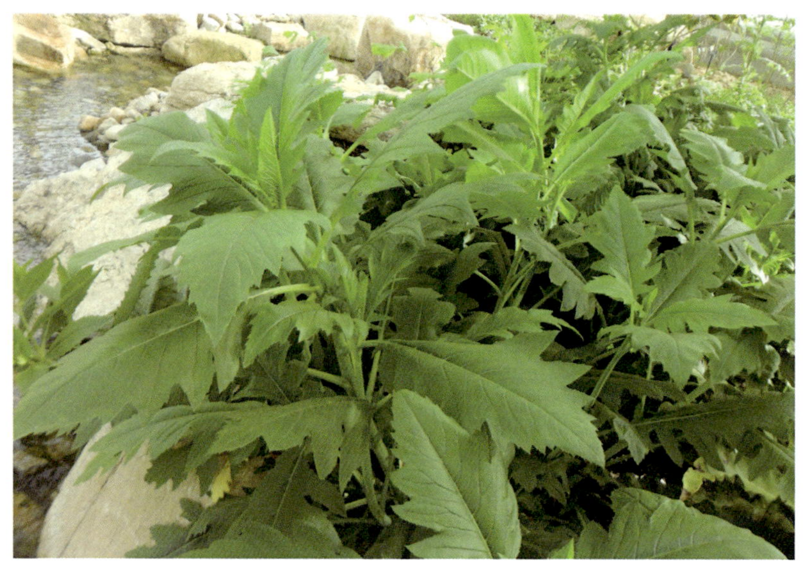

물엉겅퀴 줄기잎의 모습: 국립세종수목원

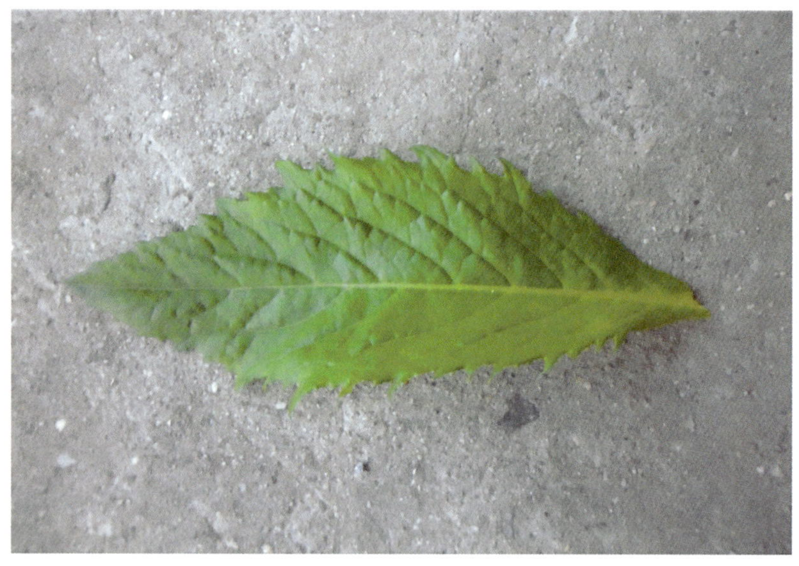

물엉겅퀴 상층부 잎의 윗면 모습

    이것이 토종 엉겅퀴다(This is Native Thistle)

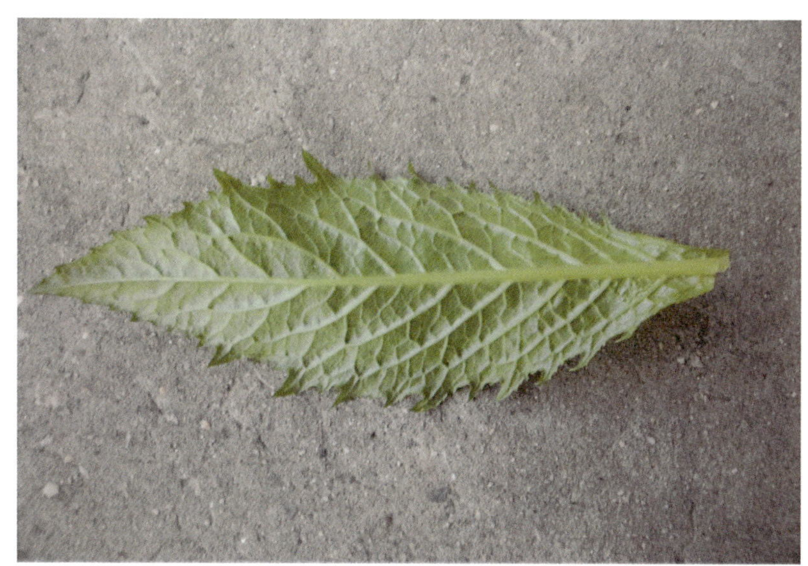

물엉겅퀴 상층부 잎의 아랫면인 뒷면 모습

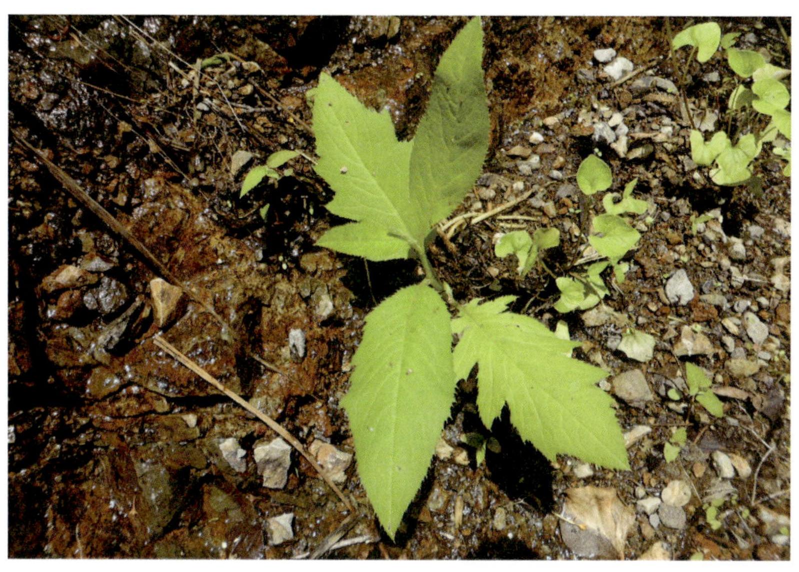

야생 물엉겅퀴 모습: 울릉도, 2024. 5월

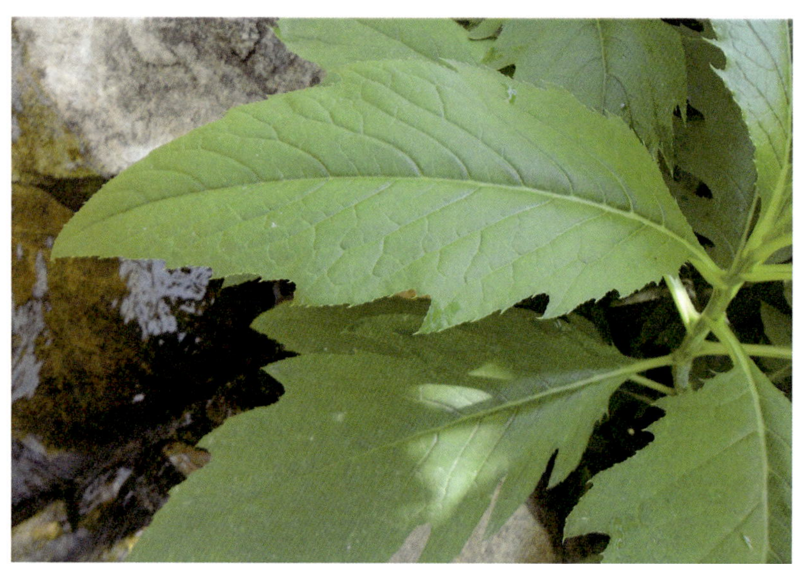

물엉겅퀴 줄기 잎 확대한 모습

〔 줄기(stem) 〕

대궁인 줄기에는 위로 곧게 자라며 골이 파진 능선이 있고 짙은 자줏빛이 도는데, 위로 올라갈수록 자줏빛은 엷어지고 녹색으로 변한다. 가지가 많이 갈라지며 거미줄 같은 솜털이 있거나 없다.

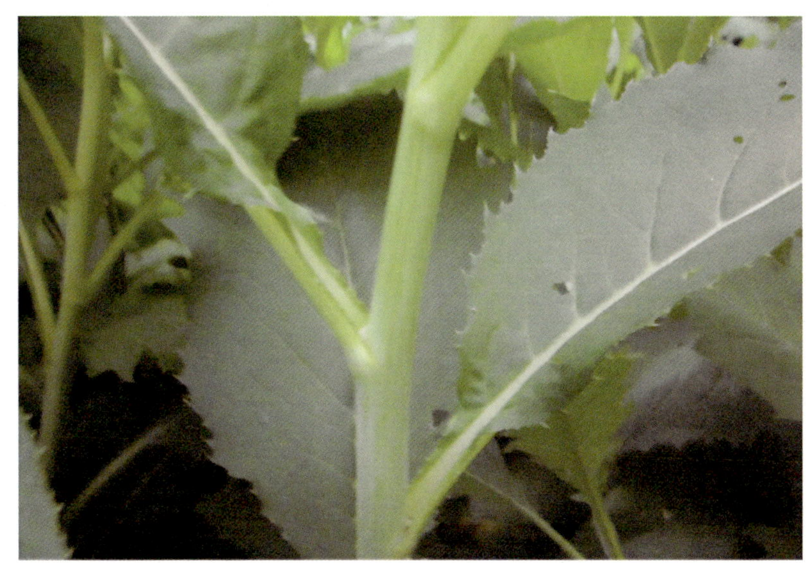

물엉겅퀴의 줄기 모습: 울릉도, 2024. 5월

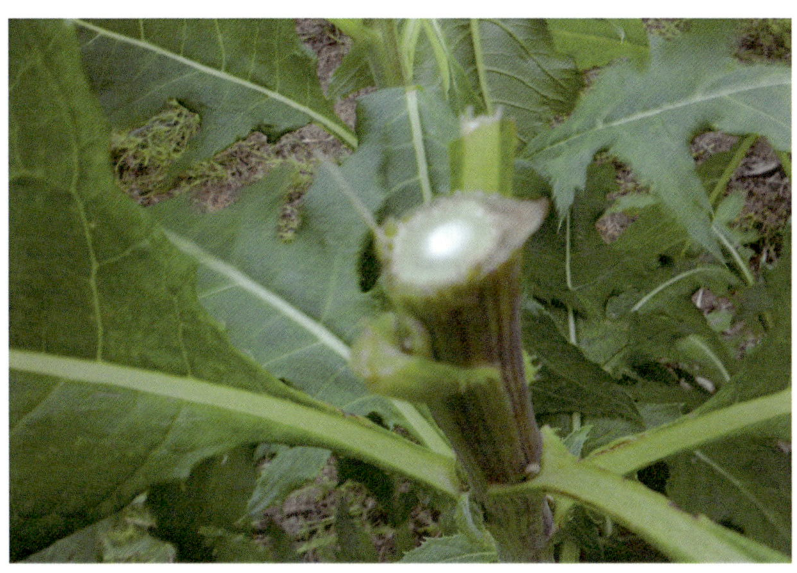

물엉겅퀴의 대궁 절단 속 모습: 울릉도, 2024. 5월

〔 꽃(flower) 〕

　꽃은 대체로 8~11월경에 피며 자주색이다. 두상꽃차례로 무리
지어 달리는데, 지름이 2.5~3㎝ 정도로서 가지와 줄기 끝에 달리
며 화시(花時)에 밑으로 약간 처진다. 총포(總苞)는 종형이고 밑부분
이 들어가며, 꽃잎과 술이 나올 때쯤이면 거미줄 같은 털이 설렁하
게 감싸고 있다. 총포 밑부분은 초록빛이나 꽃술 바로 밑에는 엷은
보랏빛이 돈다. 포 조각은 7줄로 배열되고 길이는 0.9~2.6㎝ 정도
이며 폭은 0.8~3.1㎝ 정도로, 외편과 중편은 피침형으로서 끝이
길게 좁아져서 가시로 끝나며 가장자리가 밋밋하고 퍼지거나 뒤로
젖혀지는 형태를 띤다. 화관(花冠)은 길이가 1.6~2.0㎝ 정도이다.

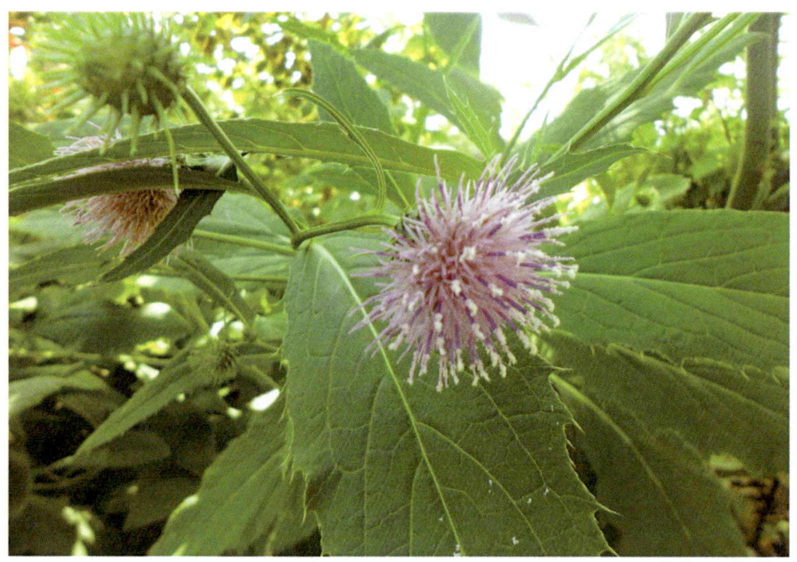

물엉겅퀴의 꽃술 모습: 국립세종식물원

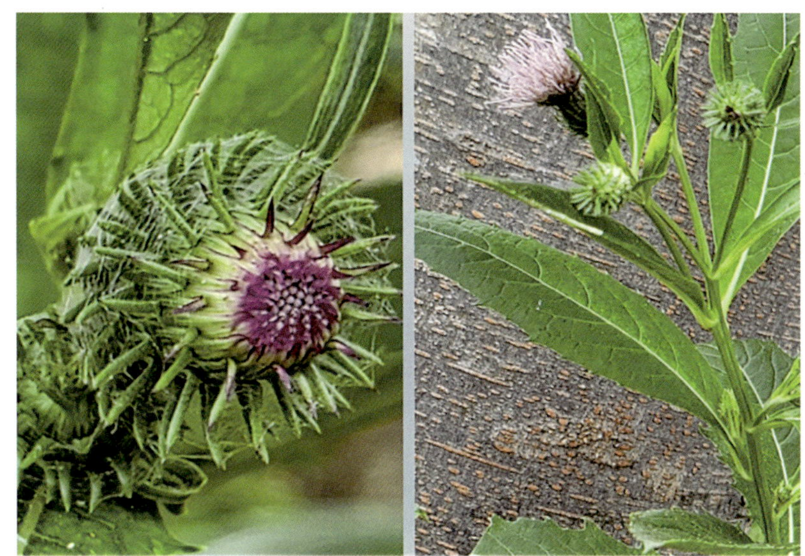

물엉겅퀴의 총포 및 꽃봉오리 모습 - 자료: 허영회 숲해설가

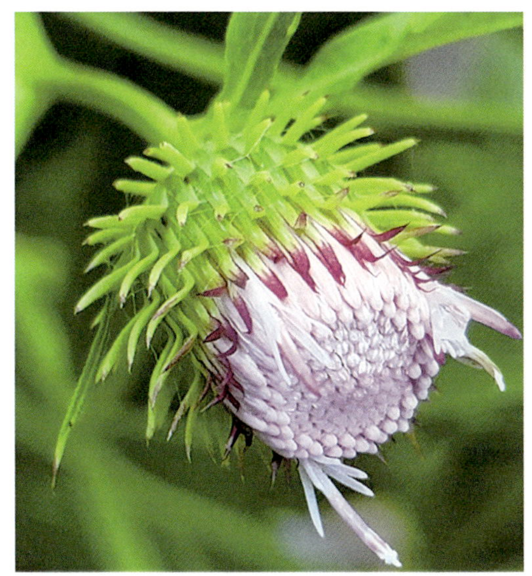

물엉겅퀴의 총포 모습 - 자료: 허영회 숲해설가

〔 **열매(fruit)** 〕

　물엉겅퀴의 열매는 다 익은 뒤에도 껍질이 터지지 않고 종자를
싼 채로 떨어지는 수과(瘦果)의 형태로 긴 타원형이며 길이가 0.3~
0.4㎝ 정도이고 폭은 0.15~0.20㎝ 정도이다.
　씨방의 맨 끝에 붙은 솜털 같은 관모(冠毛)는 우상으로 길이는
0.1~0.16㎝ 정도로서 오갈색(汚褐色)이다.

〔 **뿌리(root)** 〕

　물엉겅퀴의 뿌리는 지하경이다.

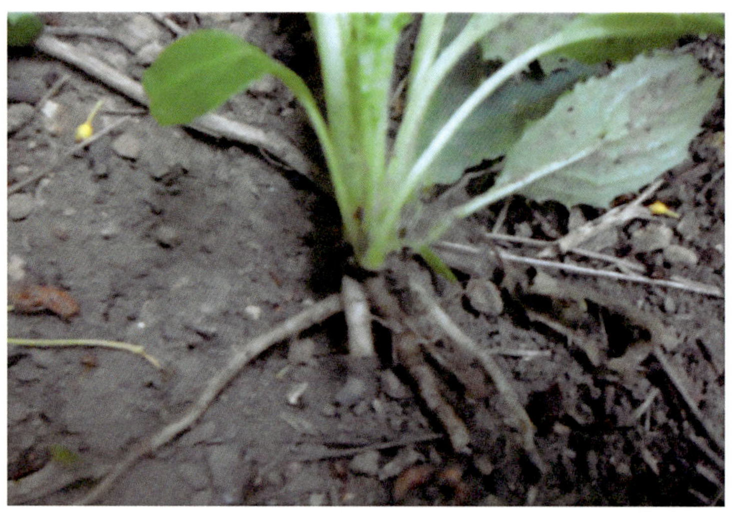

야생 어린 물엉겅퀴의 뿌리 모습

〔 **물엉겅퀴의 충해** 〕

물엉겅퀴 잎을 갉아먹는 충으로는 중국청남색잎벌레가 있다.

〔 **물엉겅퀴의 활용** 〕

물엉겅퀴의 뿌리에 달린 어린잎은 식용하지만, 꽃대가 형성되기 시작하면 잎이 단단한 목질로 억세어져 6~7개 잎까지는 식용이 불가하다. 그러나 그 이후에 줄기에서 돋아나는 경생엽은 잎폭이 넓어지는 변이로 잎끝에 톱니 같은 짧은 가시를 가지고 있으나 억세지 않고 부드럽기에 줄기를 꺾고 잎을 따서 식용인 나물로 사용한다.

특히 울릉도에서는 물엉겅퀴해장국이 무척 인기를 끌고 있지만, 현재 개체수 급감으로 인하여 확보에 어려움을 겪고 있다고 한다. 특히 국제슬로푸드생물다양성재단으로부터 2020년에 '맛의 방주(Ark of Taste)'에 등재되었다.

참고: 맛의 방주란 이탈리아 슬로푸드 국제본부에서 1996년부터 시작한 세계 전통 특산 음식 보존과 종자 보존, 문화 보존을 위해 추진되는 세계적인 프로젝트다.

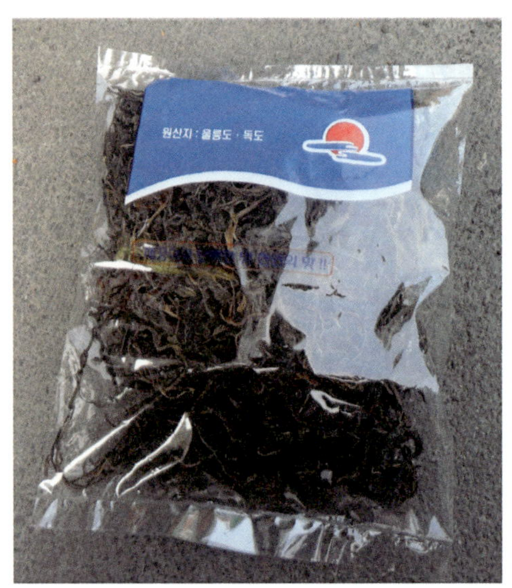

울릉도 특산품, 건조가공된 물엉겅퀴

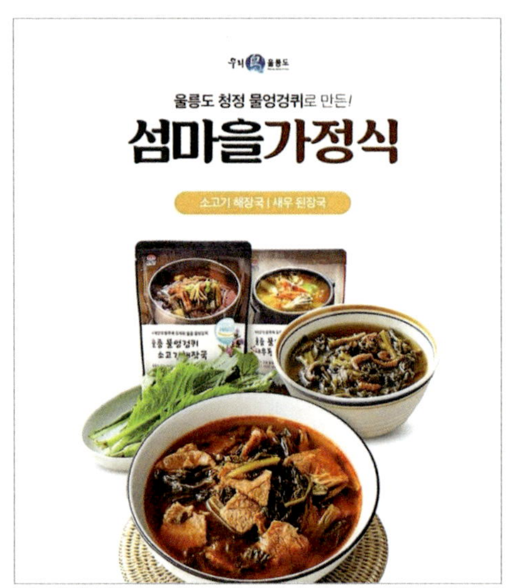

물엉겅퀴를 활용한 음식들 - 자료: 울릉엉겅퀴협동조합

308   이것이 토종 엉겅퀴다(This is Native Thistle)

〔 **물엉겅퀴의 함유 성분** 〕

물엉겅퀴가 함유하고 있는 성분에 대하여 연구한『울릉엉겅퀴의 식물화학적성분연구(2005)』에 따르면 물엉겅퀴에는 ① phytene-1, 2-diol ② β-sitosterol ③ pectolinarigenin ④ epilupeol acetate ⑤ 9, 12-octadecadienoic acid ⑥ (+)-pinoresinol ⑦ apigenin ⑧ linaroside ⑨ siparunoside 등의 많은 성분이 들어있음을 확인하였다. 또한「울릉도산 산채류 추출물의 총 폴리페놀 함량 및 항산화활성(2005)」에 의하면, 총 폴리페놀 함량은 물엉겅퀴잎에서 130.22㎍/㎎이고 씨와 줄기에서는 16.74㎍/㎎이었으며, 총 플라보노이드 함량은 물엉겅퀴잎에서 16.75.22㎍/㎎이고 줄기에서는 1.41㎍/㎎이었다. 그리고 Hydroxy radical에 의한 2-deoxy-D-ribose의 산화억제 효과는 물엉겅퀴 씨에서 94.3%의 저해율을 보였다고 밝히고 있다.

물엉겅퀴와 관련된 자료로는「물엉겅퀴 지상으로부터 Pectolinarin의 분리(1994)」,「물엉겅퀴의 엽형 특성과 재배법 확립에 관한 연구(1996)」,「울릉도산 산채류추출물의 총폴리페놀함량 및 항산화활성 (2005)」,「울릉엉겅퀴의 식물화학적 성분연구(2005)」,「외부형태에 형질에 의한 한국산엉겅퀴속(Cirsium Miller)의 분류학적 연구(2007)」,「선정된 한국산엉겅퀴의 상대적항산화작용과 HPLC 프로필(2008)」,「국내에 자생하는 일부 Cirsium속 식물들의 분자유전학적 유연관계 분석(2015)」 등 다수가 존재한다.

우리나라에는 유일하게 울릉도 전역의 양지바른 곳에 제한적으로 자라고 있으나 현재 개체수가 많지 않아 '멸종위기 종'에 등재되어 있다. 이웃 나라 일본까지도 분포하고 있으며, 다른 엉겅퀴에 비해 키가 매우 큰 것이 특징이다. 그리고, 울릉도에서만 자생하는 물엉겅퀴의 식생을 직접 관찰하고 사진도 찍고 싶었으나 기회를 잡지 못하고 있다는 필자의 이야기를 들은 배우 송중기 부친인 친구 송용각 회장 덕분에 큰 어려움 없이 2024년 5월 23일부터 25일까지 울릉도 물엉겅퀴 식탐도 하고 생태에 대해 관찰과 사진도 득할 수 있음에 매우 행복하였다. 특히 봉래폭포 우측 절벽 밑 물가에 옹기종기 모여 자생하는 것을 보니 폭포처럼 시원한 기분이었다. 친구 송 회장에게 감사드린다.

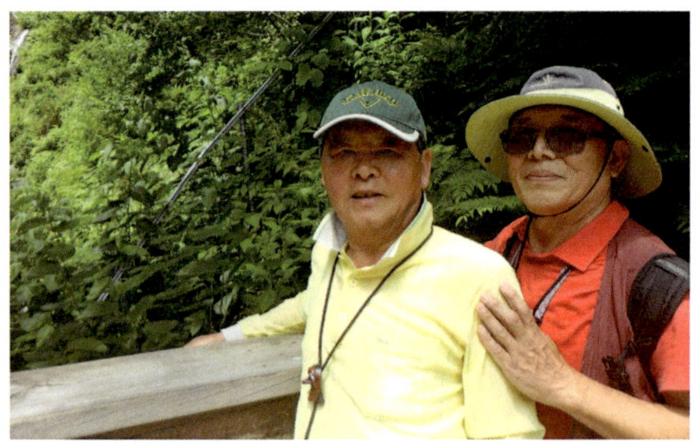

물엉겅퀴 식탐을 함께 한 배우 송중기 父와 필자: 울릉, 봉래폭포

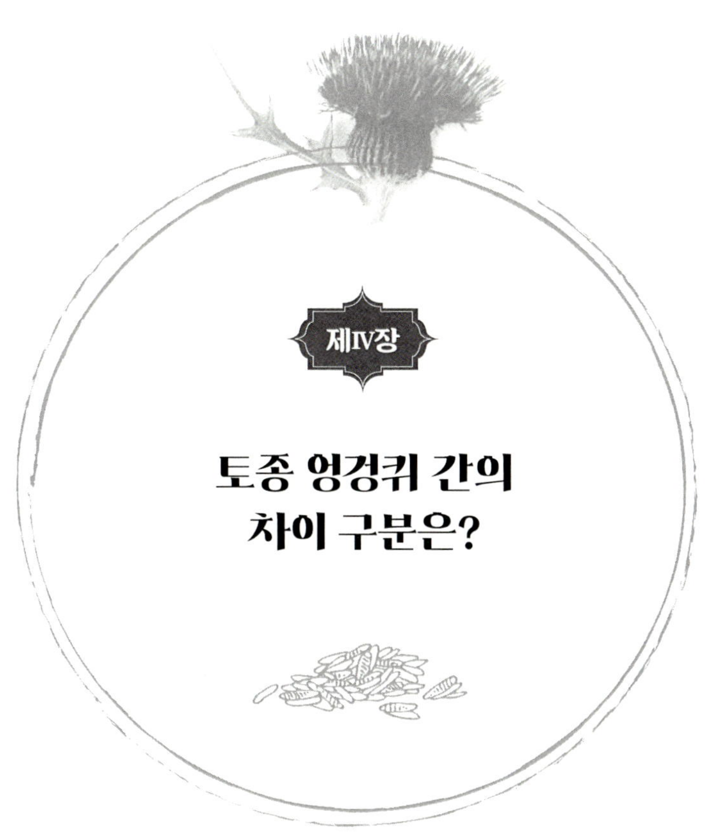

토종 엉겅퀴 간의 차이 구분은?

토종 엉겅퀴 간의 차이점인 형질(形質)을 구분하려면, 관련 전문
가가 아닌 일반인들로서는 매우 어려울 수 있다. 언뜻 보기에는 형
태(形態)가 거의 다 비슷비슷하게 보이기 때문이다. 하지만, 잎, 잎
의 가시, 꽃, 줄기, 뿌리, 기타 등에서 약간씩의 차이점을 발견할 수
있다. 따라서 필자는 토종 엉겅퀴의 부위별 형태로 구분하여 보다
알기 쉽도록 하였으며, 또 비슷한 품종의 구별을 위하여 매우 흡사
한 4품종을 별도로 사진들을 곁들여 서술하였다.

1.
부위별 형태로 구분

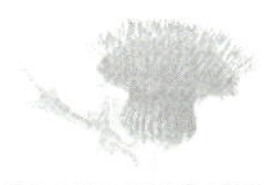

가. 잎의 형태

잎의 형태에 있어서 토종 엉겅퀴별로 엽연의 모양, 잎의 길이, 잎자루 길이, 잎의 폭, 잎의 두께, 잎 꼭대기 각, 잎 밑부분(엽저)의 각 그리고 열편의 모양, 열편의 길이, 열편의 폭, 열편의 가시 길이, 엽의 절 개수와 잎 앞, 뒷면의 털의 밀식 정도를 측정 파악하면 다소 간의 차이점을 구분할 수 있다.

나. 잎끝의 가시

잎의 끝에 돋아나는 가시의 유, 무나 길이나 굵기 등으로 구분을 할 수 있다.

다. 꽃의 형태

꽃이 개화한 상태에서 총포의 색깔, 총포의 길이, 총포의 폭, 외부총포 모양, 중간총포 모양, 내부총포 모양, 화관엽의 길이, 화관 길이, 화관목 길이 등에서 구분을 지을 수 있다.

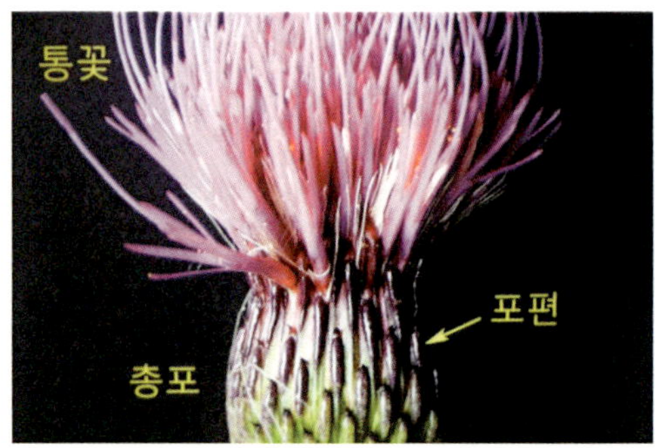

꽃의 형태(자료: 한국식물학회, 안진흥 박사)

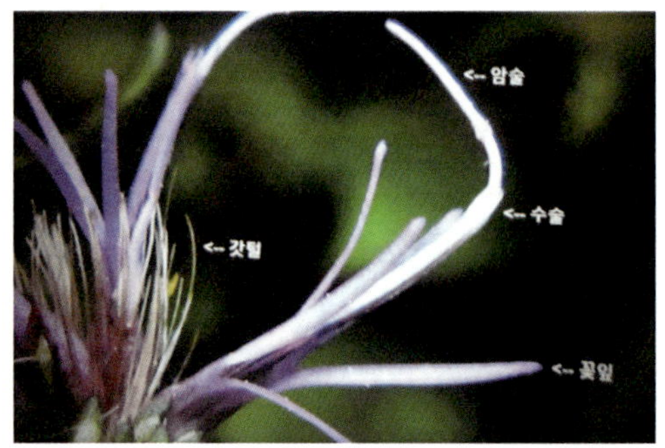

꽃술의 형태(자료: 한국식물학회, 안진흥 박사)

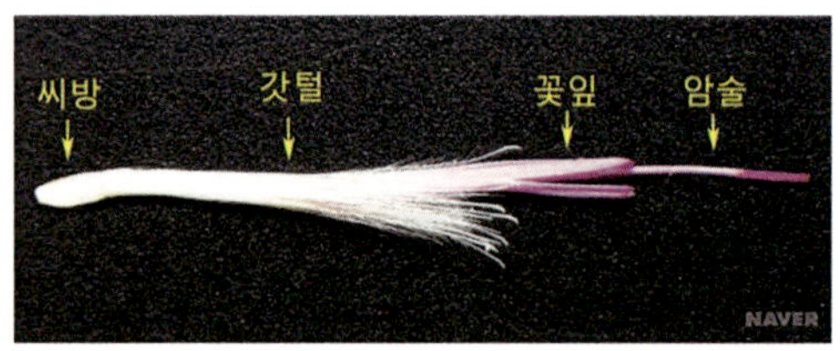

통꽃의 형태(자료: 한국식물학회, 안진흥 박사)

라. 줄기의 형태

토종 엉겅퀴가 성장하면서 곧게 직립하는 줄기(대궁)가 생긴다. 그 줄기의 파인 홈 유무나 줄기에 돋아나는 솜털의 유무 등으로 구분을 할 수 있다.

마. 뿌리의 형태

땅속에 들어있는 토종 엉겅퀴의 뿌리의 생긴 형태들 즉 잔뿌리나 실뿌리, 지하경 또는 괴근 등의 모양으로 차이점을 구분을 할 수 있다.

바. 열매

토종 엉겅퀴의 결실된 열매인 씨앗에서, 수과의 길이, 수과의 폭 그리고 씨앗 끝에 붙어있는 관모의 길이 등으로 구분을 할 수 있다.

2.
흡사한 종의 구별

　　토종 엉겅퀴 중 아래에서 비교 분석하려고 하는 엉겅퀴와 가시엉겅퀴는 언뜻 보기에는 너무 비슷하여 구별하기 매우 어렵다. 그리고 고려엉겅퀴와 정영엉겅퀴도 거의 비슷하여 분별의 어려움이 있다. 전문가들도 품종 구분에 어려움을 겪는 이렇게 비슷한 종들의 차이점을 찾아 사진을 곁들여 비교함으로써 그나마 구별하는 데 도움이 되었으면 한다.

가. 엉겅퀴와 가시엉겅퀴의 구별

　　엉겅퀴와 가시엉겅퀴는 잎의 피침상 타원형이나 첨두, 엽병이 없는 것, 우상으로 결각진 것까지 동일하나 잎끝에 붙어있는 가시는 다르다. 엉겅퀴의 잎가시는 0.1~0.3㎝의 짧은 가시인 데 비하여 가시엉겅퀴는 0.4~1.2㎝의 긴 가시로 구별이 가능하다.

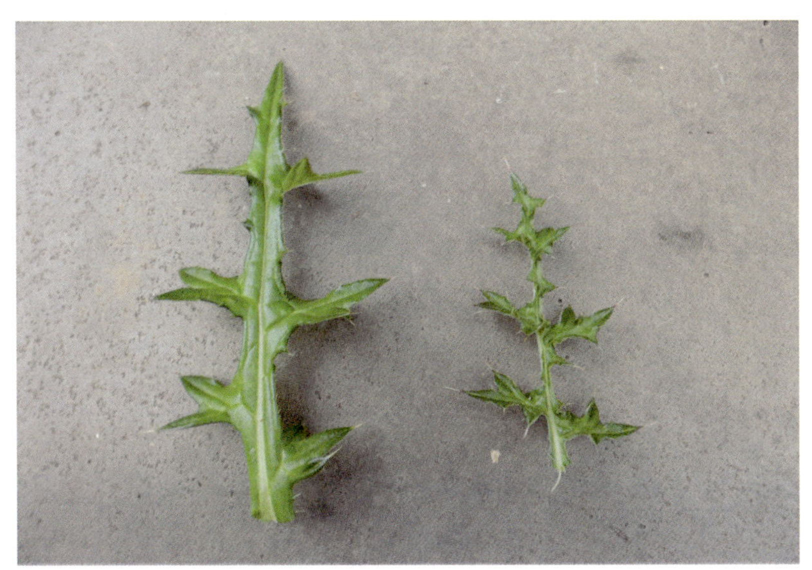

잎의 앞면: 엉겅퀴 잎(左), 가시엉겅퀴 잎(右)

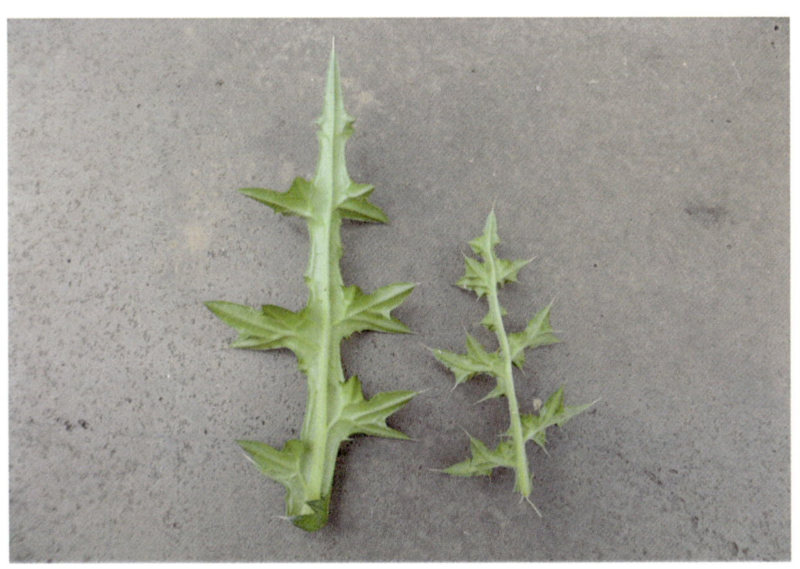

잎의 뒷면: 엉겅퀴 잎(左), 가시엉겅퀴 잎(右)

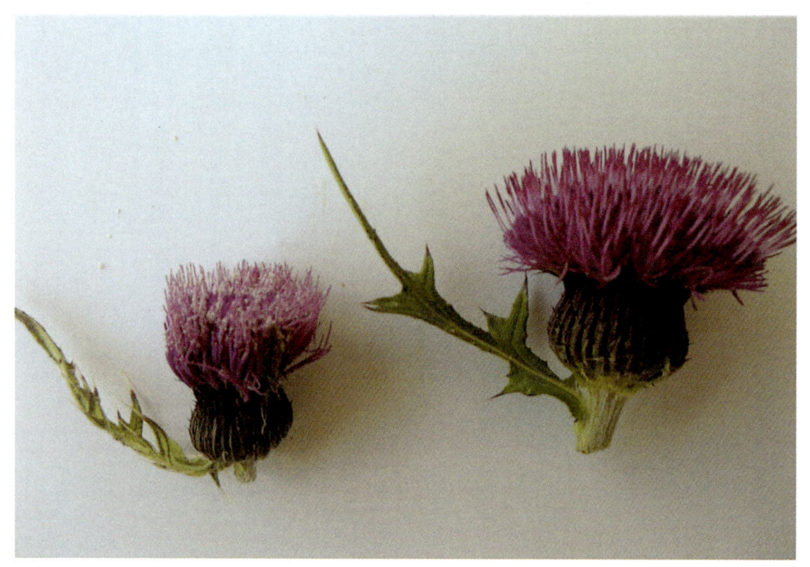

꽃봉오리: 가시엉겅퀴(左), 엉겅퀴(右)

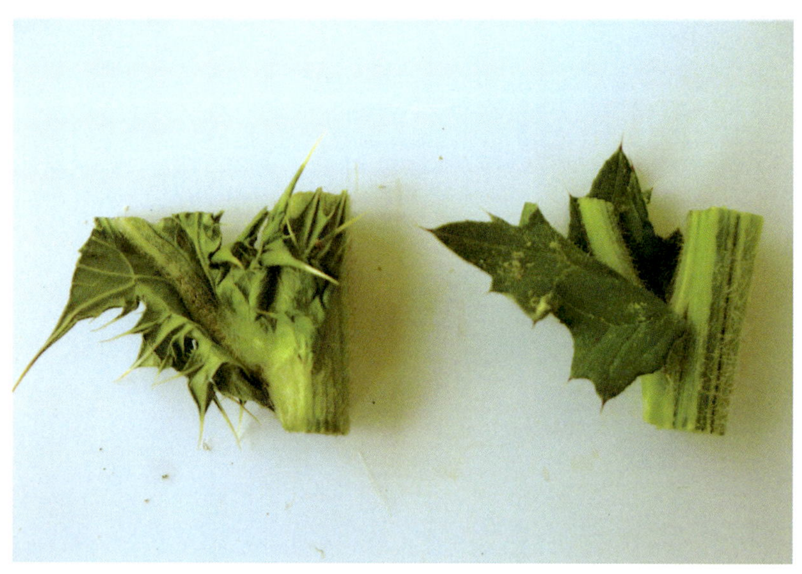

대궁 줄기를 감싼 모습: 가시엉겅퀴(左), 엉겅퀴(右)

 이것이 토종 엉겅퀴다(This is Native Thistle)

나. 고려엉겅퀴와 정영엉겅퀴의 구별

　고려엉겅퀴와 정영엉겅퀴를 구별하기 위하여 차이점을 찾기란 참으로 난해하다. 전문가인 식물학자들도 명쾌한 답을 못 내는 것도 현실이다. 필자도 매한가지이다. 직접 자생지에서 육안으로 관찰을 해봐도 쉽사리 구별이 난해하다. 하지만 미세한 차이는 있게 마련이다. 필자는 차이점을 찾는 방법으로 꽃술을 자세히 살펴보라고 권하고 싶다. 보통은 흰색으로 곧게 뻗어있는 것으로 보이지만, 정영엉겅퀴는 약간 안쪽(중심)으로 모구수술이 들어가는 모습을 보이고 또한 꽃술 끝(약 1~2㎜ 정도)이 약간 노란색으로 변하는 형상이 고려엉겅퀴와의 구분 지을 유일한 차이점일 뿐이다. 고려엉겅퀴와 정영엉겅퀴의 차이점에 대해 꽃잎 색, 잎, 총포 줄기, 기타로 구분하여 도표로 정리하여 보았다. 다만 흰꽃고려엉겅퀴와 정영엉겅퀴는 외관상 거의 흡사하여 구분에 매우 어려움이 있다.

<h2 align="center">고려엉경퀴와 정영엉경퀴의 차이점</h2>

구분	고려엉경퀴	정영엉경퀴
꽃잎 색	붉은 자주색	흰색
잎	- 뿌리 인접한 잎들은 꽃이 필 때 말라 죽는다. - 중앙부의 줄기잎은 어긋나기 하며 엽병이 있고 계란형 또는 타원상 피침형이며 끝이 대개 뾰족하고 밑부분이 절저 또는 넓은 예저이며 길이는 15~35㎝로서 표면은 녹색이고 털이 약간 있으며 뒷면은 흰빛이 돌고 털이 없으며 가장자리가 밋밋하거나 가시 같은 톱니가 있다. - 윗부분의 잎은 작고 긴타원상 피침형 또는 피침형, 선상 피침형이며 끝이 대개 뾰족하고 엽병이 짧으며 가장자리에 바늘 같은 톱니가 있다.	- 뿌리 인접한 잎들은 꽃이 필 때 흔히 없어진다. 중앙부의 줄기잎은 계란형으로 끝이 뾰족하고 밑부분이 절저이거나 다소 좁아져서 엽병의 날개로 되며 길이는 11~16.5㎝로서 털이 다소 있고 밋밋한 가장자리에 침상의 톱니가 있거나 밑부분이 1~2쌍 정도로 갈라지며 엽병은 길이 4~5.5㎝이다.
총포	구상종형이고 길이 2㎝, 너비 2~3㎝로서 거미줄 같은 털이 밀생한다. 포편은 7줄로 배열된다.	종형이고 길이 1.8㎝, 폭 1.5~2㎝로서 거미줄 같은 털이 있다. 포편은 6줄로 배열된다.
줄기	높이가 1m에 달하며 곧게서고 상부에서 많은 가지가 갈라진다.	높이가 50~100㎝이고 원줄기는 골이 파진 능선이 있으며 가지가 갈라진다.
기타		

다. 바늘엉경퀴와 가시엉경퀴의 구별

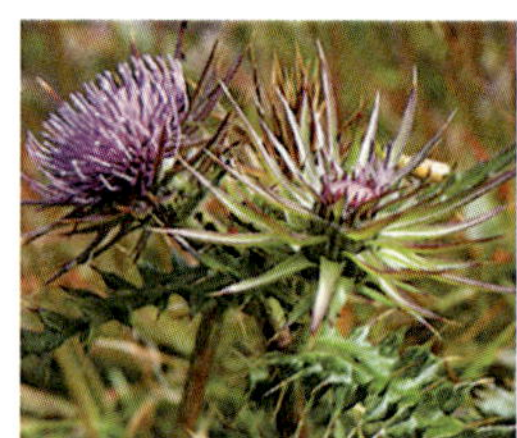

바늘엉경퀴

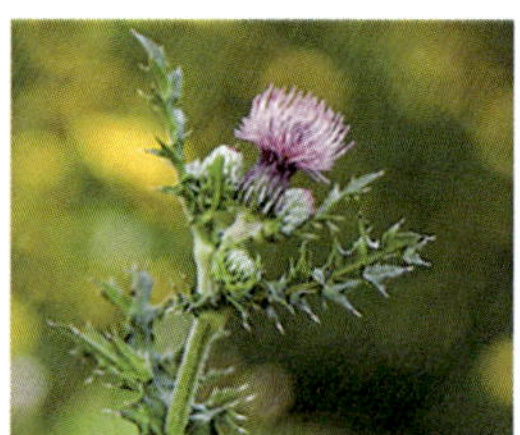

가시엉경퀴

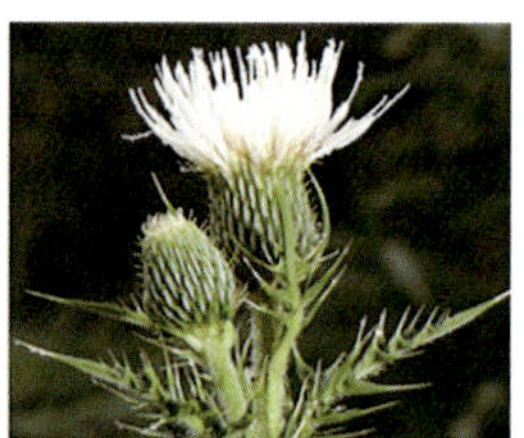

흰가시엉경퀴

바늘엉경퀴와 가시엉경퀴는 잎의 끝에 붙어있는 가시에서 차이가 나며 특히 총포에서는 확연히 차이가 남을 알 수 있다. 바늘엉경퀴의 총포편은 긴 반면 가시엉경퀴의 총포편은 매우 짧기에 확연히 구별이 가능하다.

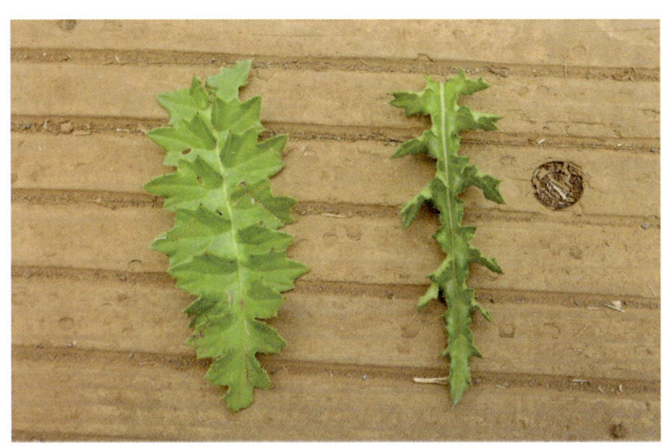

잎의 앞면 모습: 바늘엉경퀴(左), 가시엉경퀴(右)

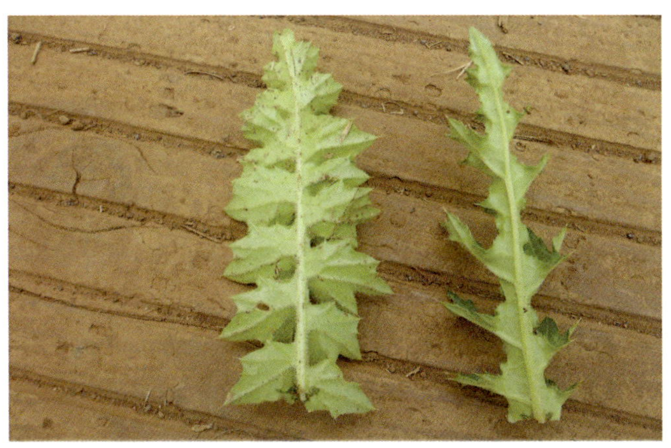

잎의 뒷면 모습: 바늘엉경퀴(左), 가시엉경퀴(右)

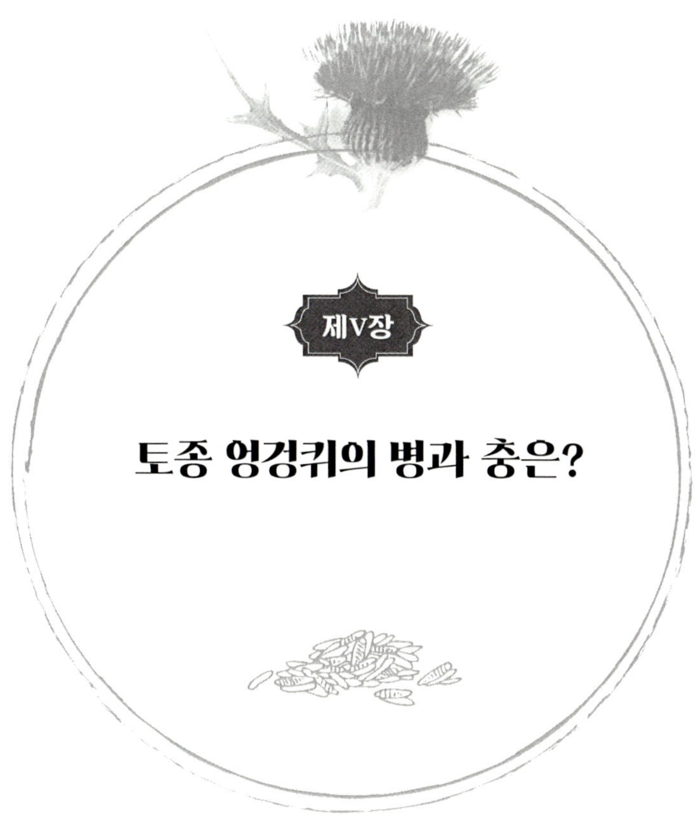

토종 엉겅퀴의 병과 충은?

1.
토종 엉경퀴에 생기는 병

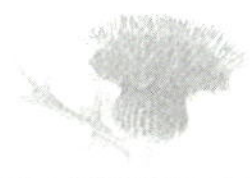

    토종 엉경퀴에 발생하는 병(病: sickness) 중 많이 생기는 병으로는 주로 잎에 생기는 점무늬병(斑點病: leaf spot)과 흰가루병(白粉病: powdery mildew)이 있다. 작물과 약초 등 식물에서 발생하는 병의 진단과 정보는 농촌진흥청 산하의 국가병해충관리시스템에서 다양한 병의 정보를 확인할 수 있다.

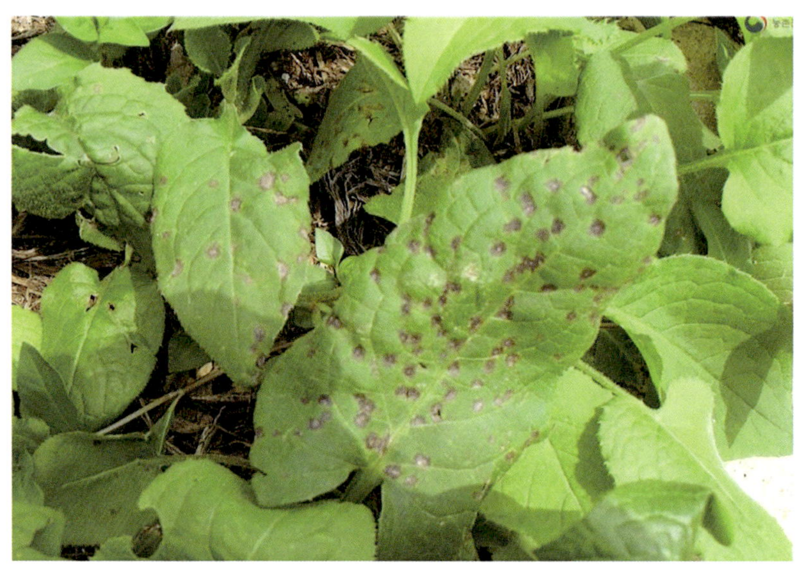

고려엉겅퀴의 점무늬병 - 자료: 농촌진흥청

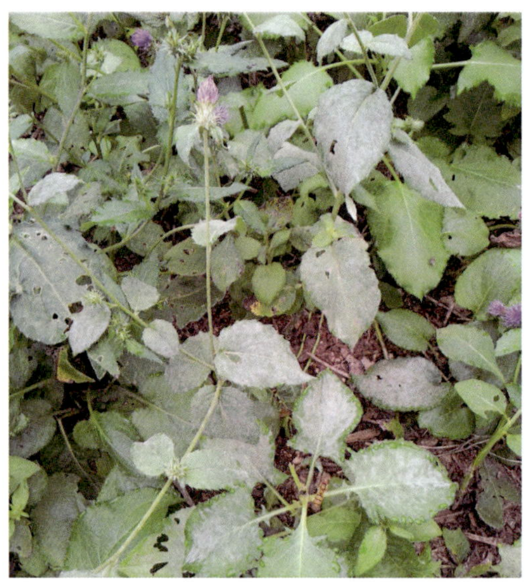

고려엉겅퀴의 흰가루병 - 자료: 농촌진흥청

다음은 필자가 토종 엉겅퀴를 직접 시험 재배 시에 병이 발생하여 고사되는 사례 과정을 사진을 통해 확인할 수 있다.

첫 번째는 한창 성장하다가 갑자기 잎 끝부분에서부터 중앙으로 말라서 고사하는 병으로, 이는 물 빠짐이 안 좋은 곳에서 발생한다. (사례1)

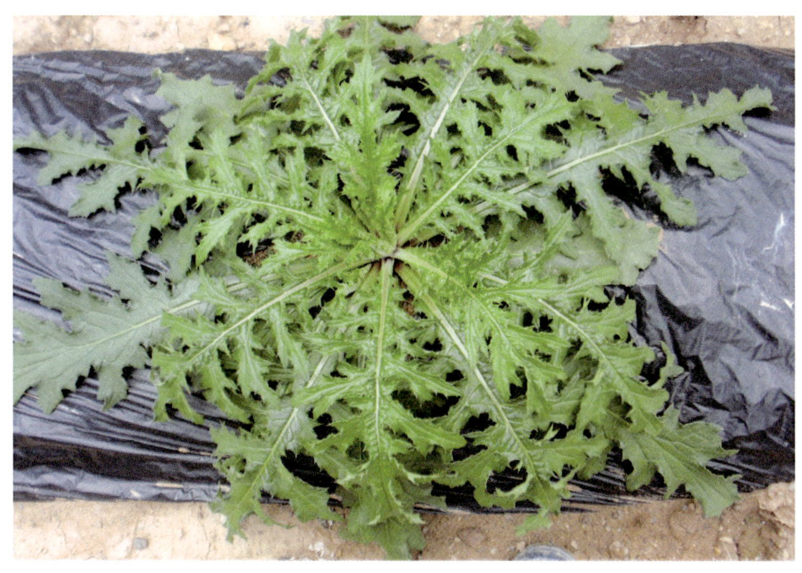

사례1-①: 이식 20일차 건강한 토종 엉겅퀴 모습

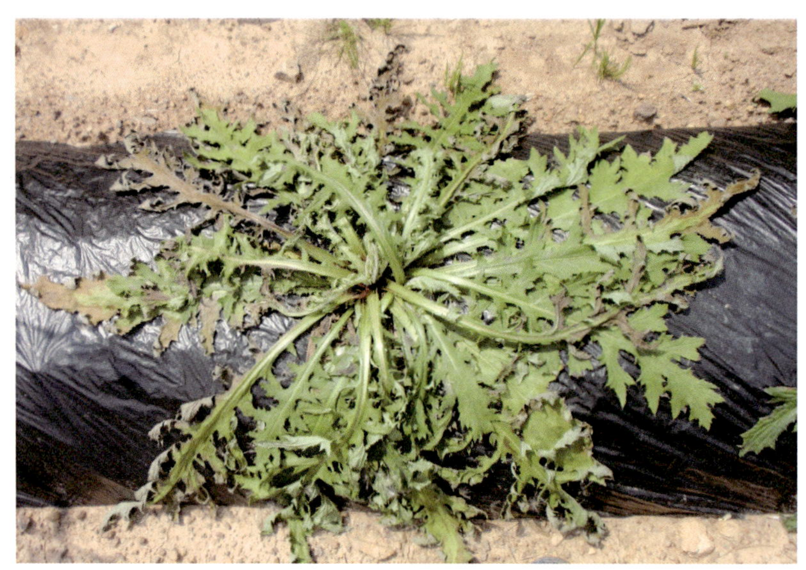

사례1-②: 이식 23일차의 토종 엉겅퀴 모습 - 발병 3일차

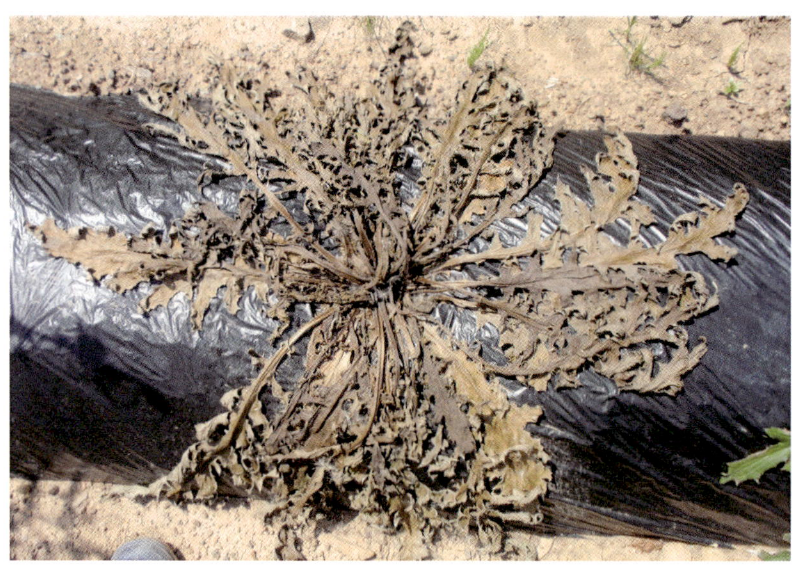

사례1-③: 이식 30일차 완전 고사된 토종 엉겅퀴 모습-발병 10일차

 이것이 토종 엉겅퀴다(This is Native Thistle)

두 번째는 줄기에 붙어 있는 잎의 끝이 마르는 잎마름병과 뿌리 및 줄기가 썩어 들어가는 병이 복합적으로 발생하여 포기 전체가 고사되는 현상이다. (사례2)

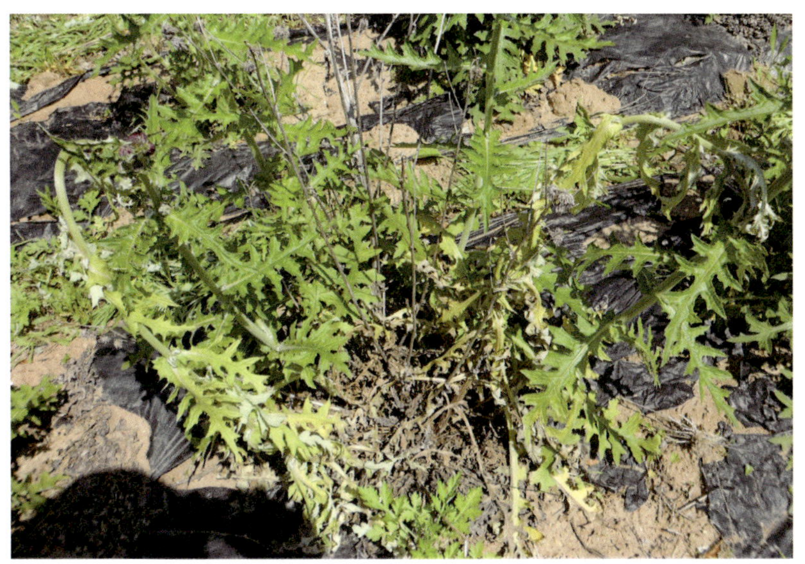

사례2-①: 성장 중인 토종 엉겅퀴의 발병 모습 - 발병 2일차

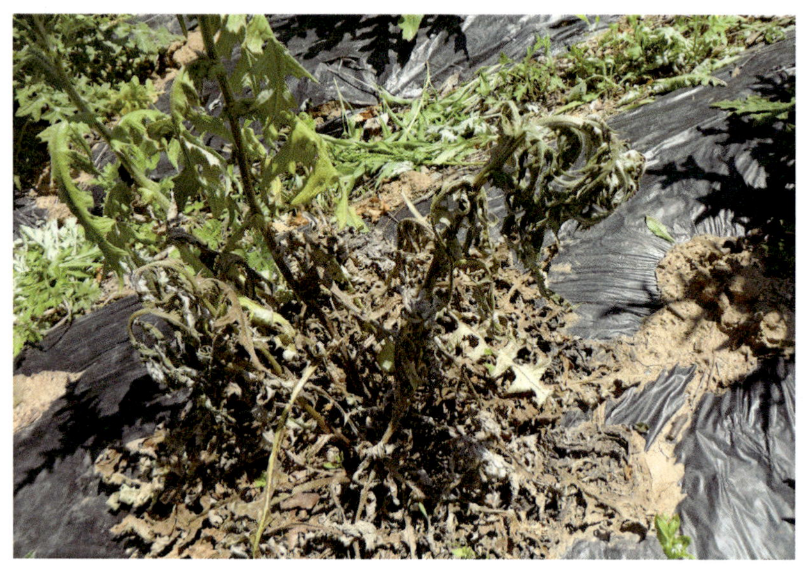

사례2-②: 토종 엉겅퀴의 발병 진행 중인 모습 - 발병 5일차

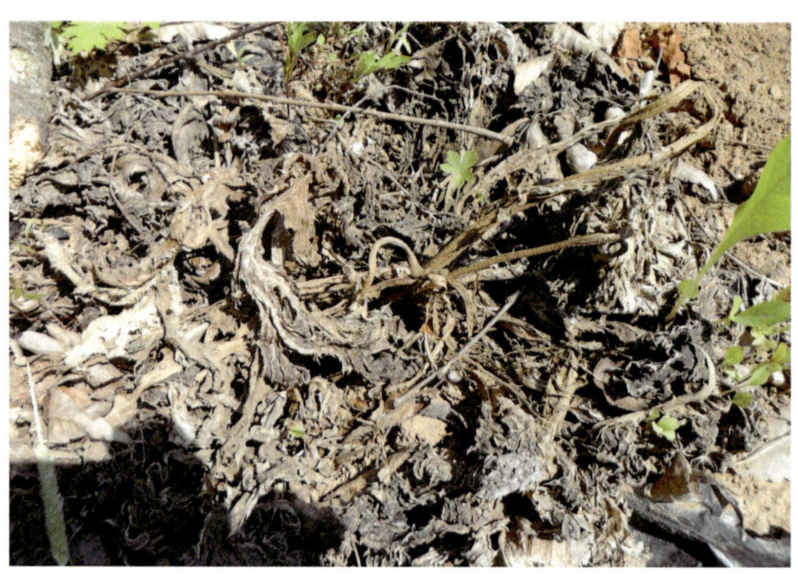

사례2-③: 토종 엉겅퀴의 완전 고사된 모습 - 발병 10일차

마지막으로는 토종 엉겅퀴꽃이 만개 후 결실기의 꽃봉오리에서 씨앗이 익기 전에 한쪽 부분부터 꽃술이 마르는 증상의 병으로 완전 결실이 되지 못하는 현상이다. (사례3)

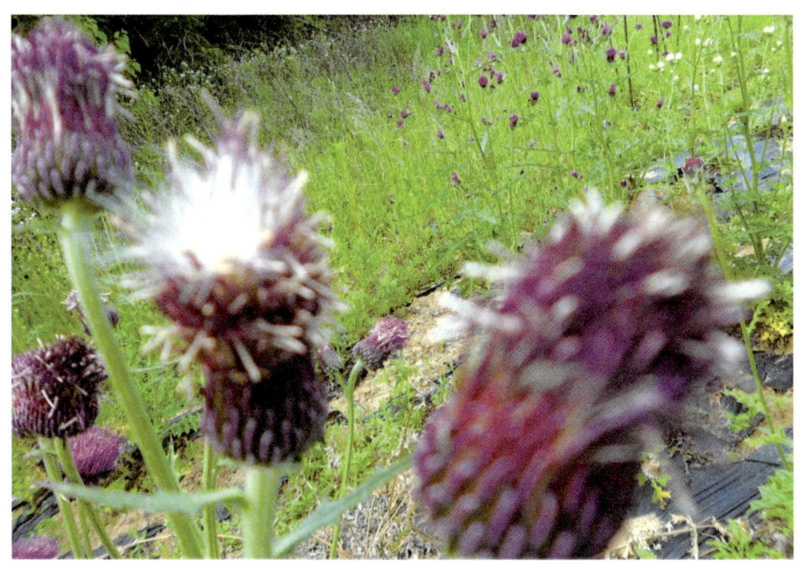

사례3: 결실 중인 토종 엉겅퀴의 꽃술이 마르고 있는 모습

2.
토종 엉겅퀴의 충

토종 엉겅퀴가 개화를 시작하면 온갖 곤충들이 꽃송이에 몰려든다. 밀원 식물인 엉겅퀴꽃은 수많은 꽃이 모여 피는 통꽃으로 꿀을 얻기 위해 날아든다. 그런데 그런 곤충 중에는 익충만 있는 것이 아니고, 해충들도 섞여 날아오거나 기생하여 아예 토종 엉겅퀴에 피해를 주거나 심지어 고사시키기도 한다.

토종 엉겅퀴에 기생하는 충(蟲) 중 많이 발생하는 충으로는 작은 멋쟁이나비, 우엉바구미, 싸리수염진딧물 등이 있으며, 특히 '우엉바구미'의 특성은 2019년 국립산림과학원 산림약용자원연구소와 안동대학교에서 규명하였다고 한다. 그리고 식물에서 발생하는 충에 대한 정보는 농촌진흥청 산하의 국가병해충관리시스템에서 다양한 충의 정보를 확인할 수 있다.

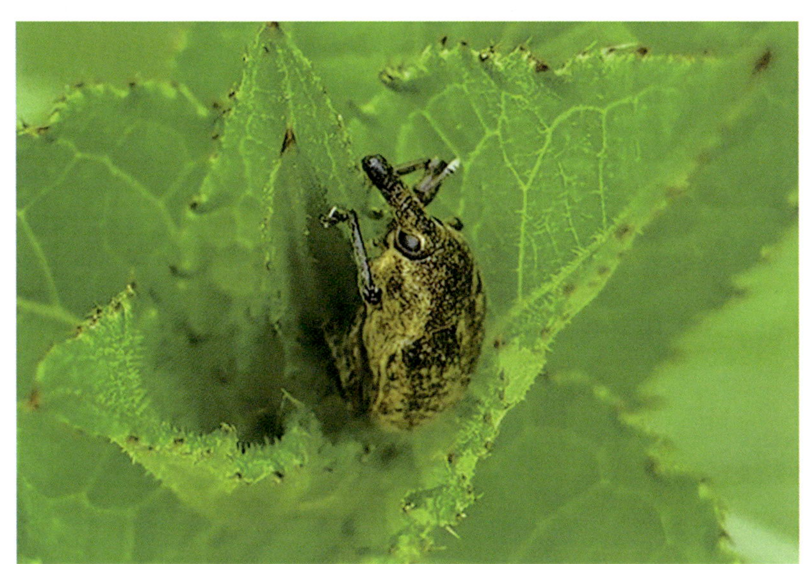

우엉바구미 - 자료: 국립산림과학원

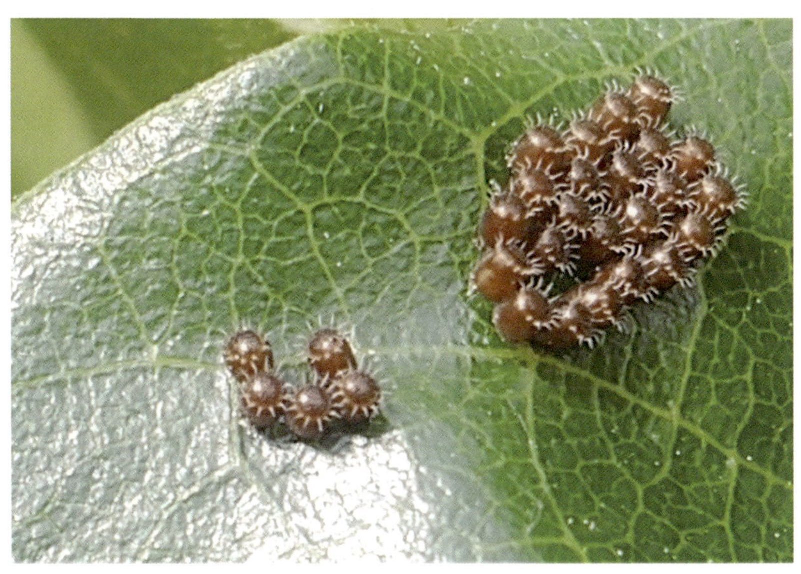

엉겅퀴잎에 붙어있는 노린재알

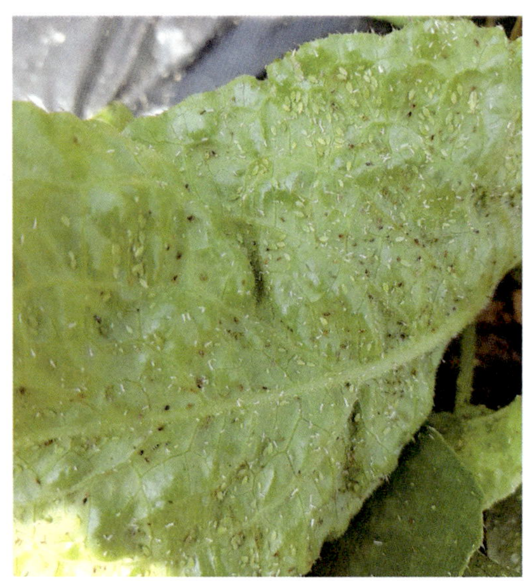

싸리수염진딧물 - 자료: 농촌진흥청

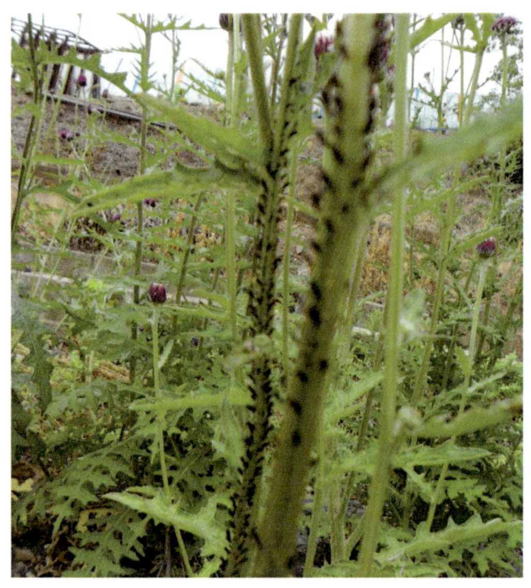

토종 엉겅퀴 대궁 줄기에 촘촘히 붙어있는 진딧물

 이것이 토종 엉겅퀴다(This is Native Thistle)

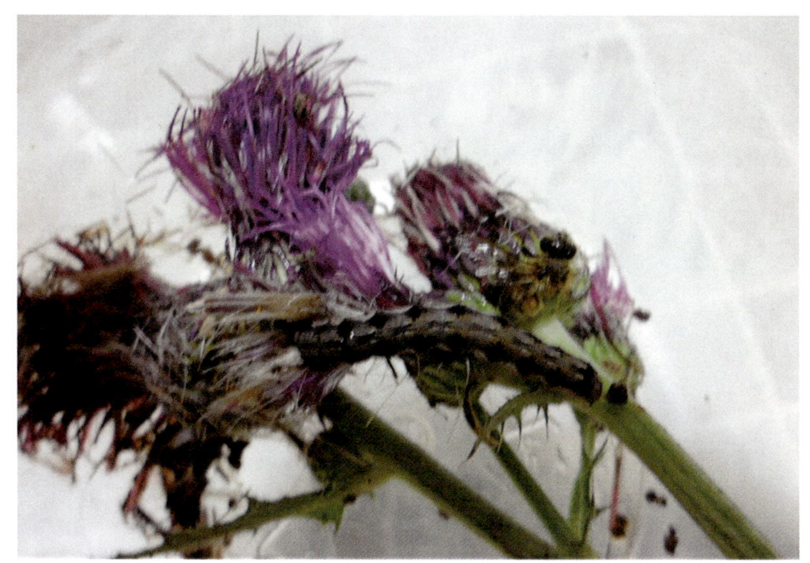

토종 엉겅퀴 씨방의 씨를 파먹고 있는 애벌레 모습

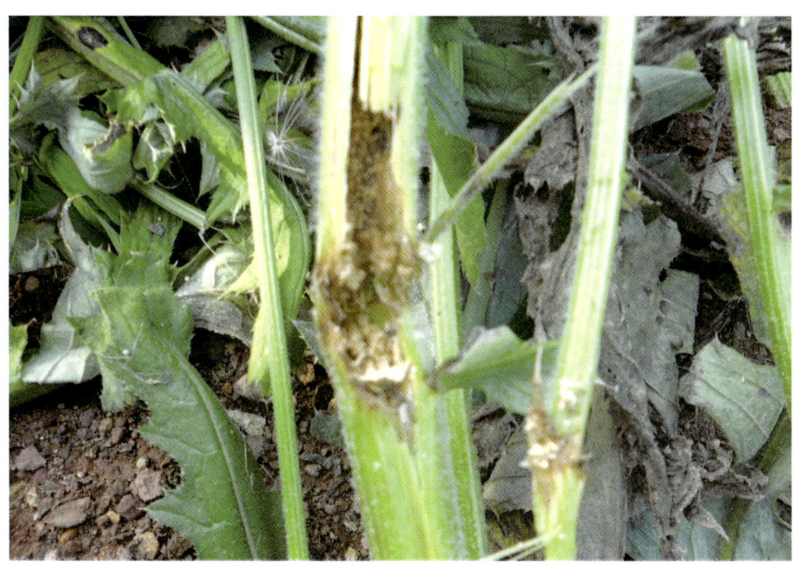

토종 엉겅퀴 대궁을 가는잎말이나방 유충이 갉아먹은 모습

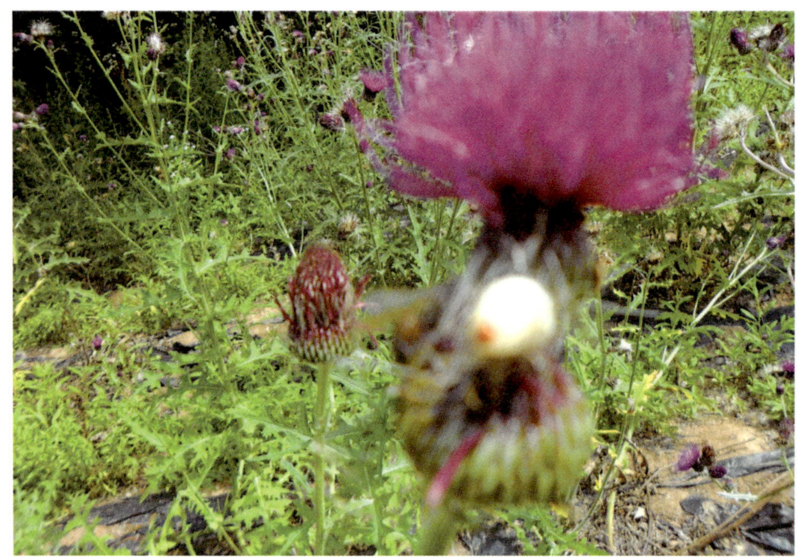

토종 엉겅퀴 꽃봉오리 안 씨방에서 씨를 파먹는 애벌레

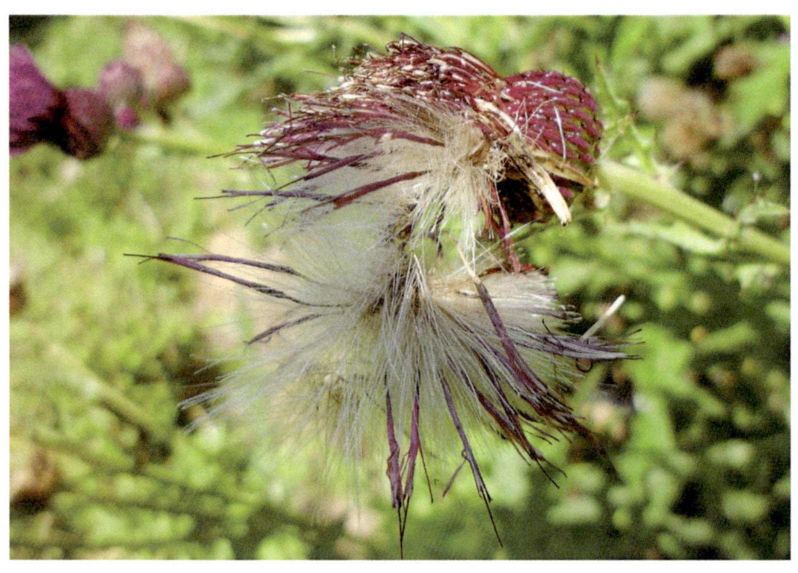

애벌레에게 피해를 본 결실 중인 토종 엉겅퀴 꽃봉오리

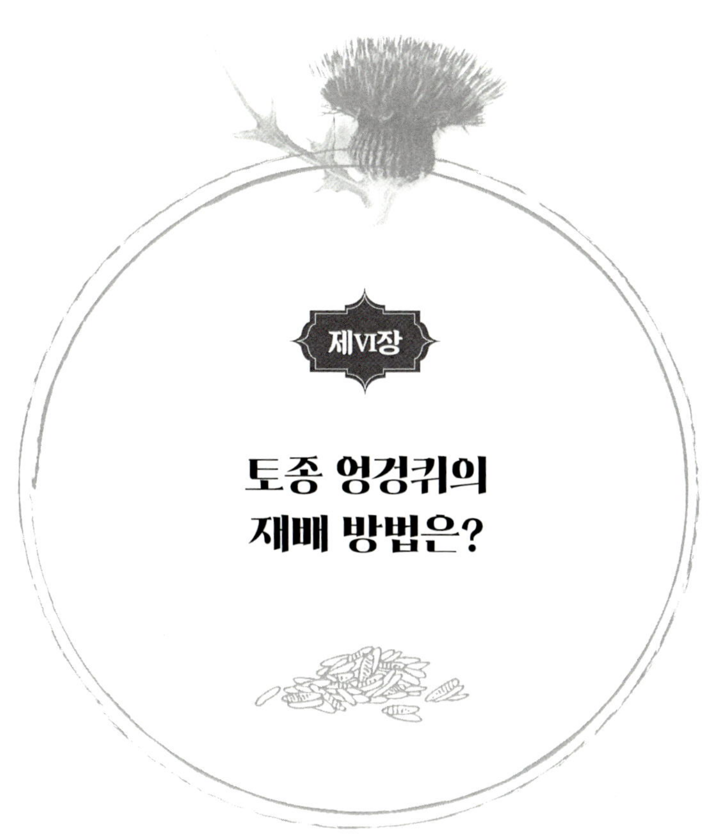

토종 엉겅퀴의 재배 방법은?

　본 장에서는 토종 엉겅퀴를 재배해 보고자 하는 독자들을 위해서 어떻게 하면 잘 키울 수 있는지에 대해 서술하고자 한다. 필자가 여러 지역 사람들과 엉겅퀴에 대하여 이야기를 하다 보면, 의외로 많은 사람에게서 엉겅퀴를 직접 키워보고 싶다는 말을 많이 듣는다. 그래서 그동안 필자 나름의 시험 재배에서 지득한 토종 엉겅퀴를 쉽게 키울 수 있는 방법. 즉 재배법을 기술하게 되었다. 엉겅퀴를 연구하는 학자에 따르면 '엉겅퀴는 유전체가 단순하고 자기 꽃가루로 자가수정을 하여 번식하는 종자번식의 약초'라 하였다. 따라서 재배 시 별도 수정이 없이도 씨앗 소출이 가능하다. 위에서 서술한 15종의 토종 엉겅퀴들 개개의 재배법 및 재배는 거의 대동소이하나 수확기는 각 품종의 특성과 사용 방법에 따라 다소 차이가 있을 수 있다. 본 장의 서술순서는 토종 엉겅퀴 재배지 및 씨앗 확보, 토종 엉겅퀴 노지에 직파재배, 토종 엉겅퀴 온상육묘 이식재배, 기타, 수확 시기, 수확 방법, 저장 방법 등으로 구분 분리하여 서술하였다.

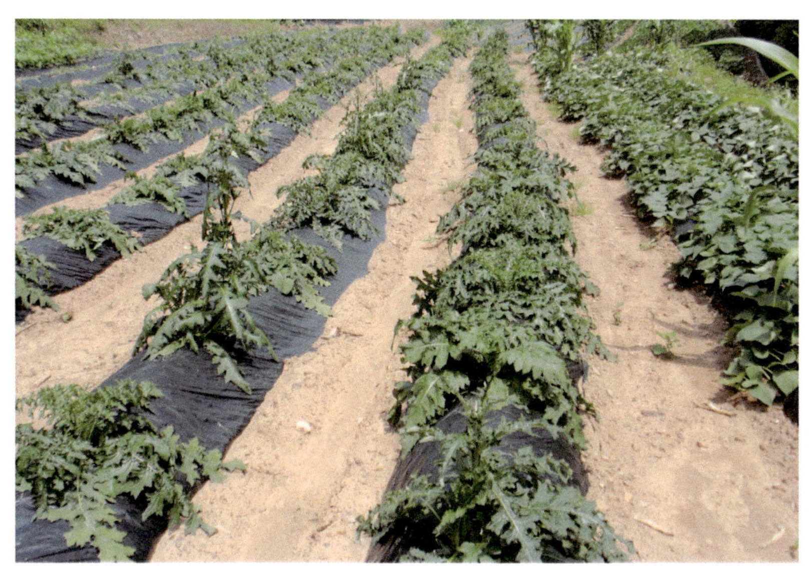

필자의 시험 토종 엉겅퀴 농장

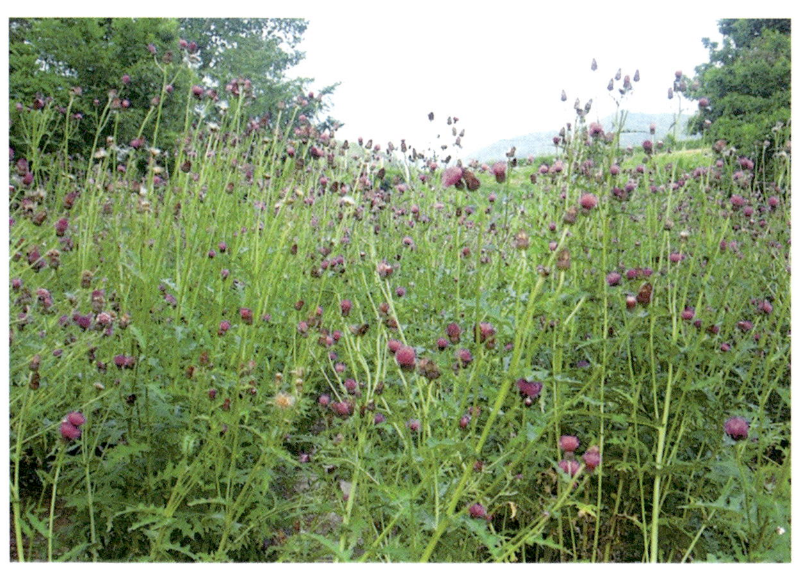

필자의 노지 농장에 만개한 토종 엉겅퀴

1.
토종 엉겅퀴 재배지 및 씨앗 확보

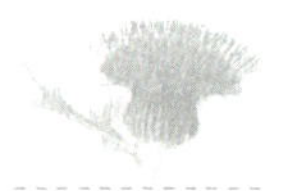

우선 토종 엉겅퀴를 키우기 위해서는 재배지 및 씨앗이나 모종을 확보하는 것이 중요하다. 파종지는 땅이나 넓은 화분 등이 필요하고, 씨앗은 알찬 결실의 통통한 씨앗이 확보가 되어야 한다. 토지는 수확량을 가늠하여 정하되 보통 가정 내 섭취를 위해 재배 시에는 텃밭 10평 내외가 적당하며, 관상 등이 목적이라면 대형화분 몇 개면 족하다. 씨앗도 튼실한 씨앗 10~30립 정도면 족하고, 모종도 5~10포기 정도면 족하다. 토종 엉겅퀴재배를 위해 필요한 땅과 토양, 씨앗에 대하여 재배지 환경 및 토양 조건 그리고 씨앗 확보로 구분하여 서술하였다.

가. 재배지 환경

　토종 엉겅퀴는 양지 및 반양지성 식물로 재배에 적합한 환경조건으로는 햇볕이 잘 들면서 아침저녁으로 서늘하고 대기습도가 높은 곳, 즉 생육에 적당한 온도인 18~25℃가 좋다. 건조가 계속되는 곳은 좋지 않으나, 토종 엉겅퀴는 겨울철 극한 환경에도 고사하지 않고 잘 자생하므로 우리 국토에서의 재배환경은 어느 곳 가릴 것 없이 매우 좋다고 할 수 있다.

나. 토양 조건

　재배 최적의 생태환경 즉 토양 조건으로는 토층이 두텁고 배수가 잘되며 보수력이 좋은 약산성(ph 5.5~6.5)의 유기물 거름이 풍부한 비옥한 충적사질 토양이 제일 좋다. 이는 토종 엉겅퀴 뿌리가 보통 30~50㎝이나 크게는 70㎝ 이상 깊게 들어가 양분을 흡수하기 때문이다. 다만 배수가 잘 안되어 물이 항시 고여 있거나 축축한 상태가 지속되는 토질은 피해야 한다. 이유는 이런 토질에서는 씨앗 발아도 어렵고, 모종을 이식하여도 활착이 잘 되지 못하고 썩기 일쑤이다. 또한 이런 토질은 여러 병해가 발생할 수 있어 회피하는 것이 좋다. 만약 화분 등에 토종 엉겅퀴를 재배할 경우에는 마사토 대 상토와 부엽토를 혼합한 거름의 비율을 7:3으로 토양을 조성하면 된다.

다. 씨앗 확보

파종면적 또는 이식 면적이 10평(33㎡) 미만이면, 씨앗도 보통 튼실한 씨앗 10~30립 정도면 되고, 모종도 5~10포기 정도면 족하다.

본 서적을 여기까지 읽은 분들은 토종 엉경퀴에 대한 관심과 키워보고 싶은 욕망이 충만한 것으로 보아, 필자에게 요청 시 무료로 토종 엉경퀴(자포니쿰) 씨앗 10~30립 또는 모종 5포기를 제공할 수 있다.

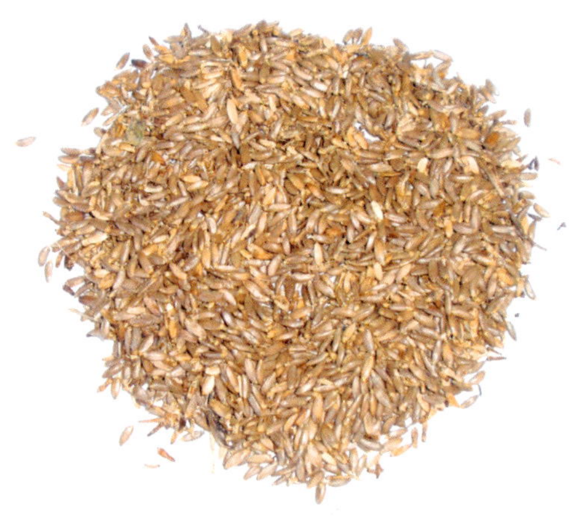

토종 엉경퀴 씨앗

2.
토종 엉겅퀴 노지에 직파재배

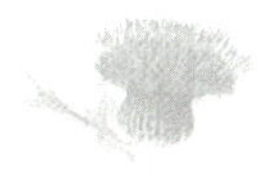

토종 엉겅퀴를 노지에 직접 파종하여 재배하는 방법을 파종 전 준비작업, 종자 파종 시기, 파종대상지 정지 작업, 파종 방법으로 구분하여 서술하였다.

가. 종자의 파종 전 준비 작업

모든 씨앗 발아의 가장 기본적인 충족조건은 3가지가 있다. 바로 햇볕과 물과 온도이다. 토종 엉겅퀴의 씨앗들도 별반 다르지 않다. 종자 파종을 가을철에 하는 경우에는 바로 파종지에 파종하면 된다. 이때에는 겨울을 지나 봄철에 발아가 되어 싹이 나오게 된다. 그러나 봄철에 파종을 할 시에는 휴면타파를 하여 파종을 하는 것이 좋다. 종자의 휴면(休眠)은 복잡한 기작이라고 할 수 있으나, 식물에서는 주어진 환경에 적응하고 생존하기 위한 하나의 방법이라고 할 수 있다. 대개 종자는 건조과정에서 휴면에 들어가며 2~3주 내에 깊은 휴면에 들어간다고 한다. 그리고 대부분의 곡물 종자는 15~20℃에서 1~2개월 저장하면 발아율이 최대에 이른다고 한다. 이런 이유로 야생 등에서 채취한 씨앗의 경우에는 발아율을 높이는 방법으로 휴면타파(休眠打破)를 강제로 시켜 시간을 단축시키고 발아율을 높일 수 있다. 휴면타파 방법 시 씨앗저장 최적온도는 영하 20℃이고 RH는 40% 이하 유지가 기본이라고 하는데, 여기에서는 필자가 실험해본 것(발아율 90% 이상)을 바탕으로 순서에 따라 쉽게 설명하였다.

① 전년도에 채종한 토종 엉겅퀴 씨앗을 용기에 담아 물을 부어 놓으면 뜨는 것과 가라앉은 것으로 구분된다. 이때 가라앉은 씨앗만을 가제나 올이 성긴 무명천이나 삼베 등에 싸서 다시 물속에서 1~2일 정도 푹 불린다.

② 충분히 불린 씨앗을 1일 정도 물기를 완전히 빼준다.

③ 물기가 빠진 씨앗을 비닐봉지나 통에 넣어 냉장고 냉동실에 1~2일 정도 넣어 둔다.

④ 2~3일 후 꺼내어 해동이 되도록 두었다가 땅에 직파나 트레이포트(pot)에 파종한다.

 이것이 토종 엉겅퀴다(This is Native Thistle)

나. 종자 파종 시기

직파 시기는 보통 3월 상순에서 4월 상순을 적기로 본다. 그러나 종자가 발아한 후 자라는 새싹이 동해나 냉해를 입으면 고사하기 때문에 기후나 지역에 따라 파종 시기를 정하는 것을 고려하는 것이 매우 중요하다.

다. 파종대상지 정지 작업

직파 1~2주 전에 퇴비와 유기질 비료를 밭에 골고루 뿌리고 밭을 깊숙이 갈아준다. 경운이 끝난 밭에 아래 그림과 같이 고랑과 이랑을 만든 다음 검은 비닐로 피복을 한다. 이때 고랑의 넓이는 50㎝ 정도가 적당하며, 두둑은 폭 120~150㎝, 두둑 높이 20~30㎝로 이랑(두둑)을 만든다.

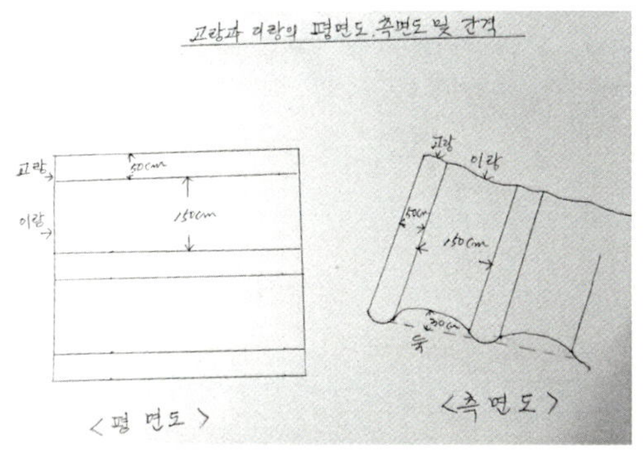

토종 엉겅퀴 파종 및 이식장소의 고랑과
이랑 설치 평·측면도

라. 파종 방법

직파 시에는 1~1.5m의 이랑 너비에 0.5m로 골을 만들어 종자를 줄뿌림 또는 흩어뿌림(이때 균일한 발아를 위해서 휴면타파를 거친 종자를 파종하면 발아율이 매우 높다)을 한다. 주변의 흙으로 가볍게 복토하고 조루로 흙에 촉촉이 스며들 정도로 물을 준 다음 차광막(30~70%)으로 덮어 주고 파종작업을 마무리한다. (종자가 발아한 후 싹이 0.5~0.8㎝의 크기로 생장하면, 즉시 차광막을 벗겨 주어야 웃자람 현상이 발생하지 않고 왕성하게 생장하게 된다)

참고: 곤드레(고려엉겅퀴) 종자의 발아 적온은 18~22℃ 정도로 기온이 30℃ 이상으로 상승하면 발아율이 현저히 떨어지기 때문에 불가피 고온기에 파종하는 경우에는 파종 완료 후 차광막(30~70%)으로 피복해야 지온이 낮아져 발아율이 좋아진다.

3.
토종 엉겅퀴 온상육묘 이식재배

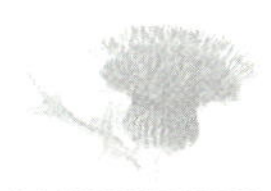

토종 엉겅퀴를 온상육묘 이식재배하는 방법은 온상에서 싹을 발아시키고 모종을 키우는 방법을 말하며, 이를 종자의 준비, 파종시기, 파종대상지 정지작업, 파종구에 파종 방법, 아주심기(정식) 방법으로 구분하여 서술하였다.

가. 종자의 준비

휴면타파(休眠打破)를 거친 씨앗을 심을 양만큼 미리 확보한다.

나. 파종 시기

온상육묘 이식재배로 온상에서 모종을 육묘하기 위하여 묘상이

나 트레이를 이용한 파종 시기는 2월 하순에서 3월 상순이다.

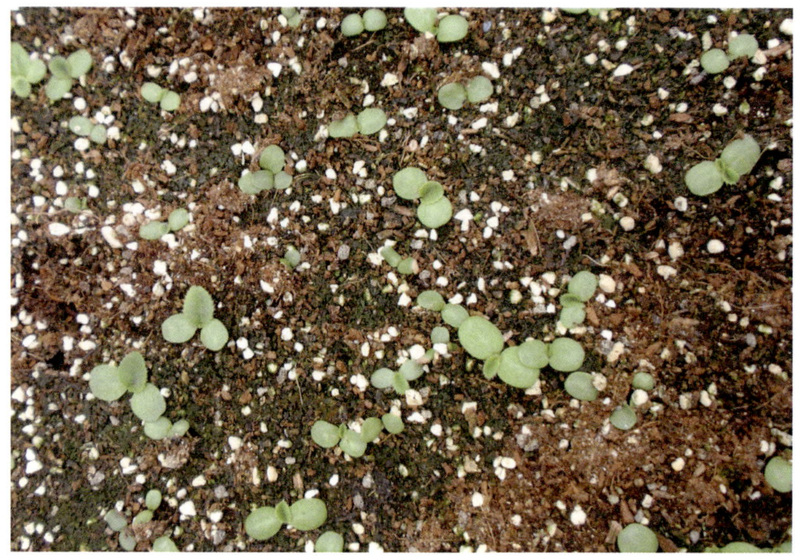

모판 파종 15일차 토종 엉겅퀴 발아 모습

다. 파종대상지 정지 작업

아주심기 1개월 전에 밑거름(1,000㎡ 기준)으로 퇴비 3,000kg, 유기질 거름 300kg, 고토석화 100kg을 대상지에 골고루 뿌리고 밭을 깊이 갈아 둔다. 두둑은 폭 120~150㎝, 높이 30~50㎝ 정도로 만들고 다음에 이랑(고랑)을 만들고 나서, 광발아성 잡초의 발생 억제와 토양의 수분 유지를 위하여 흑색 비닐로 멀칭 작업을 한다.

라. 파종구에 파종 방법

트레이 상자를 이용하는 경우 먼저 트레이 파종구에 상토를 가득 채우고 파종구 당 종자를 2~3립 파종한다.

마. 아주심기(정식) 방법

파종 후 25~35일 정도가 되면 본엽이 2~3매로 전개된다. 이 시기에 본 밭으로 옮겨 아주심기를 하면 된다. 재식거리는 줄 간격 100㎝, 포기 간격 50~70㎝ 정도로 하면 좋고, 모종을 심고 나면 모종에 물을 흠뻑 뿌려 준다. 보통 아주심기 시기는 4월 상순에서 5월 중순으로 지역별 기후를 고려해 늦서리의 피해가 발생하지 않도록 시기를 정하는 것도 중요하다. (하우스 안에 심는 경우 정식 후 차광막(30~70%)을 덮어 주면 모종의 뿌리가 조기에 활착되어 생육이 왕성해질 뿐 아니라 잎줄기도 연해져 나물로의 품질도 좋아진다.)

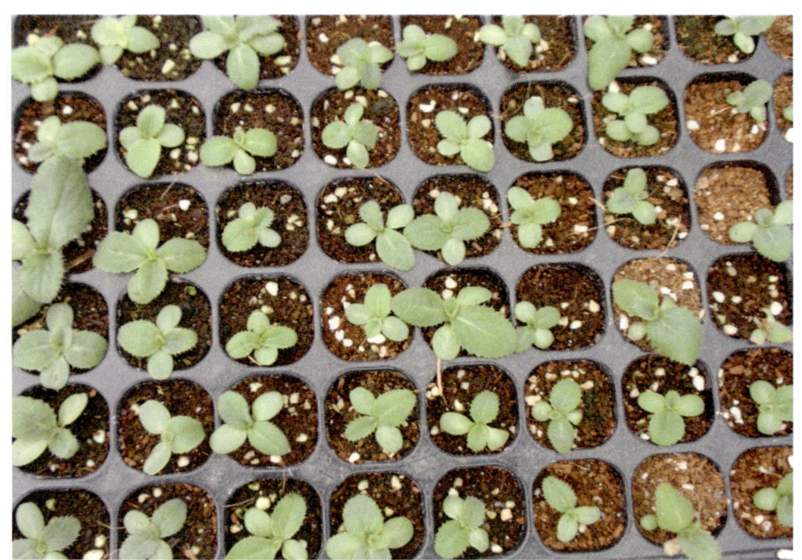

포토가식 8일차 토종 엉겅퀴 모습

 이것이 토종 엉겅퀴다(This is Native Thistle)

4.
기타

위에서 서술한 재배법 외에도 기타 방법으로는 수경재배와 온실 재배(스마트 팜)를 들 수 있겠다.

가. 수경재배

토종 엉겅퀴도 수경재배(hydroponics)가 가능하다. 수경재배는 식물의 뿌리를 물속에 담그고 물에 용해된 영양분을 통해 식물이 자라도록 하는 방법으로, 이때 꼭 필요한 조건은 물과 이산화탄소, 그리고 햇빛이다. 이는 식물이 뿌리에서 빨아들인 물과 잎의 기공을 통해서 얻은 이산화탄소를 재료로 하고, 햇빛을 이용하여 광합성으로 스스로 양분을 만들기 때문이다. 수경재배의 최대 장점으로는 청결한 환경을 유지 할 수 있고, 잡초와 병충해 걱정 없이 친환경으로 키울 수 있다는 점이다.

토종 엉겅퀴의 수경재배에는 토종 엉겅퀴 모종의 본잎이 4~5장 정도 나온 것을 사용한다. 수경재배한 토종 엉겅퀴는 녹즙이나 샐러드, 국거리 등 다양한 용도로 활용할 수 있다.

나. 온실재배

온실재배(溫室栽培: 스마트 팜)는 온실에서 식물 등을 기르는 것을 말하며, 외부의 저온과 고온 또는 장마 등 환경으로부터 스마트 팜 기술 등을 적용하여 지속가능하고 안전하게 재배할 수 있고 연중 안정생산이 가능하다는 것이 온실재배의 장점이다.

토종 엉겅퀴의 온실재배에는 직파 및 모종 이식이 가능하며, 사계절 생산도 가능하다. 온실재배된 토종 엉겅퀴는 녹즙이나 샐러드, 국거리 등 식용과 약용 등 다양한 용도로 활용할 수 있다.

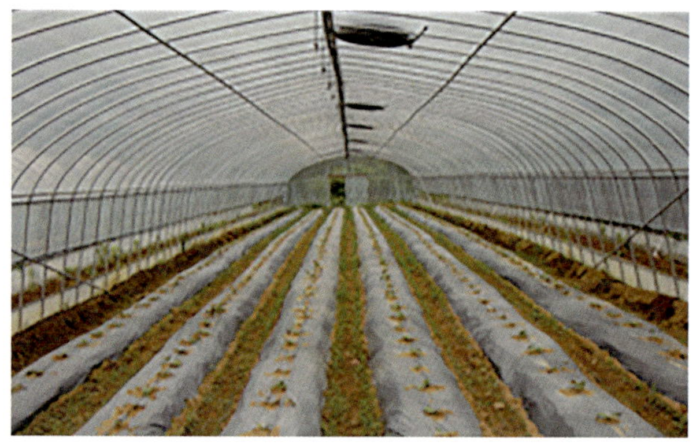

비닐하우스 안의 토종 엉겅퀴농장 전경 - 자료: 농촌진흥청

5.
토종 엉겅퀴의 이식 후 관리 방법

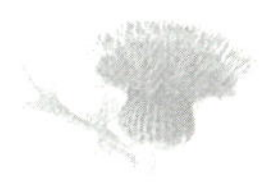

① 재식(栽植: planting) 거리인 포기 간격은 토종 엉겅퀴의 사용 용
   도에 따라 120~150㎝ 간격으로 모종을 이식(정식형) 또는
   70~80㎝ 간격(밀식형)으로 식재한다.
   - 씨앗채취 및 건조약재용으로 수확재배 시: 120~150㎝
   - 효소용 및 즙용으로 조기수확재배 시: 70~80㎝

사유: 필자가 다년간 재배 관찰하여 본 결과 간격과 간격을
120~150㎝로 하는 것은 엉겅퀴의 밑 잎의 길이가 보통 50~60㎝
이고 큰 것은 70㎝ 정도까지 크므로 서로 잎과 잎이 엉겨 붙는
것과 꽃대 줄기의 왕성한 번식으로 위와 같은 간격을 필요로 하
기 때문이다.

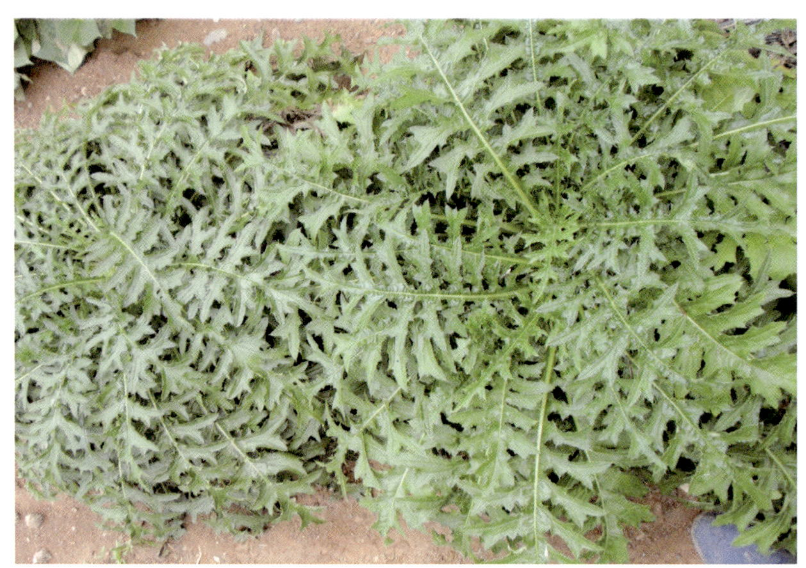

토종 엉겅퀴 재식 거리 70㎝ 서로 붙어있다: 이식 50일경 모습

② 이식 후 10~15일이 경과하여 본 잎이 5~7잎 정도 되었을 때
에는 심은 포기 비닐을 +자로 직경 약 20~30㎝ 간격으로 절
개해 준다. 사유는 성장에 따라 모주에서 흡지가 계속 불어나
기 때문이다.

 이것이 토종 엉겅퀴다(This is Native Thistle)

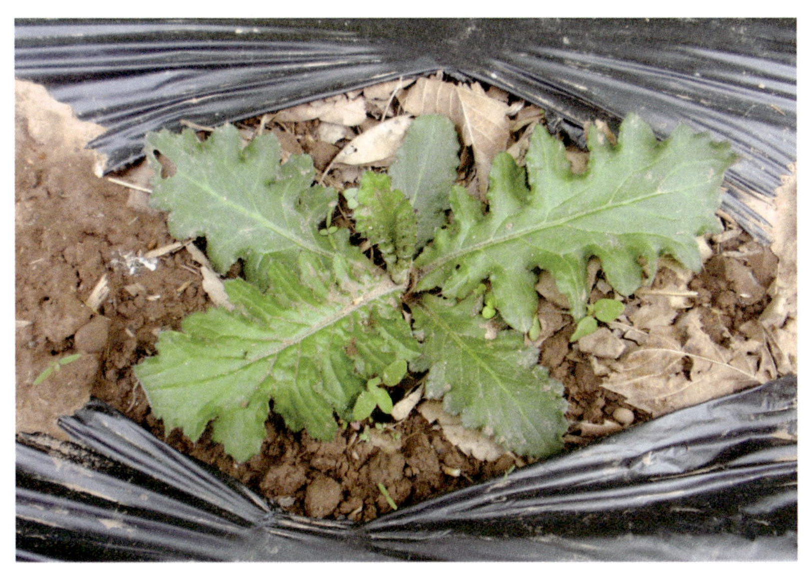

토종 엉겅퀴 밭이식 20일차 토종 엉겅퀴 + 자 절개 모습

③ 엉겅퀴가 본격적으로 성장하기 시작하여 줄기(대)가 약 50㎝
정도 자랐을 때는 포기 중간에 지주목을 세우고 끈으로 줄을
쳐서 바람 등에 쓰러짐을 방지한다.

<h1 style="text-align:center">6.
토종 엉겅퀴의 수확 시기 및 방법</h1>

  토종 엉겅퀴는 뿌리에서부터 지상부 전체와 열매(씨)에 이르기까지 어느 것 하나 버릴 것이 없는 약초이다. 그리고 토종 엉겅퀴에 관심이 있어서 재배하는 모든 이들이 수확을 어느 때 해야 좋은지에 대한 궁금증이다. 이때의 수확 시기는 사용 용도에 따라 다를 수 있다. 즉 수확 시기를 사용 목적에 따라 즙 및 효소용으로 할 경우와 약재 및 술담금용으로 할 경우 그리고 씨를 목적으로 할 경우로 나눌 수 있다. 수확 시기와 방법에 대한 서술은 필자가 직접 노지에서 재배 수확해본 경험을 중심으로 서술하였다.

가. 수확 시기

노지나 온실 등에서 재배를 한 토종 엉겅퀴의 수확 시기를 필자는 토종 엉겅퀴의 주 생장 시기별 수확한 생물의 활용을 목적으로, 꽃봉오리 생성 전, 꽃이 핀 이후, 결실 후, 이렇게 3단 구분하여 토종 엉겅퀴의 상태, 특징, 사용 부위 및 활용 대상을 포함하여 기술하였다.

1) 꽃봉오리 생성 전

이 시기는 토종 엉겅퀴 모종을 밭에 정식한 후 약 30~50일 정도의 기간이다. 월로 추정한다면, 4월 중순에서 5월 상순까지를 볼 수 있다. 이때의 토종 엉겅퀴의 생육상태를 보면 대궁(키)은 대략 40~60㎝ 정도로 성장하고 줄기에 난 잎도 20~30㎝ 정도로 성장한다. 전체의 크기는 토질의 비옥도에 따라 약간의 차이는 있을 수 있다. 이때의 토종 엉겅퀴는 왕성한 생장 속에 있으므로 뿌리를 포함하여 지상부의 모든 부분이 연하고 부드럽다.

이 시기에 뿌리를 포함하여 전초를 수확한 토종 엉겅퀴는 즙용, 음료용, 효소용 및 장아찌 등 가공용 뿐만 아니라, 국거리, 샐러드 등 식용으로 사용하기에 적당하다.

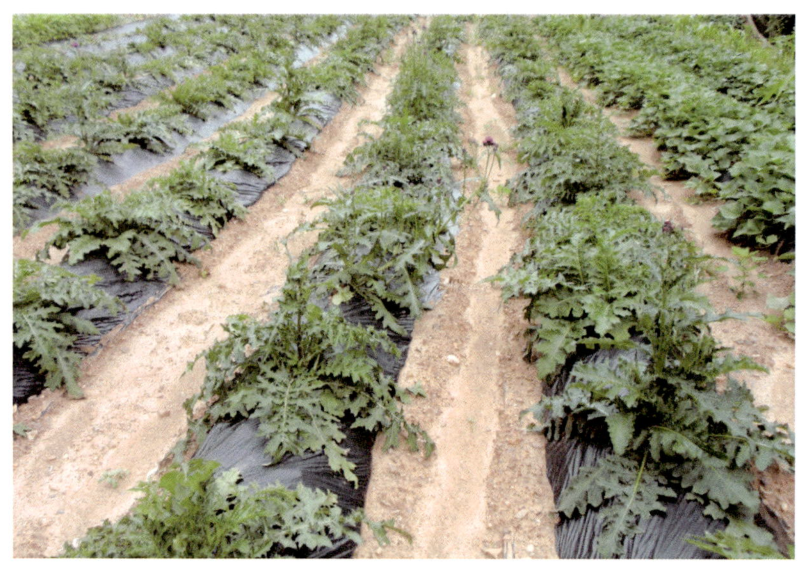

재배 1년 차 5월 초순경 토종 엉겅퀴

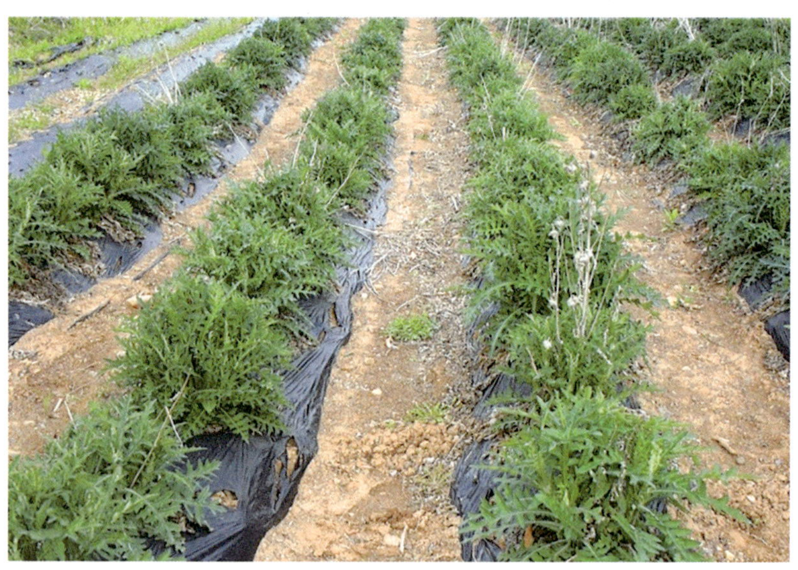

재배 2년 차 4월 하순경 토종 엉겅퀴

 이것이 토종 엉겅퀴다(This is Native Thistle)

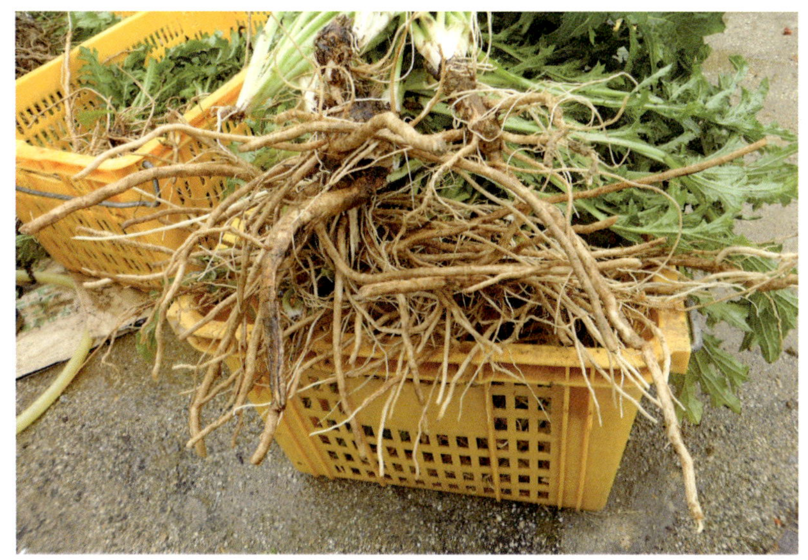

꽃봉오리 생성 전 수확한 토종 엉겅퀴

2) 꽃이 개화된 이후

이 시기는 토종 엉겅퀴 모종을 밭에 정식한 후 약 60~70일 정도
의 기간이다. 월로 추정한다면, 5월 중순에서 6월 상순까지를 볼
수 있다. 이때의 토종 엉겅퀴의 생육 상태는 줄기는 대략 60~150
㎝ 정도로 성장하고 줄기에 난 잎도 30~60㎝ 정도로 거의 다 성장
한 상태이다. 이때 토종 엉겅퀴의 전반적인 상태는 대체로 잎을 제
외한 뿌리 속 및 줄기 속에 심이 생기기 시작하여 점점 단단하게
굳어져 목질화 상태로 변화한다. 그리고 본대와 본대 잎 사이에서

분지인 속대가 왕성하게 솟아 나온다. 또 꽃들도 만개 상태로 접어들기 때문에 꽃송이의 활용도 가능해진다. 이 시기에 수확한 토종 엉겅퀴의 사용 용도로는 전초를 건조 등을 거쳐 약재용이나 분말 등으로 만들어 기능성식품의 원료 등으로 활용 가능하고, 꽃송이나 잎은 차(茶)의 용도로 활용한다. 건조된 재료로 토종 엉겅퀴 담금주도 가능하다.

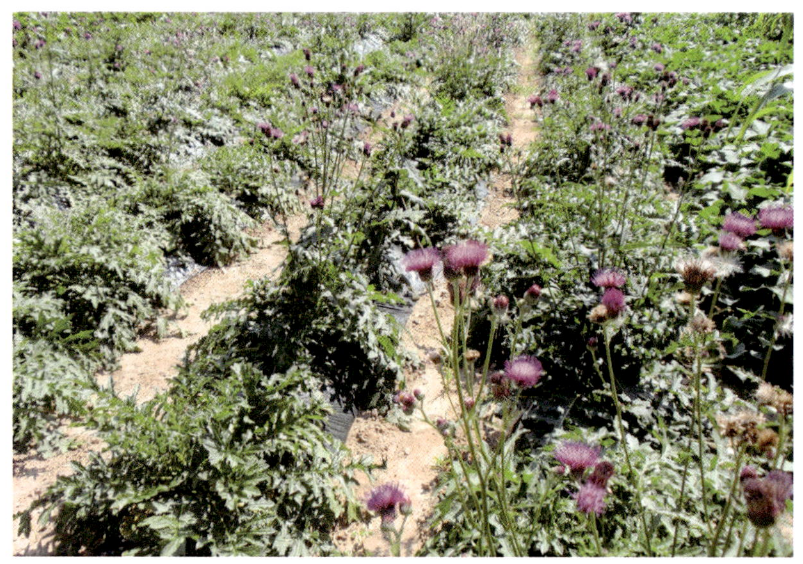
재배 1년 차 5월 중순경 토종 엉겅퀴

 이것이 토종 엉겅퀴다(This is Native Thistle)

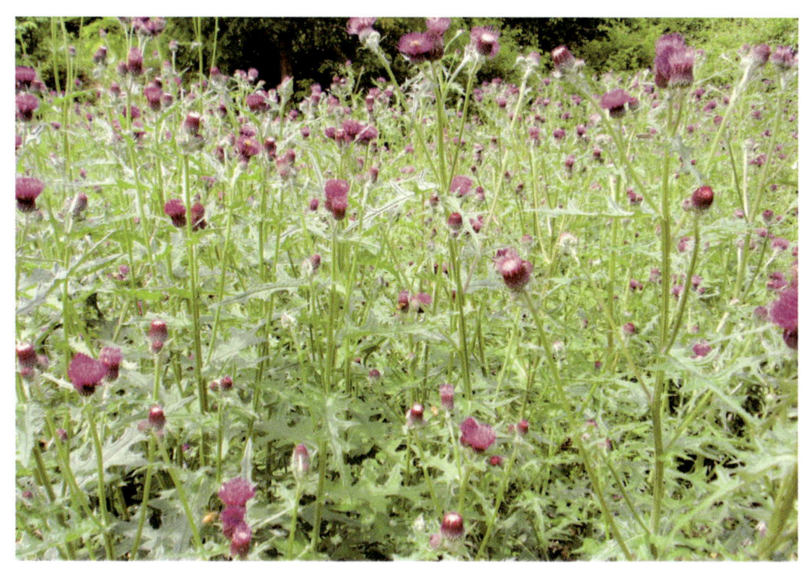

재배 1년 차 5월 하순경 토종 엉겅퀴

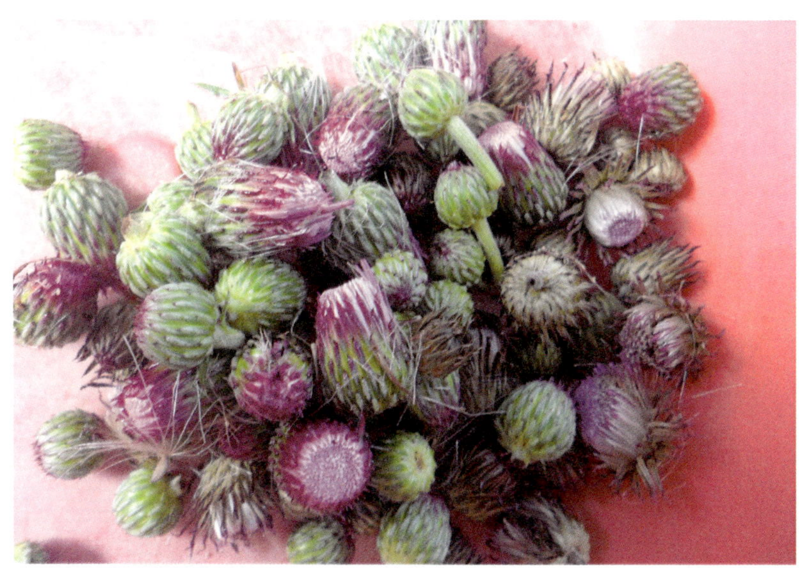

차용 토종 엉겅퀴 꽃봉오리 모습

3) 결실 이후

이 시기는 토종 엉겅퀴가 밭에 정식된 후 보통 80일이 지난 후인데, 월로 보면 6월 중순부터 7월 중순의 시기이다. 이때의 토종 엉겅퀴의 상태는 성장 생육은 거의 마무리가 된 상태이고 본격적인 결실과 개화의 끝물 시기이다. 그러나 간혹 본대와 잎 사이에서 분지가 나오는 정도인데, 활용 가치는 그리 높지 않다. 이때부터 본격적인 씨앗 수확도 가능하다. 토종 엉겅퀴의 씨앗 결실과정에 있어 토종 엉겅퀴만의 특징이 있다. 토종 엉겅퀴의 꽃은 일시에 피어나는 것이 아니고 본대 끝에서부터 봉오리가 올라온 순서에 따라 순차적으로 피어난다. 다음에 본대에서 나온 분지의 순서에 따라 같은 방식으로 피고 지고를 한다. 이때의 법칙이 절대 추월하지 않는다는 것이다. 따라서 열매(씨)가 한꺼번에 익는 법이 절대로 없고, 꽃이 피어난 순서에 따라 1송이씩 익어간다.

씨의 수확이 어느 정도 되면 지상부는 베고, 지하부인 뿌리도 바로 캐어낸다. 이 시기에 수확한 토종 엉겅퀴의 사용 용도로는 전초를 세척, 건조 등을 거쳐 약재용이나 기능성식품의 원료나 부속물로 활용 가능하다. 특히 지상부와 지하부가 맞닿은 부분은 덩어리가 뭉툭하므로 잘 손질하여 건조 후 최상의 담금주 재료로 활용할 수 있다.

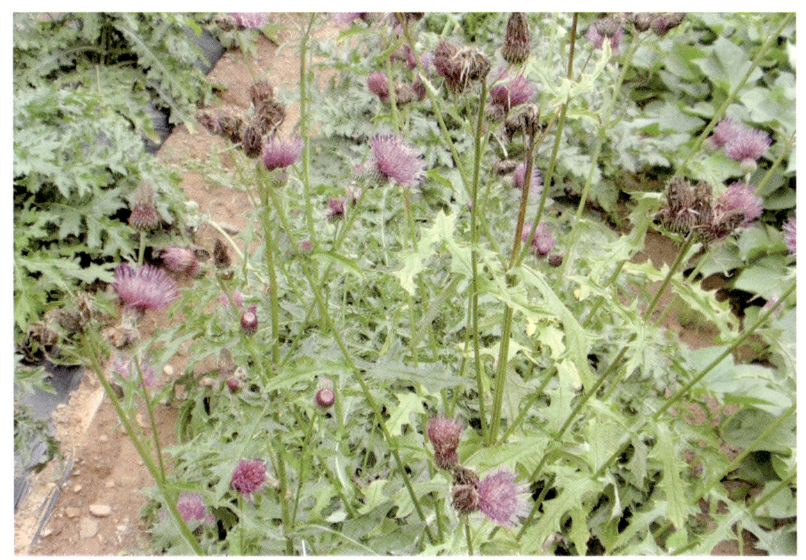

나. 수확 방법

토종 엉겅퀴의 수확 방법은 전술한 바도 있지만 활용도에 따라서 식용, 가공용으로 구분된다. 식용으로는 즉석 즙이나 음료 등의 용도, 효소 등의 용도, 장아찌 등 절임용도, 분말 등 재료 용도이다. 가공용으로는 차 등의 원료용, 주류 등의 담금용, 약재 재료용, 기능성식품 등의 원료 용도로 분류할 수 있다. 식용으로 활용 시에는 엉겅퀴가 연한 상태일 때인 대략 이식 후 50일 이내 시기인데, 이때의 수확은 엉겅퀴의 전초(뿌리 포함)를 괭이나 낫, 삽, 기계 등을 이용하여 채취한다. 또 가공용으로 활용할 시에는 이식 후 50일이 지나 고사되기 전까지의 기간에 낫 등 기계를 이용하여 베거나, 따거나, 캐거나 하는 방법으로 채취하면 된다.

특히 엉겅퀴의 씨를 수확하는 방법에는 엉겅퀴 종류에 따라 방법을 달리해야 하므로 나물용 및 즙용으로 활용 시 수확 방법과 씨앗 수확 시 수확 방법으로 구분하여 서술하였다.

1) 나물용 및 즙용으로 활용 시 수확 방법

수확 방법은 나물용(고려엉겅퀴, 물엉겅퀴)으로 활용 시에는 어린줄기가 20~30㎝ 정도로 자라면, 줄기 밑동을 1~2마디 남겨두고 어린순 전체를 베는 방식으로 수확한다. 연간 3~4번 정도 수확이 가능하다. 다만 나물로의 활용이 4년생 이후에는 수확량이 현저히 저하되므로 3년 차 수확을 마치면 다시 갱신해 주는 것이 좋다. 또 약재용(나물용 제외 전 품종)으로 활용 시에는 활용목적에 따라 개화 전후에 뿌리를 포함하여 전초를 베고 캐는 것이 수확 방법이다.

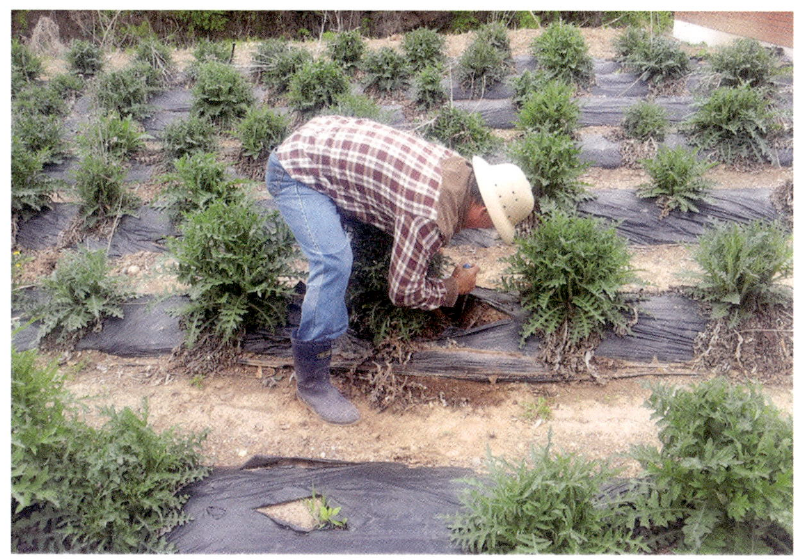

연구를 위해 토종 엉겅퀴 송이를 채취하는 필자 모습

2) 씨앗 수확 시 수확 방법

씨 수확은 보통 5월 하순부터 시작하여 7월 상순까지이다. 씨의 결실은 꽃이 개화한 순서대로 익는데, 주로 오전에 다 익고 오후가 되면 관모가 붙은 채로 다 날아가 버린다. 특히 엉겅퀴, 가시엉경 퀴 등 토종 엉겅퀴들은 총포에서 끈적임을 발산하므로 다음과 같 은 방법으로 씨 수확을 할 수 있다.

토종 엉겅퀴 씨 채취 방법을 사진과 함께 상세하게 기술해 보았다.

가장 먼저 중심축 줄기의 맨 위 제일 먼저 피어오른 토종 엉겅퀴

꽃봉오리의 꽃술이 갈색으로 변하고 그 변한 꽃술이 위쪽으로 살
포시 올라온 익은 꽃술을 오른손 엄지와 검지와 중지를 이용하여
위쪽으로 살며시 잡아당기면 꽃술에 씨를 달고 뽑혀 나온다(단 꽃송
이가 완전히 익지 않은 꽃술은 당겨도 절대로 뽑혀 올라오지 않는다). 뽑혀 나
온 꽃술에 붙어있는 씨앗은 왼손바닥에 씨를 문질러 털고 꽃술은
버린다. 총포에서 나오는 끈적임으로 전량 수거는 어렵다.

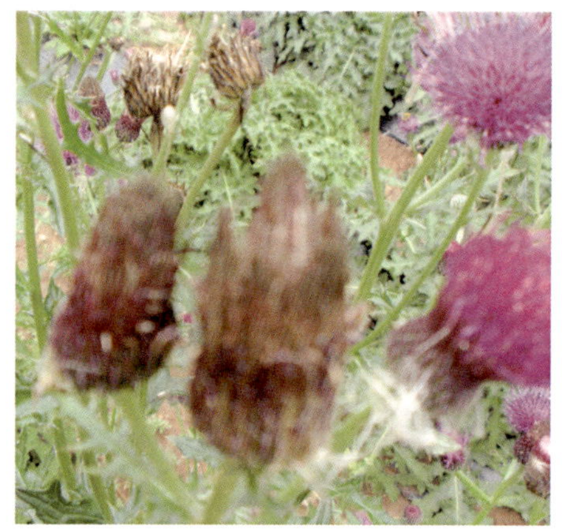

① 완전 결실된 토종 엉겅퀴 송이에서 관모가 위로 솟기 시작

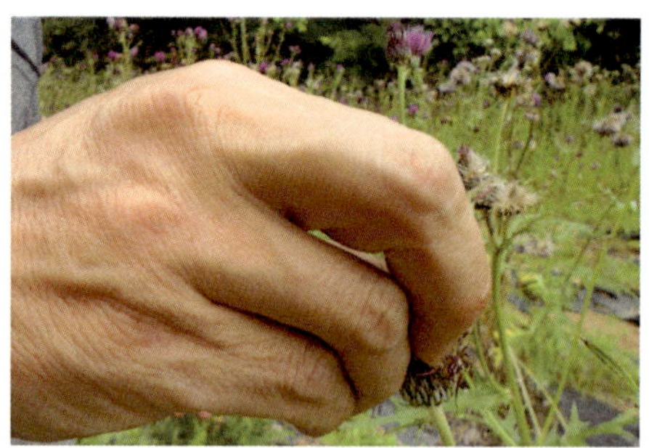

② 토종 엉겅퀴 송이의 관모를 잡은 모습

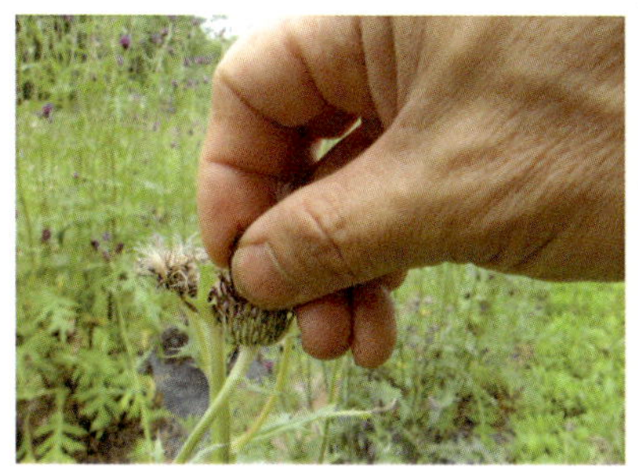

③ 토종 엉겅퀴 송이의 관모를 잡은 모습

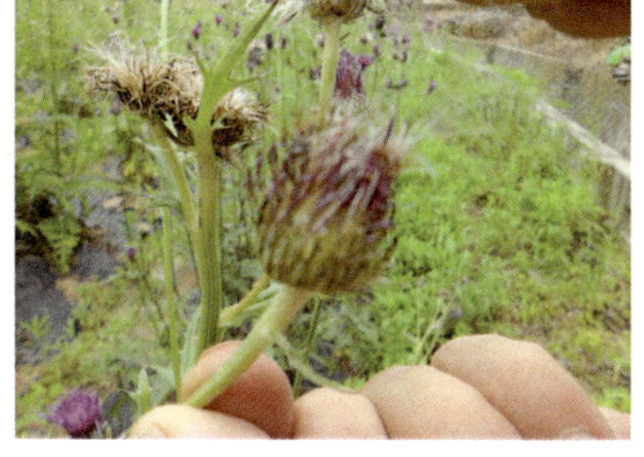

④ 씨앗을 뽑은 후의 토종 엉겅퀴 송이 모습

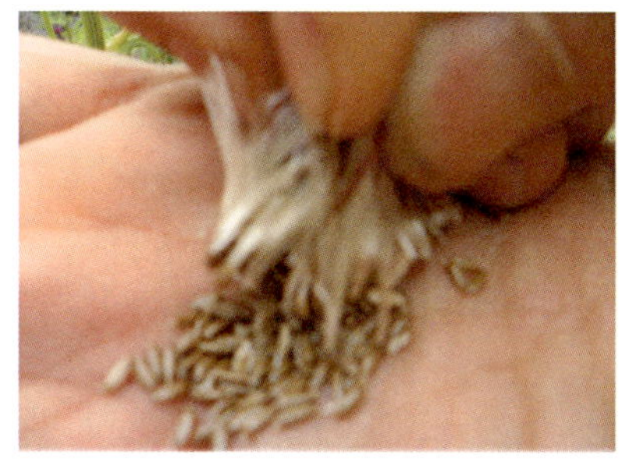

⑤ 토종 엉겅퀴 송이에서 뽑은 씨앗과 관모
모습

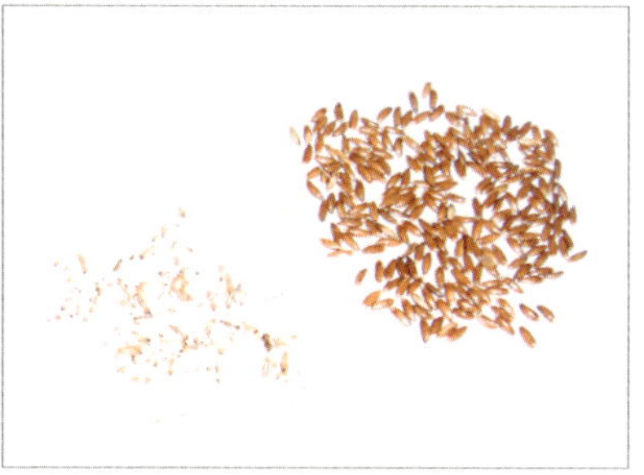

⑥ 토종 엉겅퀴 씨앗-쭉정이(左),
알찬 씨앗(右) 모습

참고로 야생 및 재배 토종 엉겅퀴 씨앗의 소출을 비교하여 보았다.

포기당 본대(대궁) 수는 야생이 1~3개인 반면 재배에서는 15~48개로 약 5배에서 18배까지 차이를 보였고, 곁가지(분지)수도 2배에서 4배 정도 더 재배산이 높았다. 꽃봉오리 수에서는 야생이 4~12개였고 재배산이 36~67개로 약 3~5배정도 많았다. 씨앗 수에서도 야생이 10~30개였던 반면, 재배산인 경우는 90~120개로 약 4~9배 정도 높았다.

7.
토종 엉겅퀴의 세척 및 건조, 저장 방법

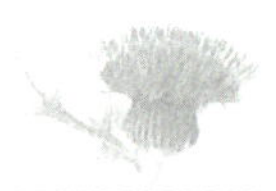

토종 엉겅퀴를 생물 상태로 채취 수확하면 세척과 건조 그리고 저장하기 쉽도록 2~3㎝ 길이로 잘라 세척하여 건조를 한 후 저장 등 활용을 하여야 한다. 여기서는 토종 엉겅퀴의 세척 방법, 건조 방법, 저장 방법으로 나눠서 기술하였다.

가. 세척 방법

토종 엉겅퀴를 활용 용도에 따라 생물로 세척하거나 2~3㎝ 길이로 잘라서 세척하면 된다. 세척 방법으로는 여러 가지 방법이 있으나, 여기서는 단순히 흙 등 이물질을 제거할 수 있는 살수 세척법이 가장 적당하다고 할 수 있다. 즉 수돗가에서 수돗물로 하는 단순 세척인 것이다. 그러나 좀 더 과학적인 방법인 플라즈마 세척법을 적용할 수도 있다. 이 방법은 세척과 살균을 동시에 실행할 수 있어 약초나 농산물 등의 세척 방법으로는 최상이라 할 수 있다.

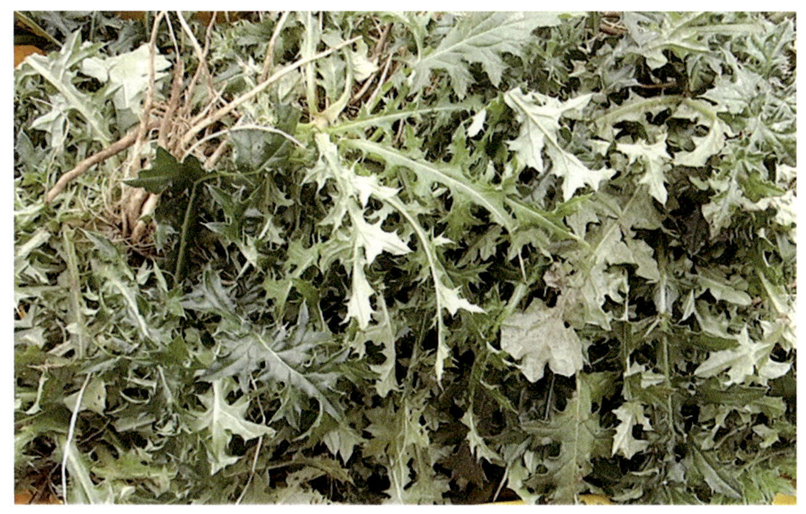

세척이 끝난 즙 및 나물 용도의 토종 엉겅퀴 모습

나. 건조 방법

토종 엉겅퀴를 활용하는 데 있어 건조(乾燥: dry)는 매우 중요하다. 사유로는 태양 볕에 직접 건조를 하게 되면 본연의 색이 탈색되어 상품으로서의 가치가 떨어질 수 있기 때문이다. 따라서 건조로는 인공열풍 건조를 추천한다. 토종 엉겅퀴처럼 식물체의 건조는 인공열풍 건조가 가장 적당하다. 열풍건조의 방법은 재료를 건조기에 넣고 가열된 공기를 강제적으로 송풍기로 불어 건조시키는 방법인데, 수확하여 손질한 토종 엉겅퀴를 열풍건조기에 넣고

60~70℃ 온도로 약 7~8시간 건조시키면 된다. 특히 토종 엉겅퀴를 차(茶: tea)로 활용할 시에는 삶거나 데치지 말고 솥이나 찜기에 쪄서 건조시킨다. 이렇게 하면 부드러워지고 향기도 더 짙게 나온다. 그리고 꽃차용의 꽃송이는 완전히 피지 않은 송이로 하여야 형태도 그대로 유지되고 향도 좋다.

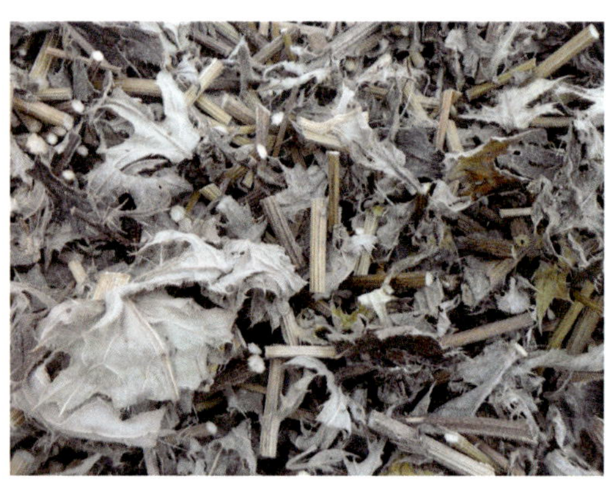

약재용으로 건조된 토종 엉겅퀴 모습

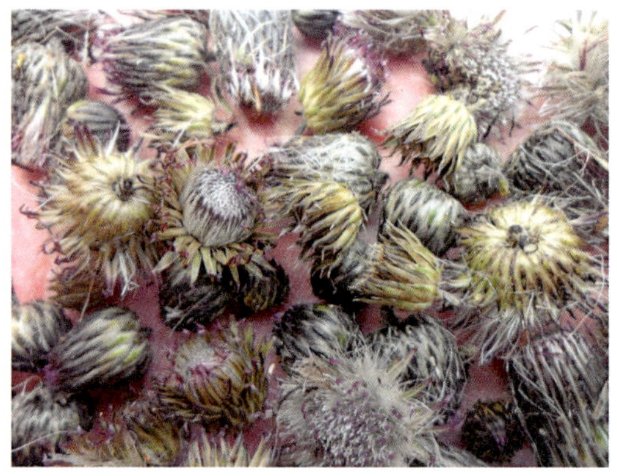

건조된 토종 엉겅퀴 꽃송이 모습

 이것이 토종 엉겅퀴다(This is Native Thistle)

다. 저장 방법

　토종 엉겅퀴의 저장(貯藏: storing) 방법에서는 선도 유지를 필요로 할 때에는 저온저장을 하고 보통은 건조저장을 많이 선호하고 있다. 완전히 건조된 토종 엉겅퀴를 진공포장하여 저장 시 장기간 저장이 가능할 뿐 아니라 상품 가치를 높이는 방법이기도 하다. 또한 가공처리를 한 후 용기 등으로 저장을 하기도 한다.

저장을 위한 통·병조림의 일반적인 제조공정

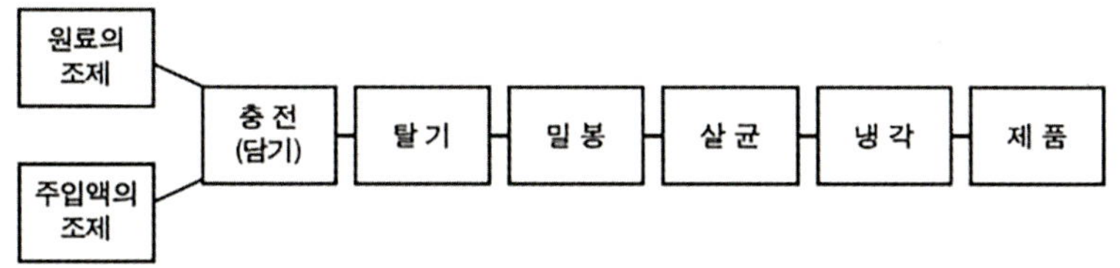

제조공정: 자료 - 농촌진흥청

8.
토종 엉겅퀴의 병과 충의 예방

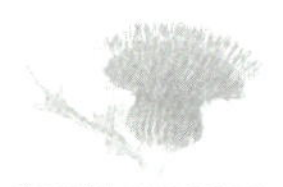

본항은 제Ⅴ장에서 언급한 토종 엉겅퀴의 병·충해의 예방과 방재에 대하여 간략하게 기술하였다. 토종 엉겅퀴는 타 식물보다 병·충해에 매우 강한 약초이다. 그러나 토종 엉겅퀴의 재배에 있어 소량을 재배하던 다량을 재배하던 간에 의도치 않게 위에서 언급한 병이나 충이 발병하여 피해를 입어 난감한 사항이 올 수 있다. 그래서 무엇보다도 중요한 것이 병·충해의 예방과 방제이다. 대부분의 야생 산채류는 숙근성(宿根性)이라서 병·충해가 발생하게 되면 생육기간 동안 피해가 따른다는 점이다. 토종 엉겅퀴를 비롯해 작물에 발생하는 병원과 해충은 종류도 많고, 발생 부위, 피해양상, 발생 요인 등은 종류에 따라 다르다. 방제 방법으로는 경종적 방재법, 생물학적 방재법, 물리적 또는 기계적 방재법, 화학적 방재법이 있는데, 필요에 따라 적용할 수 있다.

약초 등 식용식물들은 가급적 친환경으로 재배를 권하고 싶다. 그러나 친환경으로 재배를 하다 보면, 한창 생육기에 병이 생겨 고사한다든지, 또는 진딧물 등 충에 감염되어 제대로 생육이 어려운 점도 발생할 수 있다. 본항에서는 병해와 충해의 예방 및 방재로 나눠 서술하여 보았다.

가. 병의 예방 및 방재

병해는 식물의 건전한 생육에 어떤 지속적인 자극에 의하여 영양, 생식의 기능이 나빠지는 과정을 뜻한다. 그러나 아직까지 토종 엉겅퀴에 발생하는 병해의 특별한 예방이나 방재 방법이 나온 자료를 필자는 찾지를 못하였다. 따라서 필자가 실행한 사항을 언급하였다. 필자는 재배 중 병이 발병하거나 감염된 토종 엉겅퀴를 발견 즉시 제거하여 옆 토종 엉겅퀴에 번짐을 방지하였고, 이때 제거한 것은 생육지에서 떨어진 곳에 묻거나 소각시켜버리는 방법을 썼다.

향후 토종 엉겅퀴의 병에 대한 확실한 예방이나 방지 대책이 나오기를 기대한다.

나. 충의 예방 및 방재

충해는 해충이 식물체의 각 부위, 특히 한창 생장 중인 줄기 및 줄기 속과 잎 등에 기생하며, 생장을 방해하거나 고사시키는 피해를 말한다. 만약 토종 엉겅퀴를 재배할 시는 가급적이면 친환경으로 재배를 권한다. 그러나 농약 없이 친환경으로 재배를 하다 보면, 의도치 않게 충이 발병하여 난감한 사항이 올 수도 있다.

토종 엉겅퀴 충해방재약재의 안전성에 대한 자료인「소면적 재배작물 고려엉겅퀴 중 Acetamiprid 및 Sulfoxaflor의 잔류특성(2016)」에 의하면, 고려엉겅퀴를 포함한 전체 작물의 추천 MRL 적용 시 식이 섭취에 따른 안전성을 확인하였다고 하였다.

토종 엉겅퀴에는 의외로 벌 같은 곤충이나 진딧물, 노린재 같은 해충이 많이 날아든다. 곤충들이야 식물에 해를 주지 않지만, 해충은 피해를 유발하기에 박멸이나 퇴치를 시켜야 한다. 필자는 나름 박멸보다는 퇴치 쪽으로 생각하여 실행했던 퇴치 방법을 약술하였다. 토종 엉겅퀴 줄기와 잎에 기생하는 진딧물에 계피 껍질을 달여 그 물을 해당 부위에 살포하였더니 진딧물이 많이 사라지는 것을 확인하였다. 이는 진딧물 등 해충들이 싫어하는 계피 특유의 향 때문일 거라 생각된다.

따라서 해충들의 퇴치에 친환경기피제의 활용을 추천하고 싶다. 그리고 약재 방재를 실시하려 해도 토종 엉겅퀴를 포함한 산채류 등 약용식물은 청정 무공해 산물이라는 인식과 아직 등록된 적용약재도 거의 없는 실정이어서 약재를 이용한 예방이나 방재는 실질적으로 어려운 현실이다.

향후 천연물을 활용한 방안연구의 필요성은 약용식물 재배자라면 누구나 느끼고 있는 것도 현실이기에, 유익한 친환경방재 수단의 개발을 기대해본다.

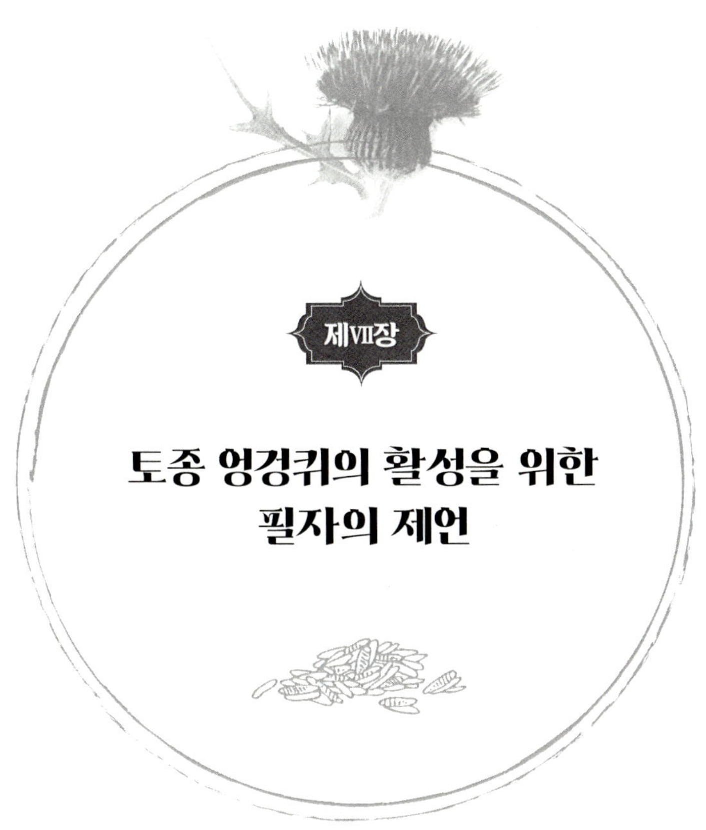

토종 엉겅퀴의 활성을 위한 필자의 제언

1.
토종 식물들의 실태

토종 엉겅퀴를 비롯하여 현재 우리나라 전역에 분포하고 있는 고유종들의 보호 방안을 살펴보았다. 식물학자들에 의하여 세계에서 유일한 희귀종으로 분류된 종은 천연기념물 등으로 지정되어 보호를 받고 있는 반면, 이름 없는 토종들은 관심 밖에서 사라져가고 있는 것이 실정이다. 이처럼 잊히고 사라져가는 우리 주변의 토종 식물인 엉겅퀴에 대하여 필자는 독자 여러분들의 관심을 끌고 널리 알리기 위해 『이것이 토종 엉겅퀴다』란 책을 출간한 적이 있다. 그리고 이의 보호 및 활성을 위한 방안으로 토종 엉겅퀴의 많은 재배와 약용등으로 활용만이 최적의 방안이라 생각하였다. 따라서 토속식물 중 토종 엉겅퀴에 대해 간략하게 실태(활용실태, 재배실태, 거래실태)를 살펴보고, 대량 재배를 할 수 있는 장소 등의 몇 가지 제언을 하고자 한다.

가. 토종 엉겅퀴 활용 실태

토종 엉겅퀴의 여러 분야 활용에 대해서는 윗글 제Ⅱ장. 토종 엉경퀴의 성분 및 쓰임새는? 에서 언급한 바 있다. 토종 엉겅퀴는 원래 자연에서 자생을 하였던 것이 환경변화로 인하여 멸종위기 단계에까지 이르렀다. 더군다나 엉겅퀴의 성분이 건강에 특히 간에 좋다는 매스컴의 홍보 덕분인지는 몰라도 많은 이들이 엉겅퀴를 찾고 있으며, 그나마 보이는 대로 채취를 해대어 산야에서는 거의 사라지고 없다. 활용할 곳은 많은데 생물이 부족하니 앞으로는 대량 재배밖에 답이 없다고 생각된다.

나. 토종 엉겅퀴 재배 실태

2024년 12월 기준. 토종 엉겅퀴를 재배하는 개인 농장 등은 필자가 파악한 바로는 대략 30여 곳이다. 이 분포를 지역별로 보면 경기 1, 충남북 10, 전남북 7, 경남북 15개 등이며 이들은 토종 엉겅퀴를 주 품목 또는 다른 품종들과 함께 재배를 하기도 한다. 예를 들면 전북 임실에서는 토종 엉겅퀴(학명: Cirsium japonicum var.)으로 지역농협과 결부시켜 나름 성공한 농장으로 알려져 있다. 하지만 아직 토종 엉겅퀴에 대한 인식이나 판로 및 체계적인 재배를 향한 성공사례 등의 부재로 대량 재배를 할 엄두를 못 내고 있는 것도 사실이다.

다. 토종 엉겅퀴 거래 실태

수년 전 대구약령시장에서 말린 토종 엉겅퀴 뿌리(한약명: 대계근)를 경매를 한다는 말을 듣고 지인과 참관한 적이 있었다. 당시에 출하품들은 경북 영주 및 안동의 소농들에서 생산된 토종 엉겅퀴의 건조된 뿌리를 선별, 포장 없이 건조하여 산물로 p.p 마대에 담아 경매사의 호창에 의한 공개입찰거래를 하고 있었다. 그러나 서울경동시장이나 청주육거리시장 등은 전문 도매상 없이 소매 난전들 뿐이었고, 이들은 규정된 포장이나 가격 공시 없이 주먹구구식 거래에 의존하고 있는 현실이었다.

다만, 극소수의 농가에서 나름 특허출원을 하고, 엉겅퀴에 첨가물을 혼합하여 가공처리한 기능성식품으로의 판매가 나타나고 있기도 하다. 이는 향후 토종 엉겅퀴의 활성화로 볼 때 매우 고무적이라 아니할 수 없다.

라. 토종 엉겅퀴 정부지원 실태

토종 엉겅퀴 중 유일하게 고려엉겅퀴(setidens)는 '임산물 소득원 지원대상 품목-임업 및 산촌진흥촉진에관한법률 시행규칙 제7조 제1항(별표2)'에 해당하는 임산물로써 산나물류로 분류되어 지원생산을 하고 있다.

그러나 토종 엉겅퀴(japonicum)는 농업활동으로 생산되는 농작물

(채소류)에 해당하는 것으로 판단, 산림청에서는 보조금의 중복지원 방지를 위해 타 부처 소관 품목은 지원 제외하고 있어 엉겅퀴는 산림소득분야 보조사업대상에서 제외하고 있으나, 향후 재검토가 필요할 것이라고 본다.

2.
토종 엉겅퀴의 대량 재배를 위한 제언

제VI장 토종 엉겅퀴의 재배 방법에서 언급하였듯이 '엉겅퀴는 유전체가 단순하고 자기꽃가루로 자가수정을 하여 번식하는 종자번식의 약초'이기에 재배 시 별도 수정이 없이도 결실이 가능하며 그만큼 재배 방법도 어렵지 않다. 다만 수확 시기 및 활용 방법에 따라 재배 방법이 다소 차이는 다를 수 있다.

정부의 4대강 사업 등으로 깔끔하게 블록 정리된 강변이나 천변의 고수부지에 심기를 제안한다. 현재는 각 지자체별로 유체나 코스모스, 메밀 등의 꽃밭으로 조성하여 관광객들의 유치에 활용하고 있다. 1~2개월 키워서 단 며칠만에 꽃이 지면 다시 갈아엎고 새로 파종하는 되풀이를 하고 있다. 또한 일반 꽃들은 꽃 관광만 허락하지만, 엉겅퀴꽃은 꽃 관광에다 건강 식재료와 의약품원료 등으로 포기 전체를 활용 가능하므로 매우 유익한 선택이라 아니할 수 없다. 따라서 이런 곳에 꽃으로나 약용으로나 쓰임과 활용이 많은 토종 엉겅퀴를 심을 것을 제안한다.

또한 오염이 없는 상수도보호구역지에도 심기를 권장해본다. 꽃이 만개하면 세상 그 어느 꽃보다도 아름답고 향기도 짙다. 최고의 밀원 식물로 벌과 나비 등 곤충들도 많이 모여든다. 꽃도 피고 지기를 반복하므로 최소 한 달에서 몇 개월까지 감상할 수 있다. 꽃이 지고 나면 수확하여 한약재나 건강기능식품의 재료로 활용하여 고부가 창출도 가능하기에 수익사업에도 적격이라 생각된다. 100세 시대에 건강의 척도인 피를 맑게 도움을 주는 토종 엉겅퀴의 약제가 그 어느 때보다도 요긴할 것이라 생각된다.

마지막으로 이 글을 보신 지자체나 관련자들의 많은 관심을 기대한다.

 이것이 토종 엉겅퀴다(This is Native Thistle)

ㄱ

결각(缺刻): 잎의 가장자리가 깊이 패어 들어감.

관모(冠毛): 씨방의 맨 끝에 붙은 솜털 같은 것.

관상화(管狀花): 꽃잎이 서로 붙어 대롱처럼 생기고 끝만 조금 갈라진 꽃.

꽃부리: 꽃 한 송이에 있는 꽃잎 전부.

구형(球形): 둥근 모양.

기부(肌膚): 겉껍질.

ㄴ

낱-꽃: 두상화서처럼 밀집된 꽃 무리에서, 하나하나의 작은 꽃을 이르는 말.

ㄷ

두상화(頭狀花): 많은 꽃이 꽃대의 끝에 뭉쳐 붙어서 머리 모양을 이룬 꽃.

두상화서(頭狀花序): 여러 꽃이 꽃대 끝에 머리 모양으로 피어서 한 송이처럼 보이는 꽃.

ㅁ

미감(味甘): 단맛.

ㅂ

바소꼴: 잎이나 꽃잎 따위의 모양을 나타내는 말의 하나로, 대의 잎처럼 가늘고 길며 끝이 뾰족한 모양.

발아(發芽): 씨앗에서 싹이 나옴.

벨크로(Velcro): 옷이나 신발 따위의 두 폭을 한데 떼었다 붙였다 하는 물건.

분지(分枝): 원줄기에서 갈라져 나온 가지.

ㅅ

설상화(舌狀花): 혀꽃부리로 된 꽃을 통틀어 이르는 말.

소립 종자(小粒種子): 알이 비교적 작은 씨.

소포엽(小苞葉): 꽃의 가장 가까이에 있는 포엽.

수과(瘦果): 폐과의 하나인 식물의 열매.

심열(深裂): 잎 가장자리에서 주맥까지의 절반 이상이 톱니처럼 갈라진 형태의 잎.

ㅇ

양성화(兩性花): 한 꽃 속에 수술과 암술이 모두 있는 꽃.

연리지(連理枝): 한 나무와 다른 나무의 가지가 서로 붙어서 나뭇결이 하나로 이어진 것.

엽병(葉柄): 잎몸을 줄기나 가지에 붙게 하는 꼭지 부분.

엽연(葉緣): 잎의 가장자리.

엽저(葉底): 잎의 밑부분. 잎자루에서 가장 가까운 곳을 말한다.

우상(羽狀): 새의 깃과 같은 모양.

웅예선숙(雄蕊先熟): 한 꽃의 수술이 암술보다 먼저 성숙하는 현상으로, 같은 꽃끼리의 수정보다 교잡(交雜) 수정이 잘 이루어진다.

이저(耳底): 잎몸의 아랫부분이 사람의 귀 모양처럼 갈라진 상태.

잎맥: 잎살 안에 분포해 있는 관다발과 그것을 둘러싼 부분.

ㅈ

점액질(粘液質): 차지고 끈적끈적한 성질.

ㅊ

총생(叢生): 여러 개의 잎이 짤막한 줄기에 무더기로 붙어 남.

총포(總苞): 꽃자루가 단축되어 포가 한쪽으로 밀집된 것.

총포엽(總苞葉): 꽃차례의 기부에 여러 개의 포엽이 뭉쳐서 형성된 총포의 각 포엽. 꽃이 발육하는 동안 보호하는 역할.

ㅌ

타감물질(他感物質): 식물이나 미생물이 자신을 방어하거나 주변의 생물을 공격하고자 분비하는 화학 물질.

톱니: 톱날의 뾰족뾰족한 부분.

ㅍ

포편(苞片): 겉씨식물의 암꽃의 밑씨를 받치고 있는, 종린의 아래쪽에 생기는 작은 돌기.

ㅎ

화관(花冠): 꽃 한 송이의 꽃잎 전체를 이르는 말.

화서(花序): 꽃이 줄기나 가지에 배열되는 모양 또는 자리 관계.

휴면 타파(休眠打破): 휴면하고 있던 종자나 식물체가 저온처리 따위의 영향을 받아 휴면에서 깨어나는 것.

| 참고문헌 및 인용 자료 |

| 서적 |

○ 강병화, 약과 먹거리로 쓰이는 우리나라 자원식물, 향문사, 2003

○ 식품의약품안전처, 건강기능식품의 원료 및 성분의 DB구축, 2003

○ 크렌, 윤수현 옮김, 한국의 야생화 이야기, 민속원, 2003

○ 이우철, 한국 식물명의 유래, 일조각, 2005

○ 이영노, 한국식물도감, 교학사, 2006

○ 전동명, 우리 몸에 좋은 야생초 이야기, 화남, 2007

○ 김태정, 한국의 야생화, 교학사, 2007

○ 국립수목원, 한반도 민속식물, 2009

○ 국립수목원, 약용식물, 지오복, 2010

○ 유동현 외 3, 가시 엉겅퀴재배법에 관한 연구, 전북농엉기술원, 2011

○ 이종은, 한국의 곤충, 국립생물자원관, 2012

○ 강병화, 우리나라 식물자원, 한국학술정보, 2012

○ 김종원, 한국식물생태보감, 자연과 생태, 2013

○ 농촌진흥청, 산채류 재배, 2013

○ 강영희, 생명과학대사전, 서울, 2014

○ 이창복, 원색대한식물도감, 향문사, 2014

○ 오현식, 산에 가면 산나물 들에 가면 들나물, 논장, 2014

○ 장진성 외 2, 한반도식물지명사전, 국립수목원, 2015
○ 후나야마 신지(진정숙 역), 독과 약의 세계사, ㈜에이케이커뮤니케이션즈, 2017
○ 톰 필립스(홍한결 역), 인간의 흑역사, ㈜월북, 2019
○ 강원도농업기술원 산채연구소, 산나물 생산과 이용, 농촌진흥청, 2019
○ 경찬호, 이것이 엉겅퀴다, ㈜북랩, 2021

| 학술자료 |

○ 바늘엉겅퀴의 Flavonoid 식물의 성분연구, 김창민 외 1, 제주대학교논문집, 1988, p.88
○ Cirsium속 식물의 성분연구(v), 가시엉겅퀴 지하부의 성분, 이용주 외 1, 한국생약학회지 제15권 제2호, 1984, p.74~77
○ 한국산 Cirsium속 식물의 생약학적연구(Ⅱ), 고려엉겅퀴의 형태, 유승조 외 1, 한국생약학회지 제19권 제1호, 1988, p.88
○ 국화과의 잡초가해곤충, 추호열 외 4, 한국응용곤충학회지 제31권 제4호, 1992, p.509~515
○ 물엉겅퀴 지상으로부터 Pectolinarin의 분리, 도재철 외 2, 한국생약학회지 제25권 제1호, 1994, p.73~75
○ 엉겅퀴에서 Flavone 배당체의 분리, 박종철 외 3, 한국생약학회지 제25권 제1호, 1994, p.96~97
○ 흰바늘엉겅퀴로부터의 플라보노이드, 이환배 외 3, archives of pharmacal research 제17권 제4호, 1994, p.273~277
○ 유용자원식물의 진균성신병해(Ⅱ), 신현동, 한국식물병리학회지 제11권 제2호, 1995, p.120~131
○ 물엉겅퀴의 엽형 특성과 재배법 확립에 관한 연구, 민기군 외 4, 한국자원식물학회지 제9권 제2호, 1996, p.165~170
○ 엉겅퀴지상부의 심혈관작용 활성 및 후라본배당체의 분리, 임상선 외 2,

한국식품영양과학회지 제26권 제2호, 1997, p. 242~247

○ 엉겅퀴에서 분리정제한 Silymarin 및 Silybin의 지질과산화에 대한 항산화 효과, 이백천 외 2, 한국식품위생안전성학회지 제10권 제1호, 1997, p. 37~43

○ 엉겅퀴에서 분리정제한 Silybin의 사람 Low Density Lipoprotein에 대한 항산화 효과, 이백천 외 4, 한국식품위생안전성학회지 제12권 제1호, 1997, p. 1~8

○ 바늘엉겅퀴의 노르이소프레노이드 성분, 장애경 외 10, 생약학회지, 제33권 제2호 2002, p. 81~84

○ 엉겅퀴추출물의 항산화성, 항돌연변이성 및 항암활성효과, 이희 외 5, 한약학회지, 제11권 제1호, 2003, p. 53~61

○ 엉겅퀴잎추출물 및 잔유물의 Allelopathy 효과, 천상욱, 한국잡초학회지, 제24권 제2호, 2004, p. 79~86

○ 울릉엉겅퀴의 식물화학적 성분연구, 이종화 외 1, 한국생약학회지, 제36권 제2호, 2005, p. 145~150

○ 고려엉겅퀴, 정영엉겅퀴 및 동래엉겅퀴의 분류학적 실체검토, 송미장 외 1, 한국식물분류학회지, 제35권 제4호, 2005, p. 227~245

○ 엉겅퀴의 건강기능성 및 그 이용에 관한 연구, 엄혜진 외 1, 식물자원연구소 논문집, 제4권, 2005, p. 97~111

○ 한국산엉겅퀴군 식물의 수리분류학적연구, 송미장 외 1, 한국식물분류학회지, 제36권 제4호, 2006, p. 279~292

○ 부위별 고려엉겅퀴의 이화학적 성상 및 항산화 활성 효과, 이성현 외 6, 한국식품과학회지, 제38권 제4호, 2006, p. 571~576

○ 엉겅퀴추출물이 종양면역에 미치는 영향, 박미령 외 5, 대한한의학회지, 제27권 제4호, 2006, p. 30~47

○ '엉겅퀴' 관련 어휘의 통시적 고찰, 장충덕, 한국국어교육학회, 새국어교육, 제77호, 2007, p. 583~600

○ 외부형태형질에 의한 한국산엉겅퀴속의 분류학적연구, 송미장 외 1, 한국

식물분류학회지, 제37권 제1호, 2007, p.17~40

○ 고려엉겅퀴추출물의 사람섬유아세포에 있어서 자외선으로 유도된 MMP-1발현저해와 피부탄력개선효과, 심관섭 외 5, 대한화장품학회지, 제33권 제3호, 2007, p.181~187

○ 선정된 한국산 엉겅퀴의 상대적항산화작용과 HPLC 프로필, 정다미 외 2, 대한약사회지, 제31권 제1호, 2008, p.28~33

○ 엉겅퀴추출물 실리마린의 피부미백효과, 추수진 외 9, 대한화장품학회지, 제35권 제2호, 2009, p.151~158

○ 한라산특산식물 바늘엉겅퀴, 한라개승마, 현진오, 산림조합중앙회, 산림 통권 523호, 2009, p.50~52

○ 식용고려엉겅퀴추출물의 항염증 효과와 HPLC 분석, 이성현 외 3, 한국응용생명화학회지, 제52권 제5호, 2009, p.437~442

○ 엉겅퀴 섭취가 Streptozotocin유발당뇨흰쥐의 혈당과 지질 수준에 미치는 영향, 한혜경 외 2, 한국식품과학회지, 제42권 제3호, 2010, p.343~349

○ 고려엉겅퀴의 HPLC 패턴 비교 및 미백 활성 연구, 허선정 외 5, 대한피부미용학회지, 제8권 제4호, 2010, p.1~9

○ 고려엉겅퀴 잎 조직을 이용한 callus 배양 및 항산화 활성 검증, 박정훈 외 4, 한국산업기술연구학회지, 제21권 제1호, 2010, p.7~13

○ 엉겅퀴 부위별 추출물의 항산화 및 항염증효과, 목지예 외 8, 대한본초학회지, 제26권 제4호, 2011, p.39~47

○ 엉겅퀴추출물 및 분획물의 항위염 및 항위궤양효과에 대한 연구, 이유미 외 3, 약학회지, 제55권 제2호, 2011, p.160~167

○ 국내자생엉겅퀴추출물의 항산화성분 및 활성, 장미란 외 3, 한국식품영양과학회지, 제41권 제6호, 2012, p.739~744

○ 엉겅퀴 뿌리 및 꽃 추출물의 간성상세포 활성억제 효과, 김상준 외 8, 한국생약학회지, 제43권 제1호, 2012, p.27~31

○ 엉겅퀴 70% 에탄올추출물의 RAW264.7 세포에서 Heme oxygenase-1 발현을 통한 항염증 효과, 이동성 외 7, 한국생약학회지, 제43권 제1

호, 2012, p.39~45

○ 엉겅퀴잎 및 꽃 추출물이 정상인 적혈구와 혈장의 산화적 손상에 대한 보
호 효과, 강현주 외 8, 한국생약학회지, 제43권 제1호, 2012, p.66
~71

○ 곤드레 첨가량, 저장기간에 따른 곤드레개떡의 품질 특성, 임혜은 외 3, 한
국식생활문화학회지, 제27권 제4호, 2012, p.400~406

○ 곤드레 첨가량을 달리한 곤드레두부의 저장기간에 따른 품질 특성, 장서
영 외 3, 한국식생활문화학회지, 제27권 제6호, 2012, p.737~742

○ 중년남성들의 복합운동과 엉겅퀴추출물 섭취가 산화적스트레스, 항산화
능력 및 혈관 염증에 미치는 영향, 김남익, 한국스포츠학회지, 제
10권 제4호, 2012, p.415~425

○ 엉겅퀴추출물의 기능 성분분석 및 TGF-beta에 의한 간성상세포활성 억제
효과, 김선영 외 8, 한국생약학회지, 제44권 제2호, 2013, p.110
~117

○ Ferric Chloride로 유도된 렛트경동맥손상 및 혈전에 대한 수용성엉겅퀴잎
추출물의 혈행개선 효과, 강현주 외 6, 한국생약학회지, 제44권
제2호, 2013, p.131~137

○ 엉겅퀴잎수용성추출물의 콜라겐유도 관절염 억제효과, 강현주 외 6, 동의
생리병리학회지, 제27권 제4호, 2013, p.416~421

○ 지역별 국내 자생엉겅퀴추출물의 항균 활성, 장미란 외 3, 한국식품조리과
학회지, 제30권 제3호, 2014, p.278~283

○ 고려엉겅퀴의 영양성분 및 생리활성, 이옥환 외 8, 한국식품영양과학회지,
제43권 제6호, 2014, p.791~798

○ 동결건조한 고려엉겅퀴 분말을 첨가한 생면의 제조조건 최적화, 박혜연
외 1, 한국산업식품공학회지, 제18권 제2호, 2014, p.130~139

○ 엉겅퀴 부위별 열수추출물의 항비만 효과, 윤홍화 외 4, 대한동의생리병리
학회지, 제29권 제4호, 2015, p.322~329

○ 국내에 자생하는 일부 Cirsium속 식물들의 분자유전학적 유연관계 분석,
배영민, 생명과학회지, 제25권 제2호, 2015, p.243~248

○ 난소절제 흰쥐에서 엉겅퀴추출물의 골다공증 보호 효과, 김영옥 외 4, 한약작지, 제23권 제1호, 2015, p.1~7

○ 산지별 고려엉겅퀴의 Pectolinarin 함량 및 항산화 활성, 조봉연 외 6, 한국식품위생안전성학회지, 제31권 제3호, 2016, p.210~215

○ 고려엉겅퀴 주정추출물의 안정성 조사, 이진하 외 7, 한국식품위생안전성학회지, 제31권 제4호, 2016, p.304~309

○ 엉겅퀴 정유의 화학적조성 및 수확 시기에 따른 주요화합물 함량 변화, 최향숙, 한국식품영양학회지, 제29권 제3호, 2016, p.327~334

○ 천연소재 MS-10의 에스트로겐수용체 조절을 통한 여성건강증진, 노유헌 외 9, 한국식품영양과학회지, 제45권 제6호, 2016, p.903~910

○ 곤드레추출물의 최종당화합물의 생성저해 및 라디칼소거 활성, 김태완 외 3, 한국식품저장유통학회지, 제23권 제2호, 2016, p.283~289

○ Stemphylium lycopersici에 의한 고려엉겅퀴 점무늬병의 발생, 최효원 외 6, 한국균학회지, 제43권 제3호, 2016, p.201~205

○ 엉겅퀴의 항산화 활성 및 손상된 흰쥐 간세포(bnl cl.2)에 대한 간보호 효과, 김선정 외 3, 한국생명과학회지, 제27권 제4호, 2017, p.442~449

○ 수확 시기별 고려엉겅퀴주정추출물의 항산화 및 항비만 활성비교, 조봉연 외 9, 한국식품위생안전성학회지, 제32권 제3호, 2017, p.234~242

○ 저장조건에 따른 생물전환발효 고려엉겅퀴주정추출물의 안전성 조사, 이진하 외 7, 한국식품영양과학회지, 제30권 제2호, 2017, p.388~394

○ 엉겅퀴발효추출물을 통한 남성갱년기 증상 개선효과, 정병서 외 2, 한국식품영양과학회지, 제46권 제7호, 2017, p.790~800

○ 고려엉겅퀴주정추출물을 함유하는 임상실험제품의 항비만 활성평가, 조봉연 외 9, 한국식품위생안전성학회지, 제33권 제5호, 2018, p.389~398

○ 고려엉겅퀴로부터 폴리페놀과 플라보노이드 염기 열기추출 조건 최적화,

정현진 외 4, 공학기술논문회지, 제11권 제2호, 2018, p.95~99

○ 간암세포주에서 상피간엽전환억제를 통한 Silymarin의 침윤 및 전이 억제 효과, 김도훈 외 4, 대한임상검사과학회지, 제50권 제3호, 2018, p.337~345

○ 표준화된 고려엉겅퀴추출물의 아질산염소기능 및 항염증효과, 권희연 외 7, 한국식품저장유통학회지, 제26권 제3호, 2019, p.343~349

○ 고려엉겅퀴 재배지에서 발생한 우리대벌레 공간분포 및 기주식물, 손민웅 외 3, 한국응용곤충학회지, 제59권 제4호, 2020, p.281~293

○ 엉겅퀴뿌리추출물의 류마티스관절염 동물모델에 대한 개선효과, 노종현 외 8, 한국약용작물학회지, 제28권 제6호, 2020. p.471~480

○ 엉겅퀴, 울금, 개똥쑥 복합 추출물의 지방간 개선효과, 신재영 외 9, 한국생약학회지, 제51권 제3호, 2020, p.178~185

○ 고려엉겅퀴묵나물추출물의 면역활성 증진 효과, 허성일 외 1, 한국식품저장유통학회지, 제28권 제5호, 2021, p.685~691

○ 고지방식이로 유도한 비만마우스에서 berberine과 silibinin복합투여를 통한 지질대사 개선과 항비만효능 증진, 이진형 외 2, 한국응용생명화학회지, 제64권 제3호, 2021, p.291~298

○ 엉겅퀴의 스코폴라민 유도 인지능손상에 대한 개선효과 및 보호기전 탐색, 조은주 외 5, 강원농업생명환경연구회지, 제34권 제1호, 2022, p.73~87

○ 실리마린과 에탄올 섭취가 혈관수축에 미치는 영향, 현동제 외 1, 산업융합연구회지, 제20권 제7호, 2022, p.131~137

○ IFN-Y로 유도한 RAW264.7 대식세포에서 엉겅퀴 유래 flavone 성분들의 면역증진 효과, 노병욱 외 4, 한국응용생명화학회지, 제67권 제0호, 2024, p.46~53

| 학위자료 |

○ 정성남, Silibinin에 의한 혈관내피ECV304 세포고사의 유발기전, 전남대
학교 박사학위논문, 2005

○ 이성현, 고려엉겅퀴의 항산화 및 간보호활성과 Syringin의 분리, 강원대학
교 석사학위논문, 2008

○ 가선오, $_3T_3$-L_1전구지방세포에서 Insig신호전달체계를 통한 Silibinin의 지
방생성감소 효과, 전북대학교 석사학위논문, 2009

○ 이정은, 대장암에 대한 Silibinin과 방사선병합치료의 효과, 서울과학기술
대학교 석사학위논문, 2010

○ 김동만, 엉겅퀴의 활성성분 및 생리활성 연구, 건국대학교 박사학위논문,
2011

○ 하선정, 고려엉겅퀴의 멜라닌생성에 미치는 영향, 중앙대학교 박사학위논
문, 2012

○ 유성광, 엉겅퀴로부터 분리한 아피게닌의 과산화수소-유발고환 세포독성
방어효과, 건국대학교 석사학위논문, 2012

○ 권도영, 실리마린의 항함유 아미노산대사 변화를 통한 글루타티온 합성증
가 및 아세트 아미노펜 간독성 보호효과, 서울대학교 박사학위논
문, 2013

○ 오세준, ERK½-Bim신호전달기전을 표적으로한 Silymarin의 새로운 타액
선 종양치료대안에 관한 연구, 전북대학교 박사학위논문, 2015

○ 박은비, NGS를 이용한 고려엉겅퀴의 소포체스트레스 전후비교 전사체
연구, 순천향대학교 석사학위논문, 2016

○ 김문준, 엉겅퀴 뿌리의 성분 및 효능, 충북대학교 석사학위논문, 2017

○ 박현빈, 엉겅퀴(Cirsium japonicum)추출물의 손상된 흰쥐 간세포(BNL CL.2)
에 대한 보호효과 및 silymarin 화합물의 함량분석, 청주대학교 석
사학위논문, 2022

○ 양명화, 뉴그린과 엉겅퀴복합추출물의 독성연구, 건양대학교 석사학위논
문, 2022

○ 화우의 야단법석 꽃이야기 190 - 정영엉경퀴 꽃 이름의 유래, 2018

○ 정책브리핑- 끊겼던 백두대간 '정령치', 28년 만에 복원

○ 엉경퀴의 관절염 보호효과 및 성분분석, 김민조 외 6, 한국약용작물학회춘
　계학술대회발표, 2018, p.66

○ 유용미생물 발효를 적용한 고려엉경퀴의 면역증강 효능연구, 허성일 외 3,
　한국약용작물학회추계학술대회발표, 2018, p.110

○ 엉경퀴의 알츠하이머 질환개선 효능 및 작용기전분석, 조은주, 부산대학
　교, 2023